HEFTE ZUR UNFALLHEILKUNDE

BEIHEFTE ZUR „MONATSSCHRIFT FÜR UNFALLHEILKUNDE UND VERSICHERUNGSMEDIZIN"

HERAUSGEGEBEN VON PROF. DR. A. HÜBNER, BERLIN

=== HEFT 34 ===

ERKRANKUNGEN DER INNEREN ORGANE NACH ELEKTRISCHEN UNFÄLLEN

VON

DR. MED. HABIL. SIEGFRIED KOEPPEN

CHEFARZT DES KRANKENHAUSES
FÜR INNERE KRANKHEITEN, GREIFENBERG I. P.

MIT 39 TEXTABBILDUNGEN

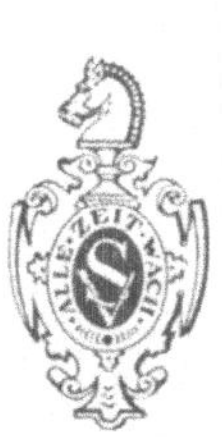

SPRINGER-VERLAG · BERLIN · 1942

ISBN 978-3-642-47215-2

ISBN 978-3-642-47572-6 (eBook)

DOI 10.1007/978-3-642-47572-6

Softcover reprint of the hardcover 1st edition 1942

Inhaltsverzeichnis.

I. Einleitung.

Die elektrische Energie ist aus dem modernen Leben gar nicht mehr fortzudenken. Ob wir in einen kleinen bescheidenen Haushalt, ob wir in das Sprech- oder Behandlungszimmer eines Arztes oder Zahnarztes, ob wir auf den Hof eines Bauern oder eines Großgrundbesitzers, ob wir in einen wirtschaftlichen Kleinbetrieb oder in eine große Fabrik, ob wir in ein Rüstungswerk oder ein chemisches Forschungslaboratorium schauen, überall begegnet uns in irgendeiner Form das Wunder der Elektrizität. Auch in dem uns von unseren Feinden aufgezwungenen Daseinskampf ist uns die Elektrizität eine wertvolle Hilfe, die wir nicht missen möchten; denken wir einmal, um nur eines herauszugreifen, an die Herstellung der neuen Werkstoffe aus Kohlenstoff und Wasserstoff.

So segensreich nun diese Kraft in der Hand des Meisters ist, so gefährlich ist sie in der Hand dessen, der nicht mit ihr umzugehen weiß, sei es des unvorsichtigen Arbeiters, der mit den Händen spannungsführende Leitungen prüft, sei es des leichtsinnigen Lehrlings, der sich durch das Verbinden einer Türklinke mit elektrisch geladenen Drähten einen Scherz mit seinem Mitlehrling erlaubt, sei es des von falscher Sparsamkeit besessenen Geizhalses, der einen schadhaften elektrischen Wärmeofen oder eine Stehlampe mit ins Bad nimmt und dabei tot umfällt.

Diese Leichtfertigkeit, die geradezu mit der Gefahr spielt, erklärt sich aus der Unkenntnis, die noch heute in weitesten Kreisen über das Wesen der Elektrizität herrscht; man ist immer wieder erstaunt, wenn man sieht, mit wie geringem Wissen viele Menschen, selbst solche, die in Elektrizitätswerken oder ähnlichen Betrieben arbeiten, trotz aller Bemühungen der Schule, trotz der Aufklärung durch die Berufsgenossenschaften, durch die Deutsche Arbeitsfront u. a., dieser Naturerscheinung gegenüberstehen. Mit dieser Unkenntnis verbindet sich vielfach die abergläubische Vorstellung, daß die Elektrizität etwas Magisches und Dämonisches sei, dem wir wehr- und schutzlos preisgegeben seien. Gewiß ist die Elektrizität ein Wunder im Sinne einer aufs höchste gesteigerten Vielfältigkeit und Vielgestaltigkeit von natürlichen Vorgängen und Erscheinungen, die uns, je mehr wir uns in sie versenken, mit um so tieferer Ehrfurcht und Dankbarkeit erfüllt, aber nicht im Sinne einer Aufhebung oder Durchlöcherung der physikalischen Gesetzmäßigkeiten, als ob wir einem blinden Zufall oder gar einem unentrinnbaren Verhängnis überliefert seien. Mit dieser falschen Auffassung hängt eben das Versagen vieler Menschen bei elektrischen Unglücksfällen zusammen, und so ist es verständlich, daß sie Krankheiten, die mit dem Unfall in keinem ursächlichen Zusammenhang stehen, angefangen bei den typischen Infektionskrankheiten bis zur luischen Späterkrankung, der progressiven Paralyse oder der multiplen Sklerose, mit dem Unfall in Verbindung bringen und die Behauptung aufstellen, daß an ihrer Krankheit allein die Elektrizität schuld sei.

Je weiter nun die Technisierung und Elektrifizierung unseres Zeitalters vor sich geht, um so dringlicher und notwendiger ist der Ruf nach einer gründlichen und sorgfältigen Aufklärung und nach einer konsequenten und gewissenhaften Erziehung, um die Zahl der Unfälle auf ein erträgliches Maß zu senken und die Arbeitskraft unserer Volksgenossen möglichst zu schonen und zu erhalten. Mit langwierigen Rentenkämpfen ist niemandem gedient, im Gegenteil, sie schaffen nur Verbitterung und verbrauchen unnötig Zeit und Kraft. Immer bleibt es unser vornehmstes Ziel, einem durch einen unvorhergesehenen Unglücksfall aus seinem Wirkungskreis, aus seiner Familie und seiner Umgebung herausgerissenen kranken Menschen zu helfen und ihn wieder dem Arbeitsplatz zuzuführen, den er zum Wohle der ganzen großen Volksgemeinschaft ausfüllen muß und kann.

Auf der anderen Seite ist es aber ebenso eine Folge der Technisierung und Elektrifizierung unseres Zeitalters, daß die elektrischen Unfälle trotz aller Aufklärung und Erziehung zunehmen und daß durch sie Krankheitserscheinungen auftreten, die man früher nicht kannte oder denen man nicht die genügende Beachtung schenkte. So ist es begreiflich, daß die Unfallmedizin als besonderer Zweig aus dem Baume der Gesamtmedizin herauswuchs und sich ihren festen Platz errang; ja die Entwicklung führt mit gebieterischer Notwendigkeit dahin, daß aus dem Gebiete der Unfallmedizin wieder das Gebiet der Erkrankungen nach elektrischen Unfällen als Sondergebiet herausgeschält wird, nicht nur, weil das Gebiet der allgemeinen Unfallmedizin zu umfangreich wird, sondern hauptsächlich deshalb, weil die Krankheitserscheinungen nach elektrischen Unfällen so typisch und charakteristisch sind, daß sie ein Spezialstudium rechtfertigen, wenn nicht geradezu verlangen.

Um nun dem arg belasteten praktischen Arzt und erst recht dem Fabrikarzt, dem ein elektrisch Verunglückter ins Haus getragen wird, Hilfe und Erleichterung bei schwierigsten Entscheidungen zu gewähren, scheint es geboten, das, was die Wissenschaft bisher gesammelt hat, in kurzen Zügen zusammenzustellen. Solche Zusammenstellung scheint mir nicht minder wünschenswert zu sein für die Krankenhaus- oder Klinikärzte, die nicht nur zu begutachten, sondern auch zu behandeln haben; auch das große Heer der Beamten der Berufsgenossenschaften und Reichsbehörden, angefangen vom örtlichen Versicherungsamt bis zum Reichsversicherungsamt, Techniker sowohl wie Juristen, dürfte auf eine Einführung in die medizinische Materie Wert legen. Diesem Zwecke sollen auch die vorliegenden Ausführungen dienen, in denen ich meine in jahrelanger Beschäftigung gesammelten Erkenntnisse und Erfahrungen niederlege. Weitgehende Unterstützung hierbei verdanke ich dem in weiten Kreisen bekannten Oberingenieur *Alvensleben*-Berlin, der mit Hilfe der Berufsgenossenschaft der Feinmechanik und Elektrotechnik die Unfallverhütung nach elektrischen Unfällen in vorbildlicher Weise ausgebaut hat und der nicht nur neue geistvolle Anregungen gegeben, sondern auch sein umfangreiches statistisches Material zur Verfügung gestellt hat[1].

Aus der Gesamtlage unserer heutigen Wissenschaftsauffassung heraus darf ich hier wohl nochmals betonen, daß es sich auch für uns Ärzte und Wissenschaftler bei diesem Thema nicht nur um interessante Theorien und Probleme handelt, sondern daß unser letztes und höchstes Ziel immer die Wiederherstellung und Heilung des kranken Menschen bleibt, der nach einem Unfallereignis wieder völlig einsatzfähig zum Dienst am Volk werden muß.

II. Kurze technische Bemerkungen.

Wenn im folgenden die Erkrankungen an den inneren Organen, die sich nach Einwirkung technischer Elektrizität entwickeln, zusammengestellt werden sollen, so ist zunächst ein kurzes Eingehen auf die wichtigsten technischen Vorkenntnisse erforderlich. Stromstärke, Strombahn, Dauer der Stromeinwirkung und Frequenz sind jene Faktoren, die die Schwere eines elektrischen Unfalles bedingen. Wenn der Strom seinen Weg über das Herz nimmt, ist allein die Stromstärke für den Ausgang des Unfalles bestimmend. Eine Stromstärke von 100 mA bei Wechselstrom von

---

[1] Dem Krankenhaus für innere Krankheiten, Greifenberg i. P., ist eine Forschungsstelle für elektrische Unfälle angegliedert, die in dankenswerter Weise von der Deutschen Forschungsgemeinschaft, der Berufsgenossenschaft der Feinmechanik und Elektrotechnik, dem elektrotechnischen Verein, der Bewag und den Siemens-Reiniger-Werken unterstützt wird.

50 Perioden gilt allgemein als tödlich. Aus experimentellen Untersuchungen wissen wir, daß niedrigere Stromstärken von etwa 25 bis 80 mA erhebliche Rhythmusstörungen, sogar Herzstillstand hervorrufen können; es sind das Ergebnisse, die sowohl durch Aufzeichnungen von Atmungs- und Kreislaufkurven wie durch direkte kinematographische Aufnahmen des Herzens am eröffneten Brustkorb festgelegt sind. Aber auch Stromstärken über etwa 3—5 mA können die gleichen Herz- und Kreislaufstörungen nach sich ziehen, wenn wieder wie bei den niedrigeren Stromstärken unter etwa 80 mA das Herz in der Strombahn liegt.

Die Stromstärke ist zu ermitteln aus der gegebenen Spannung und dem Widerstand, den der Verunglückte einer an 2 Stellen seines Körpers angelegten elektrischen Spannung entgegensetzt (der Widerstand kann zum Teil durch den Erdübergangswiderstand bestimmt werden). Dieser Widerstand, den *Freiberger* als den Gesamtwiderstand bezeichnet, setzt sich aus dem Körperwiderstand, dem Hautwiderstand, dem Widerstand an der Kontaktfläche und den Erdungsbedingungen zusammen,

Von besonderer Wichtigkeit für die Beurteilung der elektrischen Unfälle ist die Berücksichtigung des Stromweges, der, wie ich es in einer vor kurzem erschienenen Monographie über die Herzerkrankungen nachweisen konnte, unbedingt seinen Weg über das Herz genommen haben muß, wenn überhaupt eine elektrische Herzschädigung anerkannt werden soll. Gerade derjenige, der viele elektrische Unfälle zu beurteilen hat, wundert sich oft über die seltsamen Theorien, die über elektrische Fernwirkungen aufgestellt werden, besonders wenn es sich um Erkrankungen des Zentralnervensystems handelt. Eine elektrische Schädigung eines Organs kann nur dann als solche anerkannt werden, wenn das betreffende Organ tatsächlich in der Strombahn liegt. Bei der Ermittlung des Stromweges sind uns eine sehr wesentliche Hilfe die „Strommarken" an der Haut der Verunglückten, ferner die größeren Verbrennungen, aber ebenso auch, wenn Hautschäden nicht feststellbar sind, Brandspuren an den Kleidern, Handschuhen, Strümpfen oder Stiefeln der Verunglückten.

Die Einwirkungsdauer zu ermitteln, ist nicht ganz leicht, da das Trauma in der Vorstellung der Verunglückten stets eine längere Zeitdauer hervorruft, als es in der Wirklichkeit ist. *Alvensleben* hat des öfteren die Angaben Verunglückter dadurch nachgeprüft, daß er bei Befreiungsversuchen die Strecke, die der Befreier zurückgelegt hat, mit der Stoppuhr bei der Unfalluntersuchung abgeschritten ist; er hat festgestellt, daß sowohl die Verunglückten wie die Befreier die Einwirkungsdauer als wesentlich zu lang angegeben hatten.

Es sei auch noch die Wichtigkeit der Frequenz erwähnt. Gleichstrom ist bei den gebräuchlichen Spannungen nicht so gefährlich wie unser gebräuchlicher Wechselstrom, der oft unter ungünstigen Bedingungen (Frequenzen von 40—60 Perioden pro Sekunde) lebensgefährlich sein kann, während Hochfrequenz (z. B. Diathermiefrequenz $= {}^1/_2$ Mill. Perioden pro Sekunde) nicht lebensgefährlich ist und eine für die Therapie erwünschte Wärme bilden kann. Aus der Abb. 1 sehen wir beispielsweise, daß bei Gleichstrom 20 mA, bei 50 periodischem Wechselstrom 10 mA erforderlich sind, um die gleiche Reaktion, und zwar einen Muskelkrampf unter gleichen Bedingungen hervorzurufen.

Noch kurz sei auf die Ursache elektrischer Unfälle eingegangen. Zahlreiche Beispiele zeigen, daß Unachtsamkeit, Unaufmerksam-

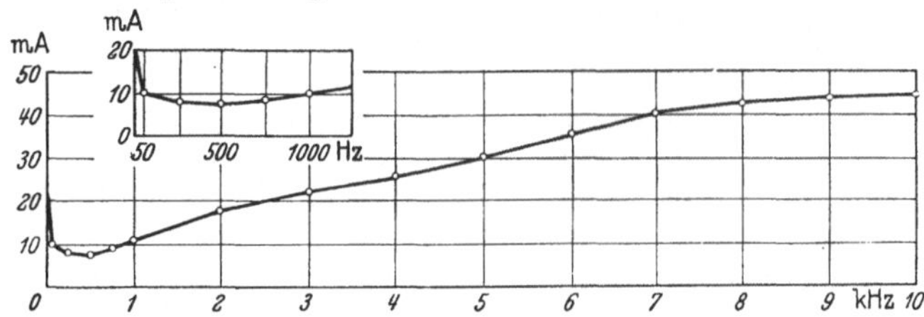

Abb. 1. Die Abhängigkeit der Stromstärke von der Frequenz zur Hervorrufung von Muskelkrämpfen. Der kleine Ausschnitt links oben stellt den Frequenzbereich von 0 bis 1000 Hertz in doppelter Vergrößerung dar. Auf der Abszisse sind die Frequenzen in Hertz angegeben, auf der Ordinate die Stromstärken in mA.

keit, Unkenntnis über schädigende Wirkungen der elektrischen Energie, Rücksicht auf andere Betriebe, manchmal aber auch Leichtsinn und Übermut zu schweren, oft sogar tödlichen Unfällen geführt haben. Für letzteres können wir ein besonders krasses Beispiel erwähnen:

Ein Werkmeister wird von seinen Kollegen damit gehänselt, daß man die eiserne Türklinke zu dem Arbeitsraum mit einer stromführenden Leitung versieht, während er zum Austreten gegangen ist. Zahlreiche Male ist er lediglich erschrocken. Bei Regenwetter geht der Werkmeister wieder einmal aus dem Arbeitsraum, und als er zurückkommt, fällt er bei der Berührung der unter Spannung gesetzten Türklinke tot um. Infolge des Regenwetters ist der Widerstand zwischen Unfallopfer und Erde so gering geworden, daß die Stromstärke tödlich auf ihn gewirkt hat.

Aus den Berichten der Berufsgenossenschaft der Feinmechanik und Elektrotechnik entnehmen wir die interessante Beobachtung, daß beispielsweise von 52 Unfällen 44 durch persönliche Fehler, darunter 15 mit tödlichem Ausgang, sich ereignet haben. Diese Unfälle waren durch Verwechslung von Zellen- und Stromkreisen, durch Schaltfehler, durch irrtümlich angenommene Abschaltung oder durch nicht abgewartete Abschaltung hervorgerufen. Die Unfälle beweisen die Notwendigkeit der Forderung, die eindeutige Meldung der Abschaltung abzuwarten und vor Beginn der Arbeit nochmals festzustellen, ob keine Verwechslung von Schaltern, Masten usw. vorliegt. In 10 Fällen ist nachweislich die Anwendung der vorgeschriebenen Schutzmaßnahmen der Erdung oder Kurzschließung unterlassen worden. Besonders wichtig ist es ferner, bei den auszuführenden Arbeiten klare und ausführliche Anweisungen hinsichtlich der zu treffenden Schutzmaßnahmen zu erteilen.

Nur kurz seien noch einige Beispiele angeführt:

In einer Fabrik war der Kessel eines Ölschalters geschweißt worden und sollte wieder eingebaut werden. Der leitende Monteur hatte sich nach einer Familienfeier in angetrunkenem Zustande schlafen gelegt. Seine Mitarbeiter hatten die Arbeit beendet und wollten ein Gerüstholz aus der Zelle entfernen, wobei hochspannungsführende Teile berührt wurden. Der eine Hilfsarbeiter hatte das Holz in der Hand und schrie auf, worauf sein Kamerad zusprang, um ihm zu helfen. Beide fielen mit einem Aufschrei um und verstarben trotz vorgenommener Wiederbelebungsversuche. Es war im vorliegenden Fall — entgegen den Bestimmungen — der Haupttrennungsschalter nicht gezogen, so daß die Leitungen bis zur Zelle unter Spannung waren.

Die Unsitte des Prüfens auf Spannung mit den Fingern fordert leider alljährlich noch Opfer. In einem Falle hatte sogar der bauleitende Ingenieur den Monteur aufgefordert, durch Befühlen mit den Fingern die Leitung auf Spannung zu prüfen; hierbei verunglückte der Monteur tödlich.

Beim versuchsweisen Betrieb einer Waschmaschine benutzte der Elektromonteur Gummiaderdrähte, deren Isolierung beschädigt war. Kaum hatte er die Drähte in das Sicherungselement gehalten, als er auch schon mit einem Aufschrei umfiel. Trotz vorgenommener Wiederbelebungsversuche konnte er nicht gerettet werden.

Ein nicht tödlicher, aber immerhin schwerer Unfall, ereignete sich beim Montieren eines Beleuchtungskörpers. Die Installationsschalter waren, wie die Monteure wissen sollten, einpolig. Mithin stand wenigstens ein Teil der Drähte unter Spannung. Im vorliegenden Falle hatte der Monteur mit der linken Hand den Gasstutzen erfaßt, an welchem die Krone aufgehängt war, und mit der rechten Hand einen der spannungsführenden Drähte berührt. Er kam mit Brandverletzungen an den Händen davon. Derartige Unfälle wiederholen sich leider in jedem Jahr, obwohl den Monteuren stets vorgeschrieben wird, vor Beginn der Arbeiten die Sicherungen in der Verteilungsanlage herauszuschrauben.

Gelegentlich von Instandsetzungen einer Leitung erteilte der leitende Monteur einem Hilfsarbeiter den Auftrag, eine Esche zu entfernen, die seiner Ansicht nach mit den Zweigen zu nahe an die Leitung kam. Die Esche schlug entgegen aller Erwartung gegen die Betriebstelephonleitung, die durchriß. Hierbei schnellte ein Telephondraht über die darüberliegende Hochspannungsleitung und glitt dann mit dem freien Ende zu Boden. Der auffallende Draht setzte unter Funkenbildung den trockenen Waldboden in Brand. Einer der hinzukommenden Hilfsarbeiter kam versehentlich mit dem herunterhängenden Telephondraht beim Austreten des Feuers in Berührung, wobei nicht ausgeschlossen ist, daß ihm dieser durch einen bewegten Ast entgegengeschleudert wurde. Die Berührung kann nur ganz kurzzeitig gewesen sein, da der tödlich Verunglückte nur eine etwa linsengroße

Verbrennung am Finger aufwies. Die sofort aufgenommenen und mehrere Stunden durchgeführten Wiederbelebungsversuche hatten keinen Erfolg. Der Unfall hätte dadurch vermieden werden können, daß entweder die Esche gegen das Fallen in der Richtung zum Telephondraht gesichert oder daß die Hochspannungsleitung während der Arbeiten abgeschaltet worden wäre.

Vor der unter Monteuren vielverbreiteten Ansicht: „Leichte Schläge von 220 Volt schaden uns nicht mehr" kann nicht genug gewarnt werden. So begegnet den Aufsichtsbeamten diese irrige Ansicht immer wieder:

„Bei einer Beanstandung einer vollkommen unvorschriftsmäßigen Handlampe z. B. betonte der betreffende Installateur, er sei Fachmann, infolgedessen brauche er 220 Volt nicht zu fürchten, die er häufig zu spüren bekäme. In einem anderen Falle wurde betont, 220 Volt seien überhaupt für den Fachmann ungefährlich."

Dieser Standpunkt zeigt völlige Unkenntnis der Wirklichkeit. Alljährlich verunglücken mehr als 150 Facharbeiter durch Berührung niederspannungsführender Leitungen tödlich. Unkenntnis hat auch in vielen Fällen tödliche Unfälle verursacht:

„Ein selbständiger Installateur, der über die Wirkung des elektrischen Stromes nicht unterrichtet war, glaubte, daß eine Spannung von 220 Volt nicht weiter gefährlich sei, da er häufig beim Berühren spannungsführender Leitungen Schläge, ohne Schaden zu nehmen, erhalten habe; beim Berühren dieser Leitung verunglückte er tödlich."

Er wußte noch nicht, daß bei der gleichen Spannung ganz verschiedene Ströme zustande kommen, je nach dem Widerstand, der wiederum ganz von der Situation abhängt: ob man gleichzeitig auf leitfähigem, also gut geerdetem Fußboden steht und gut geerdete Teile berührt oder nicht, ob die Hände trocken oder feucht sind usw. Der Strom, der dann durch den berührenden Menschen fließt, kann je nach den Umständen unmeßbar klein sein oder die gefährliche Grenze vielfach überschreiten. Und nur auf die Stromstärke kommt es bei der Frage an, wie eine solche Berührung oder ein Unfall ausgeht. In dem polizeilichen Unfalluntersuchungsprotokoll steht im Gegensatz hierzu folgendes:

„Nach Mitteilung des Betriebsleiters der städtischen Betriebe soll B. ein sicherer Elektriker gewesen sein, der häufig zwei stromführende Leitungen, die 220 Volt Spannung aufwiesen, ohne Gefahr mit den Händen berührt hat. Dieser Umstand scheint B. zu mangelnder Vorsicht veranlaßt zu haben."

Auch ist es falsch — und es kann nicht genügend davor gewarnt werden —, wenn ein Monteur, um den anderen zu befreien, einen Lappen nimmt und damit den Verunglückten von der stromführenden Leitung wegziehen will (Abb. 2). Es ist niemals vorauszusehen, wie hoch der Widerstand zwischen dem Verunglückten und dem Helfer ist, und es sind bereits tödliche Unfälle, wie wir es auch sonst gesehen haben, dadurch eingetreten, daß ein zweiter Kamerad seinen Berufsgenossen von der Leitung wegzog. In den

Fällen, in denen die Helfer nicht gleich ausschalten können, muß der Versuch gemacht werden, mit einer Holzstange den Verunglückten vom stromführenden Draht loszureißen. Jedes Berühren mit der Hand kann jedoch dem Helfer zum Verhängnis werden.

Die einzige Möglichkeit, die Unfallfolgen, welche den Betroffenen wie die Gesamtheit des Volkes in gleicher Weise belasten, abzuwenden, besteht in der strengen Befolgung der Unfallverhütungsvorschriften. Deswegen muß auf die unbedingten Gefahren der elektrischen Unfälle ganz besonders hingewiesen werden. Es ist ein großes Verdienst *Alvenlebens*, das Gefahrenmoment der elektrischen Unfälle seit langem erkannt und die Unfallverhütungsvorschriften nach dieser Richtung hin maßgebend beeinflußt zu haben.

Wenn auch immer wieder mit menschlichen Schwächen gerechnet werden muß und so ein Teil der Unfälle kaum zu vermeiden ist, so kann doch durch

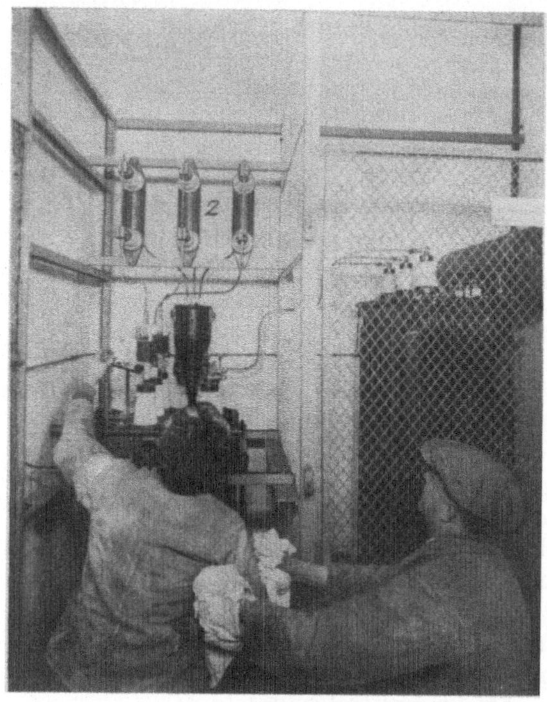

Abb. 2. Warnung vor diesem Rettungsversuch. Falsche Hilfe bei elektrischen Unfällen.

Aufklärung und durch immer wiederholte Hinweise auf die Unfallvorschriften eine Minderung der Unglücksfälle, besonders der tödlichen, erreicht werden.

Wie wertvoll wäre es, wenn wir Ärzte bei unseren Vorträgen und Lehrgängen, die zunächst ein gediegenes medizinisches Wissen und Können vermitteln sollen, auch etwas das Technische streiften, soweit es zum Verständnis notwendig ist, und mit allem Nachdruck auf die dem Unfall vorbeugenden Maßnahmen eingingen! Aber ebenso wertvoll wäre es auch, wenn der Techniker seinerseits Gelegenheit nähme, sich auf seinem Gebiet mit den medizinischen

Grundproblemen vertraut zu machen und dadurch die Unfallverhütungsvorschriften nach der wissenschaftlichen Seite hin zu
unterbauen. Gerade unsere an gefährdeter Stelle arbeitenden
Volksgenossen würden aus einer engen Zusammenarbeit zwischen
Arzt und Techniker den größten Nutzen ziehen.

III. Bisher bekannte anatomische Erkenntnisse in bezug auf die Erkrankungen der inneren Organe nach elektrischen Unfällen.

Wenn wir im Rahmen dieser Arbeit eine Besprechung der Erkrankungen der
inneren Organe nach elektrischen Unfällen vornehmen wollen, müssen wir uns die
bisher bekannten anatomischen Untersuchungsergebnisse kurz vor Augen führen,
wobei ich einerseits auf die zusammenfassende Arbeit *Wegelins* zurückgreife,
andererseits vorwiegend meine eigenen experimentellen Untersuchungsergebnisse,
die ich 1933 in Virchows Arch. niedergeschrieben habe, durch weitere Beobachtungen an Obduktionen von 24 Verunglückten ergänze. Hierbei stütze ich mich
noch auf die große Sammlung *Alvenslebens*, die 205 Obduktionen nach elektrischen
Unfällen umfaßt, und die er mir in freundlichster Weise zur wissenschaftlichen
Bearbeitung zur Verfügung gestellt hat.

Bei einer großen Zahl der elektrischen Unfälle treten Hautverletzungen auf, teils kleinere umschriebene, meist oberflächlicher
Natur, teils ausgedehntere und tiefgreifendere; die ersteren werden
heute allgemein als Strommarken bezeichnet, von einigen Autoren
aber von den letzteren prinzipiell unterschieden. Gerade diese
kleinen und kleinsten Strommarken, die sehr oft bei tödlichen
Unfällen (Spannungen unter 500 Volt) beobachtet werden, können
sehr wesentliche Aufschlüsse geben.

Wenn wir über das Zustandekommen einer elektrischen Hautverletzung Erörterungen anstellen, müssen wir uns fragen: Was
für ein Geschehnis läuft an den Kontaktstellen ab? Das Stratum
corneum der Epidermis wirkt wie eine Isolierschicht mit hohem
Widerstand; d. h. 2 Faktoren, die neben der Zeit die Größe der
Umwandlung der elektrischen Energie in eine andere Form, d. i.
Wärme, bestimmen (*Joule*sches Gesetz), haben an den Berührungs-
flächen ihren maximalen Wert; wir müssen deshalb hier die größte
Wirkung erwarten. Dadurch wird uns aber auch verständlich,
daß die Strommarken nicht unbedingt bei jedem Unfall vorhanden sein müssen; denn unter besonderen Umständen ist es
möglich, daß die beiden Faktoren, die ihr Zustandekommen
verursachen, nicht die zu einer Gewebsschädigung erforderliche
Größe erreichen. Die Kontaktfläche kann ausnahmsweise relativ
groß sein, die Stromdichte ist also dementsprechend klein. Der

Hautwiderstand kann durch Feuchtigkeit abnorm niedrige Werte annehmen. Diese Verhältnisse sind z. B. dann gegeben, wenn der Verunglückte im Wasser steht. Wie auch *Wegelin, Jellinek* und *Schridde* betonen, ist eine Reihe von elektrischen Unfällen beobachtet worden, bei denen keine sichtbaren Hautveränderungen zu finden waren.

Beim Betrachten der makroskopischen Bilder können wir zwischen den oberflächlichen, nur auf die Epidermis sich erstrecken-

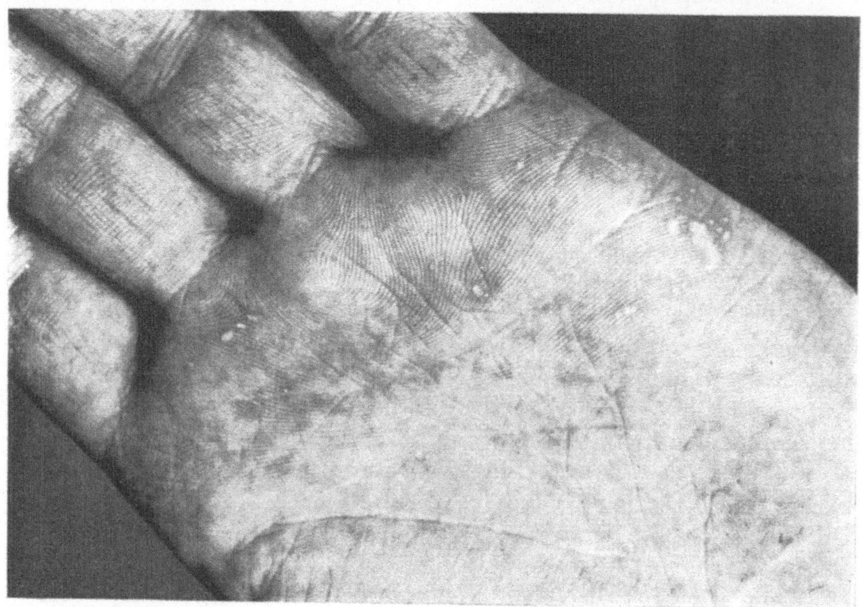

Abb. 3. Elektrische Strommarken: grauweißlich, derbe, pergamentähnliche Hautpartien, ohne entzündliche Reaktion, schmerzlos. Unfall Dr. H. (Panse-Sammlung), linke Hand.

den Hautverletzungen und den tiefgreifenden, die Lederhaut, das Unterhautbindegewebe und teilweise sogar die Muskulatur zerstörenden Stromverletzungen unterscheiden. Die ersteren, die leicht übersehen werden können, sind von grauweißlicher Farbe, pergamentartiger, derber Beschaffenheit, ragen oft nicht über das Niveau der Haut hervor, sind reaktionslos und verursachen keine Schmerzen. Ihre Größe ist sehr verschieden; wir beobachten kleinste, fast nur stecknadelkopfgroße, aber auch größere, bis pfennigstückgroße, oft längere, schmale bis zu 2—3 cm. Ihre Form ist mannigfach, je nach der berührten Kontaktstelle, punktförmig, rund, oval, sternförmig oder strichähnlich; sie heilen in relativ kurzer Zeit ab, ohne Reaktionserscheinungen und ohne Narben zu hinterlassen (Abb. 3). Unfall Dr. *H.*:

Berührung einer Anlage von 6000 Volt Drehstrom, Spannung gegen Erde. 3460 Volt; Frequenz 50 Hertz. Einwirkungsdauer: Bruchteil einer Sekunde. Stand auf geerdeten Eisenteilen. Schuhe und Strümpfe und eiserne Teile des Bodens völlig trocken. Linke Hand an geerdeter Schutzkappe. Berührung der rechten Hand mit einem unter Spannung stehenden Kontakt. Wahrnehmung eines kleinen Aufleuchtens (Funkenübertritt und Knistern), dumpfer Schlag durch den ganzen Körper, dumpfer Gehörseindruck wie ein Glockenschlag; wurde sofort vom Kontakt geschleudert. Strommarken: an der linken Handinnenfläche zahlreiche kleine und einige größere, grauweißliche, derbe, unelastische, die verschiedensten Formen zeigende Hautpartien, die im Niveau der Haut liegen; sie sind frei von Entzündungserscheinungen; an der rechten Hand bedeutend größere, teilweise etwas das Hautniveau, besonders am Rand, überragend, teilweise blasenbildend; einige von ihnen haben eine deutliche hyperämische Randzone und sind schmerzhaft. Sehr eindrucksvoll sagt Dr. *H.*: „Während die Strommarken an der linken Hand unempfindlich waren, waren die Marken an den Fingern der rechten Hand wie Brandwunden schmerzhaft".

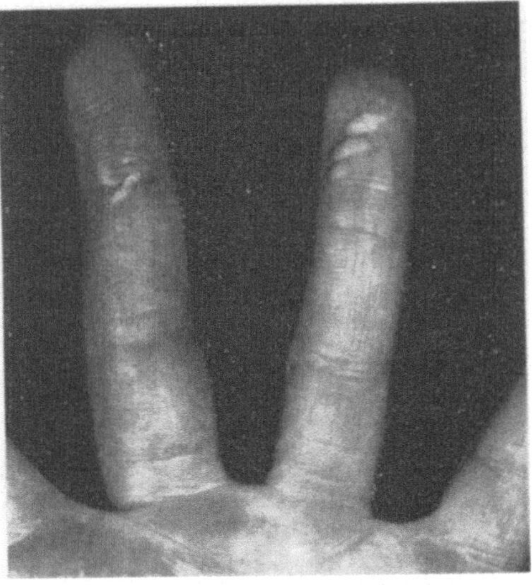

Abb. 4. Im Vergleich zu Abb. 3 durch Wärme erzeugte Hautverletzung (Selbstversuch). a) Grauweißliche, derbe Hautpartien, schmerzlos, ohne Entzündungserscheinungen; b) grauweißliche, blasenähnliche Hautverletzungen, schmerzhaft, mit entzündlicher Randzone.

Wenn wir die Hände eines Schmiedes betrachten, so sehen wir oft sehr viele kleinste pergamentartige weißliche Verdickungen der Haut, die sich in nichts von den oben beschriebenen Strommarken unterscheiden; sie sind schmerzlos und entstehen durch glühende und umherfliegende Eisenteilchen beim Bearbeiten von heißem Eisen, und zwar finden wir diese in der Regel an der schwieligen Hautinnenfläche. Abb. 4 zeigt uns bei a eine derartige Hautverletzung durch ganz kurze Berührung eines Drahtes von 150°: grauweißlich, derb, nicht über das Niveau der Haut hervorragend, schmerzlos, in ihrer ganzen Beschaffenheit völlig gleich den oben beschriebenen Strommarken. Etwas sehr Ähnliches im Vergleich zu Abb. 21 sehen wir nun auch bei Abb. 4b. Diese Hautverletzungen ragen etwas über das Niveau der Haut hervor, sind fast blasenartig, von grauweißlicher Farbe, umgeben von einem schmalen Entzündungswall und brennen ziemlich stark. Sie sind völlig gleich den bei dem Unfall Dr. *H.* beschriebenen; sie heilen ab, ohne eine Spur zu hinterlassen. Wir können also makroskopisch nicht unterscheiden zwischen elektrischen Strommarken und oberflächlichen Wärmeverletzungen.

Von diesen kleinsten Strommarken an sehen wir alle nur denkbaren Formen und Grade von Hautschäden, die abhängig sind von den Werten, die die *Joule*sche Wärme bedingen, das sind Stromstärke, Widerstand und Einwirkungsdauer; je nach dem berührten Gegenstand sehen wir runde, ovale, längliche, oft auch bei Berührung an Drähten strichartige Verletzungen (elektromechanische), oft mit tiefgreifenden Störungen sogar bis auf die Muskulatur reichende. Die schwersten Grade von Verbrennungen, die bisweilen sogar zu Verkohlungen (Abb. 5) führen, treffen wir bei Hochspannungsunfällen, sie spielen eine nicht unerhebliche Rolle bei Nierenerkrankungen

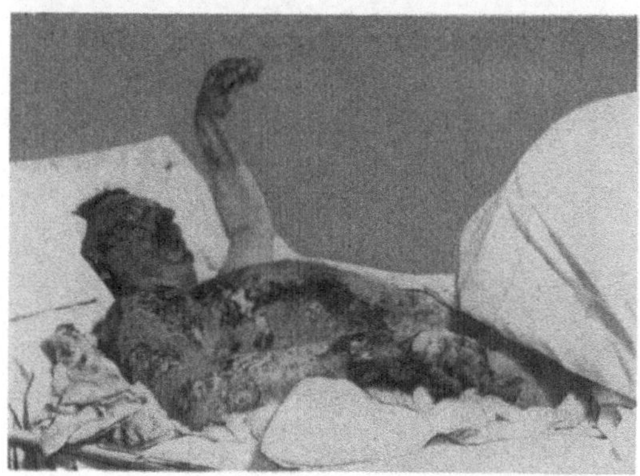

Abb. 5. Ausgedehnte Verbrennungen nach Berührung einer Hochspannungsleitung.

(S. 122) und den Erkrankungen des Zentralnervensystems (S. 145).

Es sei nur kurz auf die Frage eingegangen: Sind die Strommarken als spezifisch elektrische oder als Wärmewirkungen zu deuten? Diese Betrachtungen gerade im Rahmen unseres Themas anzuschneiden, ist deshalb erforderlich, weil wir diese elektrischen Vorgänge in Parallele mit später zu erörternden Vorgängen an den inneren Organen setzen müssen. Wir haben zu diesem Zweck Untersuchungen an Leichenhaut und an lebender Haut durchgeführt[1] und haben dabei folgende Beobachtungen gemacht: Irgendwelche prinzipiellen Unterschiede zwischen Strommarken und Wärmeschäden können makroskopisch nicht festgestellt werden (vgl. S. 12 u. 13). Da die Elektroden zur Erzeugung sowohl für die Wärme als auch für Elektrizität gleich waren, sind auch die Hautverletzungen in der Form einander völlig gleich. Es bestehen

---

[1] Virchows Arch. **295**, 679 u. 691 (1935).

lediglich bei den einzelnen Temperaturgraden Unterschiede, die darauf beruhen, daß bei den Wärmeeinwirkungen die geforderten Temperaturen von Anfang an gegeben sind, während bei den elektrischen Einwirkungen die geforderten Temperaturen erst im Laufe der Durchströmung entstehen. So sind beispielsweise die durch 150° entstandene Wärmeverletzung und die durch 350 bis 400 mA bei 30 Sekunden Einwirkung (etwa 75° Wärme) entstandene elektrische Verletzung einander sehr ähnlich und nicht voneinander zu unterscheiden: rundlich, etwas eingesunken, der Grund eben bräunlich gefärbt, von einem grauweißlichen Rand umgeben und von äußerst derber Konsistenz.

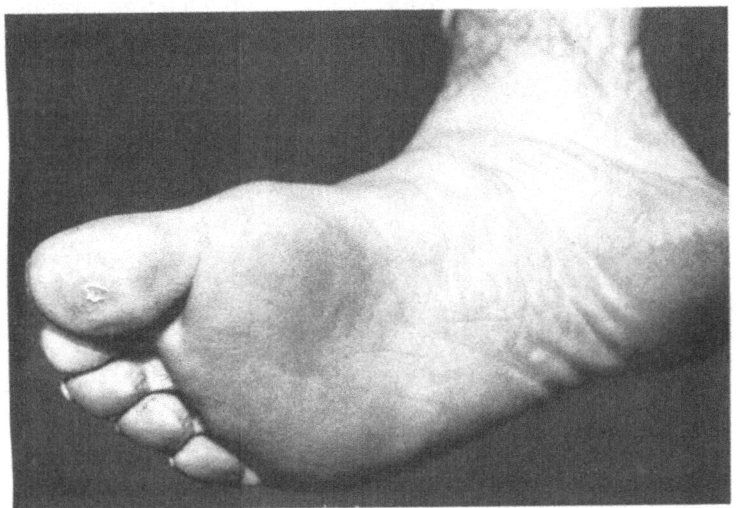

Abb. 6. Warzenartige Stromnarbe.

So haben wir also gesehen, daß ein prinzipieller Unterschied zwischen elektrischer Strommarke und Verbrennung nicht besteht, und wenn wir uns noch einmal die obenerwähnten klinischen Brandspuren an den Händen der Schmiede vergegenwärtigen, so ist klar, daß auch schon makroskopisch ein Unterschied nicht erwartet werden kann. Es wird jedoch durch die Unfalluntersuchung stets möglich sein, die Strommarke als elektrische Verletzung zu erkennen, da es kaum anzunehmen ist, daß jemand gleichzeitig Verbrennungen durch andersartige Wärmeeinwirkungen und elektrischen Strom erhält.

Bei der Untersuchung von Erkrankungen der inneren Organe ist der Nachweis von Strommarken oft ein wertvoller Hinweis auf den Stromweg: sie als typische elektrische Narben erkennen zu wollen, ist praktisch nicht möglich; wir müssen zur Ermittlung des Stromweges auch die Unfalluntersuchung und die Angaben des Erkrankten als Unterlagen für die Beurteilung zu Rate ziehen. Nur in wenigen Fällen entsprechen die Narben dem Bild der kleinen warzenartigen Strommarken und bilden einen Krater, in der Mitte eingesunken, äußerst derb, von grauweißlicher Farbe, ohne entzündliche Erscheinungen (Abb. 6). Auch die elektromechanischen Verletzungen können wir in ihrem Heilungsstadium oftmals noch deutlich erkennen; wir finden strichartige weißliche Hautverdickungen, entsprechend der Berührung mit stromführendem Draht, der die Hautverletzung nach sich gezogen hat. Wesentlich anders heilen die ausgedehnten Verbrennungsverletzungen, die stets große strahlige Narben an der Haut der Verletzten hinterlassen.

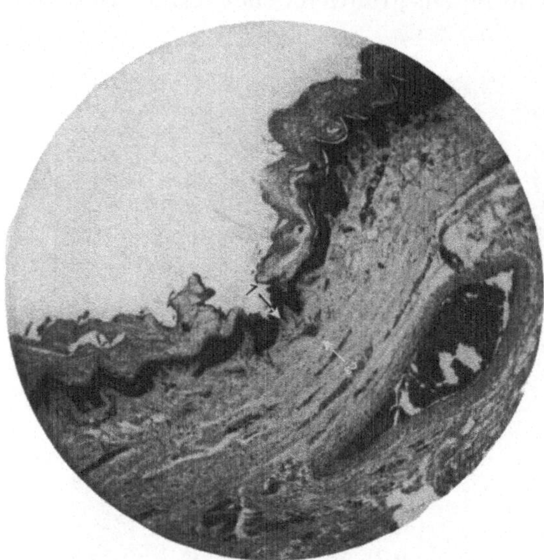

Abb. 7. Elektrische Strommarke ↑1 Durchschlag ↑2 geringes Ödem des unter dem Epithel liegenden Gewebes.

Das mikroskopische Bild, mit dem vor allem sich *Wegelin, Schridde, Koeppen* und *Gerstner* beschäftigt haben, sei hier nur kurz gestreift, weil seine Deutung den wissenschaftlichen Streit zwischen Verbrennung und spezifisch elektrischer Einwirkung am heftigsten hervorgerufen hat. Nach unseren Untersuchungen ist er in Übereinstimmung mit *Wegelin* dahin entschieden, daß es wohl näher liegt, auch die Ausziehung der Epithelien in den reinen Strommarken als Folge der *Joule*schen Wärme aufzufassen. Der physikalische Unterschied im Hinblick auf die Entstehung der Strommarke besteht, wie wir es oben gezeigt und worauf *Wegelin* und *Gerstner* treffend hingewiesen haben, darin, daß die Temperaturerhöhung bei elektrischen Hautverletzungen durch *Joule*sche Wärme in die Haut selbst entsteht, während bei Wärmeeinwirkung die Temperatur von vornherein gegeben ist und von außen auf die Haut einwirkt. Es sei deshalb kurz eine experimentell erzeugte Strommarke skizziert: Im Epithel liegen große blasige Kerne, die eine deutliche Schrumpfung zeigen, wodurch an Stelle der Kerne Vakuolen entstanden sind. Steigt die Stromdichte an, so ist die Struktur des Epithels kaum noch zu erkennen, da sich die Kerne mehr und mehr verdichtet haben; ihre Färbbarkeit (Basophilie) nimmt zu, und schließlich sehen wir nur noch langausgezogene dunkle, kommaartige Gebilde, die nach einer bestimmten Richtung gestellt sind (Kernausziehung und Kernrichtung) (Abb. 7). Besonders hervorzuheben ist der auffallende Befund an der Hornhaut, den wir als elektrischen Durchschlag bezeichnen, die Hornhaut ist über den beschriebenen Veränderungen des Epithels unterbrochen.

Bei dieser eben beschriebenen Strommarke ist bereits das unter dem Epithel liegende Bindegewebe homogenisiert. Diese beginnenden Homogenisierungen treten im Experiment bei etwa 0,5 Calorien pro Sekunde auf. In Form eines Kegels, dessen Grundfläche der Kontaktstelle entspricht und dessen Spitze nach der Tiefe des Gewebes zu zeigt, schreiten die Homogenisierungen mit steigender *Joulescher* Wärme in den tieferen Gewebspartien fort. Das geschädigte Gewebe imponiert bei der gewöhnlichen He-Färbung durch seine intensive blaue Farbe, die sich scharf gegen das Rot des Normalen ab-hebt. Im Gegensatz zum Epithel treten jetzt nicht die Veränderungen an den Kernen in den Vordergrund, sondern die an den Bindegewebsfasern. Diese sind stark gequollen, wodurch die lockere Struktur des Unterhautzellgewebes allmählich verlorengeht, bis die einzelnen Fasern nicht mehr zu erkennen sind und lediglich eine homogene Masse mit Kernresten übrigbleibt. Am Rande dieser veränderten Gewebspartien sind oft die normalen Gewebsspalten zu großen runden Hohlräumen ausgebildet, zu den sog. Hitzewaben. Diese Wabenbildung sehen wir schon bei der folgenden kleinen Strommarke (Abb. 8), bei der ebenfalls die Hornhaut, breiter als bei der vorherigen, durchschlagen ist. Auch hier

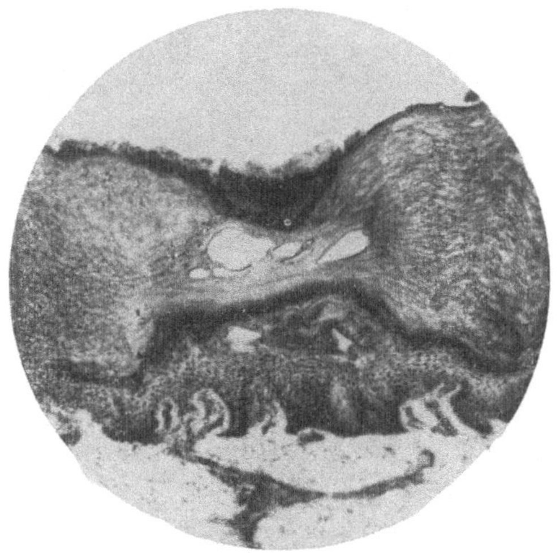

Abb. 8. Strommarke, nur in der Hornhaut und den oberen Epithelschichten nachweisbar mit Wabenbildungen, Durchsiebung, Ausrichtung der Zellen.

ist das Bindegewebe schon homogenisiert, die Bindegewebszellen imponieren lediglich noch als schmale, kommaähnliche Gebilde; das von seinem Verbande getrennte Epithel ist dunkelblau verfärbt; die einzelnen Zellen, die kaum noch zu erkennen sind, sind langgezogen, im übrigen Epithelrest sind bereits Kerntrümmer nachweisbar. Die Kernausziehung und Kernausrichtung an den Rändern ist ebenfalls vorhanden (Abb. 8).

Die reinen Wärmeverletzungen der Haut zeigen in allen Einzelheiten das gleiche Bild, worauf ich in diesem Zusammenhang nicht eingehe, sondern lediglich auf meine Arbeit in Virchows Arch. **295**, 679 (1935), hinweise.

Die größte Bedeutung bei der Differentialdiagnose zwischen elektrischen Strommarken und Wärmeschädigung der Haut kommt den histochemischen Metalleinlagerungen zu. Schicken wir nämlich durch eine ionisierte Lösung einen 50 periodischen Wechselstrom, so kommt es zu einer Ionenwanderung und somit zur

Elektrolyse, da die einzelnen Stromstöße wie Gleichstrom wirken und nicht genügend schnell aufeinanderfolgen, um ihren Effekt gegenseitig aufzuheben. Derartige Vorgänge müssen sich naturgemäß auch im Organismus abspielen; es ist deshalb anzunehmen, daß die Säureionen mit dem Elektrodenmaterial Salze bilden, die in das Gewebe diffundieren. Diese Metallsalze können wir histochemisch nachweisen. Bereits *Schrader* hat derartige Versuche mit Wechsel- und Gleichstrom durchgeführt und beschrieben. Unsere Untersuchungen sollten lediglich an Strommarken die bisherigen Erfahrungen bestätigen. In den meisten Fällen ist es möglich, den histochemischen Metallnachweis zu bringen, wobei zu bemerken ist, daß die Eisenreaktion von der auf das Gewebe einwirkenden Stromdichte abhängig ist; auch wenn die Einwirkungsdauer nur kurz war, blieb die Eisenreaktion negativ. Bei den Hautverletzungen, die wir durch Einwirkung verschiedenster Temperaturen erzeugt haben, sind die Eisenreaktionen in allen Fällen negativ ausgefallen.

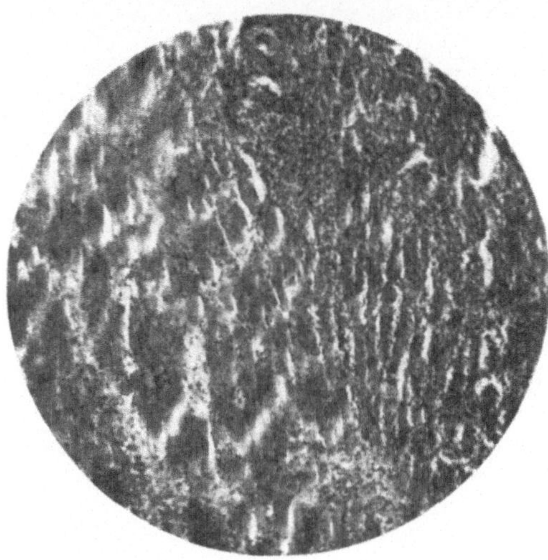

Abb. 9. Zerstörung der Muskulatur mit starker entzündlicher Reaktion nach elektrischer Einwirkung.

Eine sehr empfindliche und wertvolle Methode zur Untersuchung von Metalleinlagerungen ist die spektroskopische, die von *W. Gerlach* herausgebracht wurde, auf deren Wert auch *Wegelin* hinweist. Durch sie können oft erhebliche Mengen von Kupfer, Blei, Eisen und in einigen Fällen auch Zink, Aluminium, Silber und Gold festgestellt werden. Dieser histochemische Metallnachweis ist die einzige Möglichkeit, eine Differentialdiagnose zwischen Wärmeverletzungen und elektrischen Hautverletzungen zu stellen.

Nur kurz sei erwähnt, daß bei tiefgreifenden Hautverletzungen Zerstörungen der Gefäße, der Muskulatur (Abb. 9) und der Nerven mit entzündlichen Reaktionen, oft ansteigenden interstitiellen Entzündungen (Abb. 10) vorkommen, die unser Interesse deshalb erwecken, weil von ihnen Komplikationen, wie Thrombophlebitiden, periphere Nervenentzündungen (Abb. 11) u. a. ausgehen können. Auch spielen diese Entzündungserscheinungen eine maß-gebende Rolle bei den unten zu besprechenden chemischen und morphologischen Blutveränderungen.

Wenn wir nun kurz die anatomischen Veränderungen der inneren Organe nach elektrischen Unfällen besprechen, so stelle ich mit Absicht an den Anfang unserer Erörterungen die bisher bekannten Beobachtungen an den Lungen, weil gerade diese Veränderungen nicht nur zu den heftigsten Meinungsverschiedenheiten in bezug auf die Todesursache bei einem elektrischen Unfall geführt haben, sondern weil sie auch eine große Bedeutung für die Beurteilung von Lungenerkrankungen, insbesondere der Lungentuberkulose, erlangt haben.

Wegelin hat von 25 Fällen 15 mal ein Ödem der Lungen feststellen können, in einem ähnlichen Verhältnis wie es auch *Schridde* zeigen konnte (von 36 Fällen 21 mal). Diesen Befund konnten wir nicht bestätigen; wir

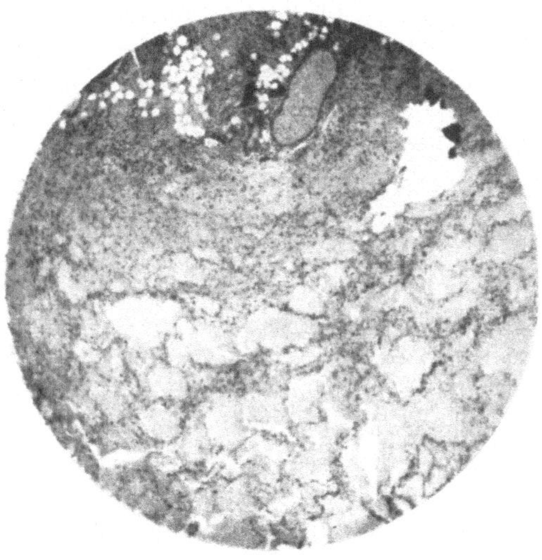

Abb. 10. Ödem des Unterhautzellgewebes mit interstitieller Entzündung nach elektrischer Stromeinwirkung.

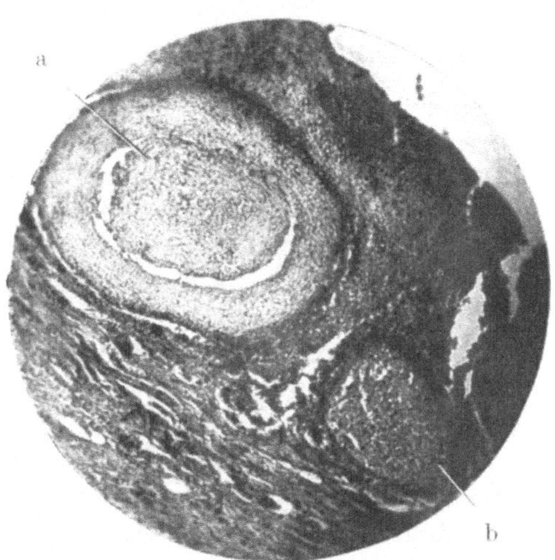

Abb. 11. a) Frische Thromben in elektrisch geschädigtem Gewebe; b) Entzündung des Nerven.

stützen uns dabei auf die von *Alvensleben* gesammelten Obduktionsfälle elektrisch Verunglückter, eine reichhaltige Sammlung, deren Studium deshalb so interessant und wertvoll ist, weil nicht

nur von einem in einer ganz besonderen Richtung forschenden
Pathologen Ergebnisse vorliegen, sondern weil die Obduzenten
erstmals und oft nur einmal objektiv den Befund bei einem tödlich Verunglückten beschreiben. Dabei ergibt sich nun die über-
raschende Feststellung, daß ein ausgesprochenes Lungenödem
in keinem Fall unter 229 Obduktionsprotokollen[1] zu finden ist,
daß lediglich in 14 Fällen aus der Beschreibung auf einen vermehrten Saftgehalt der Lungen geschlossen werden kann.

Um Mißverständnisse auszuschließen, gehe ich im folgenden
kurz auf die verschiedenen Formen des Lungenödems ein, wobei
ich mich im wesentlichen an die Auffassung von *Ceelen* anlehnen
möchte. Er unterscheidet, wenn er seiner Betrachtung die ödem-
auslösende Ursache zugrunde legt, Stauungsödeme, hämatogene,
aerogene und neurogene Ödeme. Stauungsödeme bei den akuten
tödlichen Elektrounfällen sind nicht wahrscheinlich, da in der
Regel die Verunglückten völlig kreislaufgesund sind; irgendwelche
Zeichen einer Stauung, wie Herzfehlerzellen oder verbreiterte
Interstitien, sind nicht festzustellen. Auf die hämatogenen Ödeme
brauche ich nicht einzugehen, da ihre Ursachen bei elektrischen
Unfällen nicht in Frage kommen. Anders verhält es sich schon
bei den sog. aerogenen Ödemen, besonders den toxischen, welche
oft den Tod nach sich ziehen. Diese toxischen Ödeme, durch
ödemerzeugende toxische Stoffe ausgelöst, bieten jedoch anatomisch
sowohl makroskopisch als auch mikroskopisch ein grundverschiedenes Bild, das ja jedem Anatomen bekannt ist. Es sei nur erwähnt, daß ich unter 205 Obduktionsprotokollen nach elektrischen
Unfällen nicht einmal ein derartiges Bild gefunden habe. Etwas
näher läge der Gedanke, daß beim elektrischen Tod ein sog. neuro-
genes Ödem entstehen könnte, weil immer wieder auf die zentralen
Schädigungen und Reize bei elektrischen Einwirkungen hingewiesen
wird. Man könnte daran denken, daß durch zentral bedingte,
reflektorisch ausgelöste Änderungen der Lungendurchblutung oder
durch Vagusreizung das Bild des Lungenödems entsteht.

Was zeigt uns nun das anatomische Bild? Makroskopisch fällt
eine erhöhte Konsistenz und starker Blutreichtum der Lungen
bei geblähten Randpartien auf; im Durchschnitt sind die Unterlappen dunkelrot, die Oberlappen etwas weniger dunkel gefärbt,
und eine blutige Flüssigkeit, besonders stark in den Unterlappen,
läßt sich, vermischt mit reichlichen Luftbläschen, abstreichen;
man könnte hierbei an Lungenödeme denken, jedoch sind alle
Partien der Lungen noch lufthaltig, aus den großen und kleinen

---

[1] 24 Obduktionen habe ich davon selbst ausgeführt.

Lungengefäßen fließt reichlich Blut ab. Im Übersichtspräparat (Abb. 12) sind die Randpartien der Lungen gebläht, es hat sich sog. Randemphysem gebildet, das zum Teil auf die künstliche Beatmung, zum Teil auf die agonale Atmung, zurückzuführen ist: im Zentrum findet sich eine erhebliche Blutüberfüllung, welche sich bei mikroskopischer Betrachtung bis in die feinsten Capillaren hinein erstreckt.

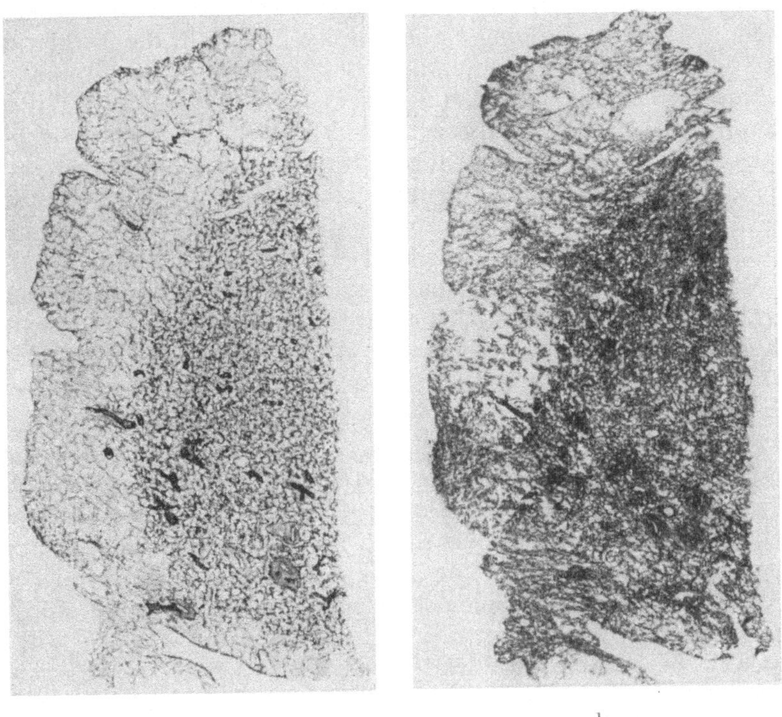

Abb. 12. Randemphysem und zentrale Blutüberfüllung der Lungen. a) Schematische Zeichnung; b) Originalphotographie.

Das gleiche Bild sehen wir auch im akuten Tierversuch, bei welchem wir in unseren sämtlichen 200 Versuchen (Hunde, Katzen, Kaninchen, Meerschweinchen) nicht einmal ein Lungenödem, auch nicht am dekapitierten, am vagus- oder sympathicusgelähmten und dann elektrisch getöteten Tier beobachten konnten.

Beispielsweise sehen wir bei einem 3 Tage nach dem tödlichen elektrischen Unfall obduzierten Verunglückten (Spannung 220 Volt) folgendes Bild: hochgradige Blutüberfüllung der Lungen, mikroskopisch in den Alveolen massenhaft rote Blutkörperchen mit einigen Leukocyten und vereinzelt geronnener seröser Flüssigkeit. Diesen Befund müssen wir als ein sog. hypostatisches Lungenödem anerkennen, welches sich nach dem Tode durch Rückenlage der Leiche verstärkt hat. Jedoch kommt, worauf auch *Ceelen* hinweist, dieser Veränderung eine klinische Bedeutung nicht zu. Ich habe in meinen Arbeiten vermieden, die akut eintretende Blutüberfüllung des venösen Systems und der inneren Organe bei akutem elektrischem Tode als Stauung zu bezeichnen, um nicht die Aufklärung des Todesmechanismus durch diese Bezeichnung zu erschweren.

Irgendwelche anderen Befunde sind beim plötzlichen Tod nicht bekannt; hier und da sind vereinzelte Blutaustritte aus den Lungen gefunden und Capillaren beobachtet worden, aber wie schon erwähnt, nur bei tödlichen Unfällen, nicht im Tierexperiment, wenn die Tiere nach Abklingen eines Elektroschocks getötet wurden. Deshalb kommt den kleinen Blutaustritten eine klinische Bedeutung nicht zu.

Nur der Vollständigkeit halber sei kurz auf die anatomischen Herzbefunde eingegangen; ich verweise auf meine Arbeit in den „Ergebnissen der Inneren Medizin". Das Herz ist bei elektrischem Tod oft stark erweitert (Herzstillstand in der Diastole), insbesondere die Vorhöfe, und mit flüssigem Blut angefüllt, die Herzkammern können von Blut leer sein, die Herzkranzgefäße sind ebenfalls prall gefüllt und treten wie bei einem Injektionspräparat hervor. Irgendwelche Veränderungen an den Klappen sind nicht vorhanden, auch nicht zu erwarten. Mikroskopisch sind bisher im Herzmuskel irgendwelche den Nachprüfungen standhaltende Befunde[1] (Nekrosen oder Schwielen) noch nicht gefunden worden (vgl. auch *Wegelin*).

Ganz besonders auffallend ist jedoch gerade beim akuten elektrischen Tod eine starke Blutüberfüllung des gesamten venösen Systems, die naturgemäß nur bei ganz frischen Obduktionen und besonders schön im Tierversuch zu erkennen ist; die kleinsten Venen der Peripherie bis zu den Halsvenen, die Abdominalvenen und großen Hohlvenen, auch die Hirnleiter sind mit flüssigem Blut prall gefüllt. An den Arterien sind jedoch bisher irgendwelche pathologischen Veränderungen, die auf die elektrische Einwirkung zurückgeführt werden könnten, nicht beobachtet worden, abgesehen von den bei starken Verbrennungen auftretenden Zerstörungen an den betreffenden Organen oder Körperpartien. Diese

---

[1] *Büchner* hat selbst bei der akuten Coronarinsuffizienz, die er experimentell am Kaninchen durch 15 Minuten lange körperliche Belastung erzeugte, in den ersten Stunden nach der Anstrengung keine wesentlichen Veränderungen im Herzmuskel festgestellt.

Beobachtungen sind meines Erachtens deshalb so wichtig, weil mir mehrere Erkrankungsfälle bekannt sind, bei denen klinisch eine schwere Arteriosklerose oder *Bürger*sche Erkrankung vorlag, die auf das elektrische Trauma zurückgeführt wurde. Ich komme bei der Besprechung der Gefäßerkrankungen noch hierauf zu sprechen.

Die bisher bekannten anatomischen Veränderungen an den übrigen inneren Organen, Leber, Milz, Niere, Schilddrüse, Magen, können im Zusammenhang besprochen werden. Bei dem akuten elektrischen Herztod fällt makroskopisch eine starke Blutüberfüllung dieser Organe und der Schleimhäute auf, sogar vereinzelte Blutungen kommen vor; die Blutüberfüllung der Capillaren kann beispielsweise in der Niere so erheblich sein, daß die Glomeruli als kleine rote Pünktchen erscheinen, was wohl *Neureiter* zur Diagnose einer akuten Glomerulonephritis veranlaßte; auf diesen Irrtum weist auch *Wegelin* hin. Irgendwelche anderen pathologischen Befunde sind in unserem großen Material von den Obduzenten nicht erhoben worden.

Mikroskopisch sind in fast allen Organen kleinste perivasculäre Blutaustritte festzustellen, die wir in unserer anatomischen Arbeit als Ausdruck einer Gefäßlähmung in Anlehnung an das *Ricker*sche Stufengesetz deuteten. Unsere darauf aufgebauten physiologischen Versuche haben uns gelehrt, daß die so imponierende Blutüberfüllung des venösen Systems auf den bei jeder elektrischen Reizung auftretenden maximalen Krampf der quergestreiften Muskulatur zurückzuführen ist, infolgedessen es, wie auch *Wegelin* meint, zu Blutaustritten kommt. Ich habe schon an anderer Stelle darauf hingewiesen, was auch aus meiner anatomischen Arbeit hervorgeht, daß diese Blutaustritte wohl bei elektrisch getöteten Tieren festzustellen sind, nicht aber bei Tieren, die einmal elektrisiert und nach Stunden oder Tagen getötet wurden, eine Beobachtung, die besonders für die unten zu besprechenden Hirn- und Rückenmarkserkrankungen von Wichtigkeit ist. Nach schweren Verbrennungen, bei denen wir Albuminurien beobachten, sind toxische Schädigungen der Nieren durch Eiweißabbauprodukte festzustellen, ähnlich wie sie auch in der Leber beschrieben worden sind. *Wegelin* hat ferner bei einer Starkstromverbrennung eine ausgedehnte nekrotisierende Enteritis beobachtet, wobei er an eine infektiös-toxische Entstehung denkt, da die Brandwunden stark vereitert waren.

Es sei nun noch auf die anatomischen Untersuchungsergebnisse am Zentralnervensystem hingewiesen, die nur kurz skizziert werden sollen. Es handelt sich dabei um die sog. kleinsten perivasculären Blutaustritte und um die Veränderungen an den Ganglienzellen und dem Gliagewebe. Die Blutaustritte sind sehr häufig beobachtet worden; von *Schridde* sind sie als Kunstprodukt angesehen worden; *Wegelin* hat eine Blutung beobachtet, weist aber darauf hin, daß man einem so guten Beobachter wie z. B. *Schmidt* die richtige Erkennung von Blutungen wohl zutrauen dürfte. Auch wir haben sie beim akuten Tod beobachtet, nicht bei elektrisch vorbehandelten und dann getöteten Tieren. *Hallervorden* hat 6 Gehirne von mir obduzierter elektrisch Verunglückter untersucht und ebenfalls vereinzelt stark gefüllte Venen und Blutaustritte festgestellt. Wir werden an anderer Stelle darauf zu sprechen kommen. Wie aber immer wieder gesagt werden muß, sind die Blutaustritte nicht als typisch für den akuten elektrischen Tod anzusehen, sondern nur als Ausdruck der durch den Muskelkrampf in Verbindung mit der beobachteten Blutdrucksteigerung entstandenen Blutüberfüllung zu deuten. Ich weise auf die Untersuchungsergebnisse von *Nieberle* hin, der auch bei geschächteten oder geschlachteten Tieren ebenfalls derartige, oft sogar wohl wesentlich größere Blutungen beobachtet hat. Es ist notwendig, hierauf hinzuweisen, weil bei den Begutachtungen elektrischer Gehirnerkrankungen den Blutungen beim Überlebenden (!) so große Bedeutung beigemessen wird, und dabei sind sie doch nur ein Nebenbefund und nicht auf spezifisch-elektrische Schädigungen zurückzuführen; ähnlich verhält es sich auch mit den Veränderungen der Hirnsubstanz selbst. *Hallervorden* und ich haben uns bemüht, irgendwelche der von *Jellinek, Langworthy* und *Kouvenhoven* beschriebenen Ganglienzellveränderungen nachzuweisen, jedoch haben wir deren Befunde nicht bestätigen können. Aber auch *Wegelin* verlangt bei der Beurteilung der Veränderungen der Ganglienzellen große Vorsicht; es sei ihm schwer verständlich, daß sich bei sofortigem Tod eine Vermehrung der Gliazellen mit Neuronophagie einstellen soll. So wird man sich immer zunächst die Frage vorlegen, ob nicht solche Veränderungen schon vor dem Trauma vorhanden waren, was ich für durchaus wahrscheinlich halte.

IV. Die Erkrankungen der inneren Organe in Beziehung zu elektrischen Unfällen.

a) Akute Infektionskrankheiten.

Nach dieser kurzen Übersicht über die bisher bekannten anatomischen Befunde an den inneren Organen, die eine wertvolle Unterstützung für die Beurteilung der Erkrankungen nach elektrischen Unfällen sind, kommen wir zu der Besprechung des uns gestellten Themas. Wir sind uns dabei bewußt, daß es nicht immer ganz leicht ist zu entscheiden, ob das elektrische Unfallereignis für die Entwicklung der entsprechenden Erkrankung von ausschlaggebender Bedeutung gewesen ist oder nicht. Auch *Siebeck* weist ausdrücklich auf die großen Schwierigkeiten bei der Beurteilung des Zusammenhanges innerer Erkrankungen mit äußeren Ursachen hin und fordert, daß auch die „inneren Kräfte" im Organismus, „an die Ausgleich und Heilung gebunden sind", mit berücksichtigt werden. Als Ärzte, die nicht im Fachwissen steckenbleiben, sondern die Blickrichtung auf das Ganze haben, wollen wir bei all unseren Erwägungen und Maßnahmen stets die ganze Persönlichkeit, ebenso aber auch die Umwelteinflüsse und nicht zuletzt den verständlichen Wunsch des Verunglückten miteinflechten. Wir müssen zweifellos oft ein Urteil fällen, das dem Laien, manches Mal auch den Ärzten, auf den ersten Blick unverständlich sein wird.

Bei den elektrischen Unfällen macht dem Gutachter die Beurteilung und das Abwägen der physikalischen Geschehnisse in ihrer Wirkung auf den lebenden Organismus in vielen Fällen besondere Schwierigkeiten. Eine immer wiederkehrende Verwechslung begegnet uns bei dem Auseinanderhalten von einer elektrischen Verletzung und von Verbrennungen durch einen elektrischen Lichtbogen. Wir vergeben unserer Würde wirklich nichts, wenn wir uns in allen technisch nicht ganz klar liegenden Fällen von Technikern beraten lassen; es könnte sonst leicht dahin kommen, daß wir uns in unserer Unkenntnis ein falsches Bild von dem physikalischen Vorgang machen und uns mit unserer Wissenschaft der Lächerlichkeit aussetzen; soll es doch Ärzte (*Jellinek!*)[1] geben, die glauben, daß die physikalischen Gesetzmäßigkeiten (z. B. *Ohm*sches Gesetz) vor dem lebenden Organismus haltmachen.

Wenn ich nun mit den „akuten" Infektionskrankheiten beginne, so wird mancher achselzuckend fragen: „Was haben In-

---

[1] In dem 1932 erschienenen Buch „Elektrische Verletzungen" schreibt *Jellinek*: „Die Gesetze der Elektrophysik hören dort auf, wo der Strom in den menschlichen Körper eindringt." „Vom technischen Standpunkte des Stromflusses aus darf nicht außer acht gelassen werden, daß die im menschlichen Körper vorgezeichneten besten Stromleiter die Blutbahnen sind, welche alle zum Herzen führen." Das mir vorliegende Exemplar der Preußischen Staatsbibliothek hat von einem früheren kritischen Leser außerordentlich interessante Randbemerkungen, wie „Wunderglaube" und sogar ein f, gleichbedeutend mit falsch! Daraus kann man entnehmen, daß außer mir auch andere kritische Leser Anstoß an diesen absolut haltlosen Behauptungen genommen haben. Es würde zu weit führen, hier näher darauf einzugehen.

fektionserkrankungen mit elektrischen Unfällen zu tun?" Da möchte ich ihm folgenden Erkrankungsfall vorhalten:

Fall 1 IVa. Hans B. Unfalltag 1. VI. 1939, Alter 14 Jahre. B. berührte mit der rechten Hand einen Leitungsdraht, der unter Spannung stand (220 Volt Wechselstrom). Dauer der Berührung etwa 20 Sekunden. Stromweg wahrscheinlich nur über die rechte Hand und Unterarm geflossen. Mit den Füßen stand B. auf einer trockenen Holztreppe. Verbrennungen am rechten Unterarm und an sämtlichen Fingern der rechten Hand. 2 Tage später, rein zufällig nach dem Unfall, wird B. wegen einer typischen, hochroten Angina mit Scharlach, in das Krankenhaus O. eingewiesen, als Komplikation entwickelt sich eine Scharlachnephritis. Der Durchgangsarzt Dr. *B. G.* sowie der behandelnde Krankenhausarzt sehen das Krankheitsbild als typischen Scharlach an; erst von weiteren Gutachtern wird die Erkrankung als Wundscharlach im Anschluß an die elektrischen Verbrennungen angesehen.

Die Häufigkeit des Auftretens von Wundscharlach kann man im allgemeinen mit *Timpe* dahin beantworten: „So häufig der Scharlach ist, so selten ist der Wundscharlach." Darum besteht bei Vorliegen eines Scharlachs meistens schon die größere Wahrscheinlichkeit dafür, daß er nicht auf einen Betriebsunfall, bei dem eine offene Wunde entstanden ist, zurückzuführen ist. Zur Anerkennung ist nicht nur das Vorliegen einer Wunde unbedingte Voraussetzung, sondern darüber hinaus muß weiterhin gefordert werden, daß das Exanthem von der Wunde ausgeht und daß nicht ein gewöhnlicher Scharlach des Nasen-Rachen-Raumes vorliegt, der als interkurrente Erkrankung unabhängig vom Unfall auftritt. Dabei ist zu bedenken, daß sich hinter jeder Angina ein Scharlach verbergen kann. Die größere Wahrscheinlichkeit besteht deshalb in den meisten Fällen mehr dafür, daß ein gewöhnlicher Nasen-Rachen-Scharlach, der nicht mit dem Unfall in ursächlichem Zusammenhang steht, während eines Unfalleidens auftritt, als dafür, daß der Scharlach mit dem erlittenen Unfall in ursächlichem Zusammenhang steht.

Auf unseren Fall bezogen, ist ein Unfallzusammenhang absolut abzulehnen, da einmal das Exanthem nicht von dem rechten Unterarm ausgegangen ist, zum anderen, da ja vor allem eine klinisch einwandfreie typische Scharlachangina vorgelegen hat, die einmal zufällig mit einem elektrischen Trauma zusammengefallen ist. Ich glaube, daß dieser Erkrankungsfall nicht klarer liegen kann und daß deshalb ein Unfallzusammenhang des Scharlachs mit den elektrischen Verletzungen nicht vorliegt.

Es ist überhaupt fraglich, ob von elektrischen Hautwunden ein Wundscharlach ausgehen kann. Eine immerhin ganz wichtige bekannte Beobachtung ist nämlich die, daß gerade die elektrischen Verbrennungen in den ersten Tagen nach dem Unfall keimfrei sind, allerdings nicht, wie *Jellinek* meint, bis zur Vernarbung, sondern eben nur im Anfangsstadium; auch elektrische Brandwunden können, wie ich es zeigen konnte, sekundär infizieren. Wenn von einer derartigen Hautverletzung einmal ein Wundscharlach ausgehen sollte, ist nach den von *Timpe* vorgeschlagenen Richtlinien zu entscheiden.

Es ist nicht Aufgabe dieser Abhandlung, auf die elektrischen Verbrennungen, deren Entwicklung und Behandlung, einzugehen; dazu sind berufene Chirurgen heranzuziehen. Der Vollständigkeit halber, gerade um zu zeigen, daß auch elektrische Verbrennungen mischinfiziert sein können, sei kurz ein Fall skizziert, bei dem Tetanuserkrankung aufgetreten ist.

Fall 2 IVa. Oswald F. Unfalltag 15. I. 1928, Alter 43 Jahre. 10 kV (Hochspannung). Kleinere Stromverletzungen am kleinen Finger der linken Hand und etwa drei markstückgroße an der linken Fußsohle. 15 Tage nach der Verletzung bemerkte F. ein spannendes Gefühl in der Gegend beider Unterkieferwinkel, welches auch weiter unten nach dem Hals zu zog, so daß er den Mund schlecht öffnen und Speisen nur mit Mühe zu sich nehmen konnte. Die Beschwerden wurden immer stärker, so daß F. kaum noch den Mund öffnen konnte. Therapie: Wundrevision und Umspritzen mit Tetanusantitoxin, intravenös Tetanusserum.

Sommer hat in seinem Referat auf dem Chirurgenkongreß 1940 bereits betont, daß die Ansicht *Jellineks*, bei elektrischen Verletzungen seien die für die allgemeine Therapie gültigen Regeln der Behandlung von Brandwunden nicht aufzustellen, auf keinen Fall aufrecht erhalten werden kann. So zeigt uns auch gerade die vorliegende Tetanuserkrankung, daß auch elektrische Wunden durch Bakterien, in unserem Falle durch Tetanusbacillen, verunreinigt werden können. Warum sollte es auch gerade bei elektrischen Verletzungen nicht zu sekundären Entzündungserscheinungen kommen? Womit sollte eine solche Ausnahmestellung begründet sein? (Vgl. S. 18 und 19.) Im Tierversuch haben wir (*Koeppen* [2]) starke von Strommarken ausgehende sekundäre infizierte Entzündungen klar und einwandfrei nachgewiesen.

Im Verlauf dieser Arbeit hoffe ich noch öfter zeigen zu können, daß nicht nur Laien, sondern selbst Ärzte geneigt sind, Erkrankungen, die besonders selten auftreten, mit einer elektrischen Schädigung zusammenzubringen. So wurde ich einmal von einer Berufsgenossenschaft beauftragt, im Einverständnis mit dem betreffenden Arzt an Ort und Stelle ein Krankheitsbild mit zu beurteilen, da ein derartiger Fall nach elektrischen Unfällen bisher noch nicht bekannt war:

Fall 3 IVa. Kind Otto W. Unfalltag 19. II. 1937, Alter 6 Jahre. Ein Lehrling fordert das Kind W. auf, die Drähte eines zur Leitungsprüfung bestimmten, durch Hand angetriebenen Dynamos anzufassen; dabei soll das Kind einen heftigen Schlag bekommen haben, keine Strommarken. Am Abend des nächsten Tages hätten sich Schmerzen in einzelnen Gliedern eingestellt und die Haut sei an einzelnen Stellen des Rumpfes, zunächst aber am Hals, gerötet. Am 22. II. 1937 Einlieferung in das Krankenhaus. Bei der Aufnahme finden sich große und kleine rundlich prallgespannte, mit gelblich klarer Flüssigkeit gefüllte Blasen am Rumpf, an den Armen und den Oberschenkeln, Temperatur 38,3°, Puls 128, klinische Diagnose: Pemphigus vulgaris. Abheilung nach mehreren Wochen. Ein Zusammenhang mit dem elektrischen Unfall wird abgelehnt.

Es bedarf keiner weiteren Erörterung, daß dieser kurz skizzierte Erkrankungsfall, noch dazu in seinem typischen und klassischen Verlauf, unabhängig vom elektrischen Unfall entstanden ist. Es erscheint beinahe müßig, über den Zusammenhang Erörterungen anzustellen, wenn nicht auch dieser Erkrankungsfall als direkte Folge eines elektrischen Unfalles angesehen worden wäre.

b) Herzerkrankungen.

1. Das physiologische Geschehen am Kreislaufsystem während und nach der elektrischen Einwirkung.

Diese Arbeit wäre wohl als unvollständig anzusehen, würde man den Herzerkrankungen nach elektrischen Unfällen nicht einen größeren Rahmen als ursprünglich geplant einräumen. Die elektrischen Herzerkrankungen sind jedoch nicht ohne die bisherigen physiologischen Ergebnisse, die experimentell gewonnen sind, zu verstehen, weshalb wir sie kurz skizzieren werden; sie vermitteln aber auch für andere Krankheitsbilder, z. B. für Lungen- und Magenerkrankungen, bei denen Blutungen aufgetreten sind, wertvolle Anhaltspunkte für die Beurteilungen; ja man muß zugeben, daß wir uns ohne die physiologischen Befunde kaum an diese vorliegenden Untersuchungen hätten heranwagen können.

Die neuesten und umfassendsten Ergebnisse verdanken wir *Ferris, King, Spence* und *Williams*, die in gemeinsamer Arbeit (Techniker, Arzt, Physiologe) versuchen, das bisher Bekannte, unterstützt durch umfangreiche eigene Versuche, auf einen einheitlichen Nenner zu bringen. Das Grundlegende dieser Arbeit ist die besonders klar ausgesprochene Erkenntnis, daß die physiologische Wirkung elektrischer Schläge mehr von der Stromstärke als von der Spannung abhängig ist, eine Erkenntnis, auf die *Alvensleben* [1] in Deutschland bereits vor Jahren an Hand eines großen Unfallmaterials hingewiesen hat, die jedoch nicht die genügende Beachtung gefunden, ja auf mancher Seite (*Jellinek* [1]) sogar zum Widerspruch angeregt hatte. Hieraus erklären sich nämlich die sich oft so widersprechenden Ergebnisse der zahlreichen physiologischen Beobachtungen in Tierversuchen; denn nur selten sind überhaupt Messungen der Stromstärke während eines Versuches unternommen worden. Ein seltener Vorteil der genannten Arbeit ist die einheitliche Wahl der Versuchstiere, und zwar sind durchweg Schafe untersucht worden, die nach Auffassung der Autoren den physiologischen Verhältnissen des Menschen am nächsten kommen; aus letztgenanntem Grunde habe ich vorwiegend Hunde zu meinen Untersuchungen verwandt. Die Autoren unterscheiden wie wir zwischen geringen, mittleren, höheren und höchsten Stromstärken, die ihre verschiedenartige physiologische Wirkung am lebenden Organismus ausüben: Sobald die Stromstärke über die Schwelle der Empfindung steigt, wird ein Punkt erreicht, bei dem man unfähig ist, die vom Strom gereizten Muskeln zu beherrschen, und darum außerstande ist, sich zu befreien. Diese Stromstärken, die die dem Willen unterworfenen Bewegungen der Skeletmuskeln verhindern, sind gefährlich, weil ihr Stromweg die Atmungsmuskulatur (oberflächliche und tiefe Brustmuskeln, Zwerchfell) mit umfaßt und die Atmung während des Schlages unterbrechen kann. Bei längerer Dauer würde ein Atmungstod eintreten; aber die hierfür erforderliche Zeit beträgt eher Minuten als Sekunden, so daß Gelegenheit zur Befreiung des Opfers geboten wäre. Allein vom Stillstand der Atmung sind keine ernsten oder dauernden Nachwirkungen zu befürchten, vorausgesetzt, daß die Atmung bis zu dem Zeitpunkt der noch möglichen Wiederbelebung in Gang kommt. Diese Wirkung der unwillkürlichen Unterbrechung der Atmung ergibt sich aus der erzwungenen Muskelkontraktion, die bei Unterbrechung des Kontaktes aufhört und nicht verwechselt werden darf mit einer Atmungsbehinderung, die von viel höheren Strömen, als sie zur Muskelkontraktion nötig sind, herrührt. Derartige Atmungsbehinderungen dauern oft eine Zeitlang fort, nachdem der Schlag aufgehört hat.

Stromstärken, die gerade etwas größer sind, als zum Verhindern der Atmung durch die Wirkung auf die Muskeln erforderlich ist, können tödlich wirken, obgleich die Dauer solcher Schläge nur einige Sekunden oder weniger beträgt — viel zu kurz, um eine schädigende Atmungsunterbrechung herbeizuführen, und offensichtlich zu kurz, um eine Gelegenheit zur Befreiung vor dem Ende des Schlages zu geben. Der Tod unter solchen Bedingungen wird durch Herzkammerflimmern hervorgerufen, d. h. durch eine Störung der normalen Herztätigkeit. Dieser Zustand stellt eine ungeordnete, ungleichzeitige Zusammenziehung der Herzkammermuskelfasern im Gegensatz zu ihrer normalen geordneten und rhythmischen Zusammenziehung dar. Er entsteht durch einen abnormen Reiz, nicht durch eine anatomisch erkennbare Herzschädigung.

Ich habe gerade diese umfassende und gründliche Gemeinschaftsarbeit der Techniker und der Ärzte, auf die ich noch öfter hinweisen werde, so ausführlich besprochen, weil sie unsere bisherigen Untersuchungen und physiologischen Erkenntnisse über die Wirkung des elektrischen Stromes auf den lebenden Organismus weitgehend bestätigt, weil sie uns aber auch den Wert der Zusammenarbeit des forschenden Arztes mit dem Physiker bzw. dem elektrotechnischen Ingenieur eindrucksvoll vor Augen führt. Gerade diese Zusammenarbeit ist nicht nur für den schon auf dem technischen Arbeitsgebiet vorgebildeten oder forschenden Arzt von großem Wert, sondern mindestens ebenso für den praktischen Arzt und den Kliniker, die sich nun neben ihrer oft gewiß stark überlasteten gewohnten Tätigkeit noch mit physikalischen Problemen beschäftigen sollen.

α) **Stromstärkenbereich I.** Den Unfallgruppen entsprechend können wir alle bisher bekannten eigenen experimentellen Beobachtungen und die anderer Autoren in Stromstärkenbereiche (*Koeppen*) einordnen, um die nur scheinbar sich widersprechenden Ergebnisse klar zu übersehen. Wir sprechen von einem Stromstärkenbereich I, wenn die gemessenen Stromstärken bis etwa 25 mA betragen. Die willkürlichen Bewegungen der Muskulatur sind durch den elektrischen Reiz behindert und verkrampft; dieser kann auch auf die Atmungsmuskulatur übergreifen (Abb. 13). Es können

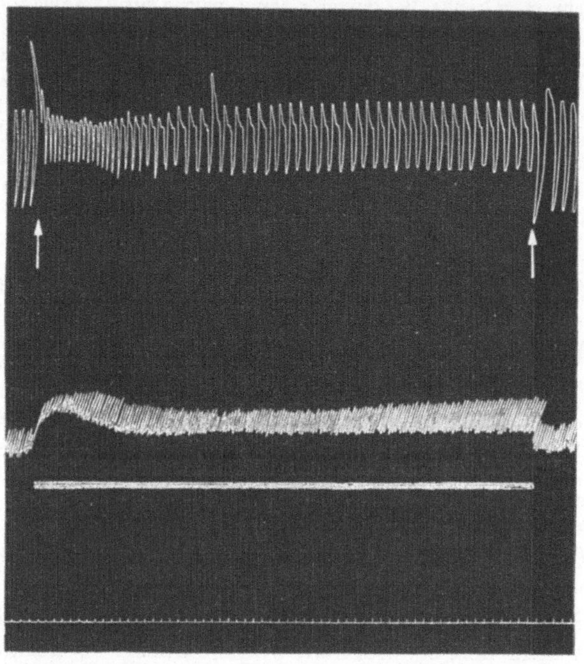

Abb. 13.   Stromstärkenbereich I, 220 Volt Spannung, 20 mA Stromstärke, 1 Minute Durchströmungsdauer ↑—↑. Atmung obere Kurve, Messung des Blutdruckes in der Carotis untere Kurve, vgl. Text.

ferner Blutdrucksteigerungen eintreten, die von den Stromstärken abhängig sind (*Gerstner* [1]) und in Parallele zu den von uns beobachteten Druckerhöhungen in der Bauchhöhle und im Liquorsystem stehen. Diese Untersuchungen, die auf meine Anregung von *Gerstner*[1] durchgeführt wurden, ermittelten uns interessante Einzelheiten, die gerade für die Klinik der Herzerkrankungen von Wichtigkeit sind. Bei kleinsten Stromstärken sind Wirkungen auf

---

[1] Der Deutschen Forschungsgemeinschaft verdankten wir nicht nur die Unterstützung dieser Arbeiten, sie hat auch die Weiterführung der jetzigen Arbeiten in dankenswerter Weise ermöglicht.

den Blutdruck überhaupt nicht festzustellen; die Schwelle liegt hier etwas tiefer als diejenige, die einen sichtbaren Muskelkrampf auslöst. Mit wachsender Stromstärke zeigt sich eine Steigerung des Blutdruckes, die bis zu einem Maximalwert (beim Hund etwa 200 mm Hg) ansteigen kann. Diese kritische Stromstärke liegt etwa zwischen 60 und 80 mA, also noch im Stromstärkenbereich II, während wir bei höheren Stromstärken den Tod durch Kammerflimmern sehen. Mit dieser Blutdrucksteigerung geht eine Steigerung des intraabdominalen Druckes (*Gerstner* [2]), im Tierversuch bis etwa 35 mm Quecksilber, eine erheblich geringere Steigerung des intrathorakalen Druckes und eine dem intraabdominalen Druck, etwa im Verhältnis 1 : 5, parallellaufende Liquordruck-

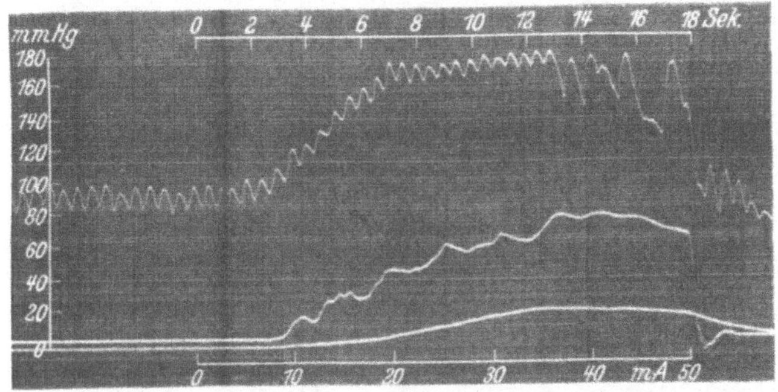

Abb. 14. Registrierung von Liquordruck (untere Kurve), Bauchinnendruck (mittlere Kurve), Carotisdruck (obere Kurve) mit Wechselstrom 50 Hz, Steigerung der Stromstärke innerhalb von 80 Sekunden von 0 auf 50 mA.

steigerung einher (Abb. 14). Durch die abdominale Drucksteigerung im Zusammenwirken mit der verkrampften Atemmuskulatur kommt es zu dem bekannten Atemstillstand, der wiederum den Sauerstoffgehalt des Blutes im Sinne einer Hypo- oder gar Anoxämie beeinflußt (vgl. S. 54).

Es ist interessant, daß diese Drucksteigerungen bei curaresierten Tieren fehlen, wodurch der Beweis erbracht ist, daß sie durch den Muskelkrampf bedingt sind; die theoretische Annahme *Schlomkas* [1], es handle sich bei den Blutdrucksteigerungen um eine unmittelbare Reizung der Vasoconstrictoren oder der Gefäßwandmuskelzellen selbst, kann experimentell nicht bestätigt werden, während die Auffassung *Wegelins* über die Wirkungen des Muskelkrampfes durch diese Untersuchungen erhärtet ist. In diesen Stromstärkenbereich gehören auch jene Versuche von *Schlomka* [1] mit niedrigen Stromstärken bei Wechselstrom, bei welchen er in Versuchen mit Lage der Elektroden am linken Vorder- und rechten

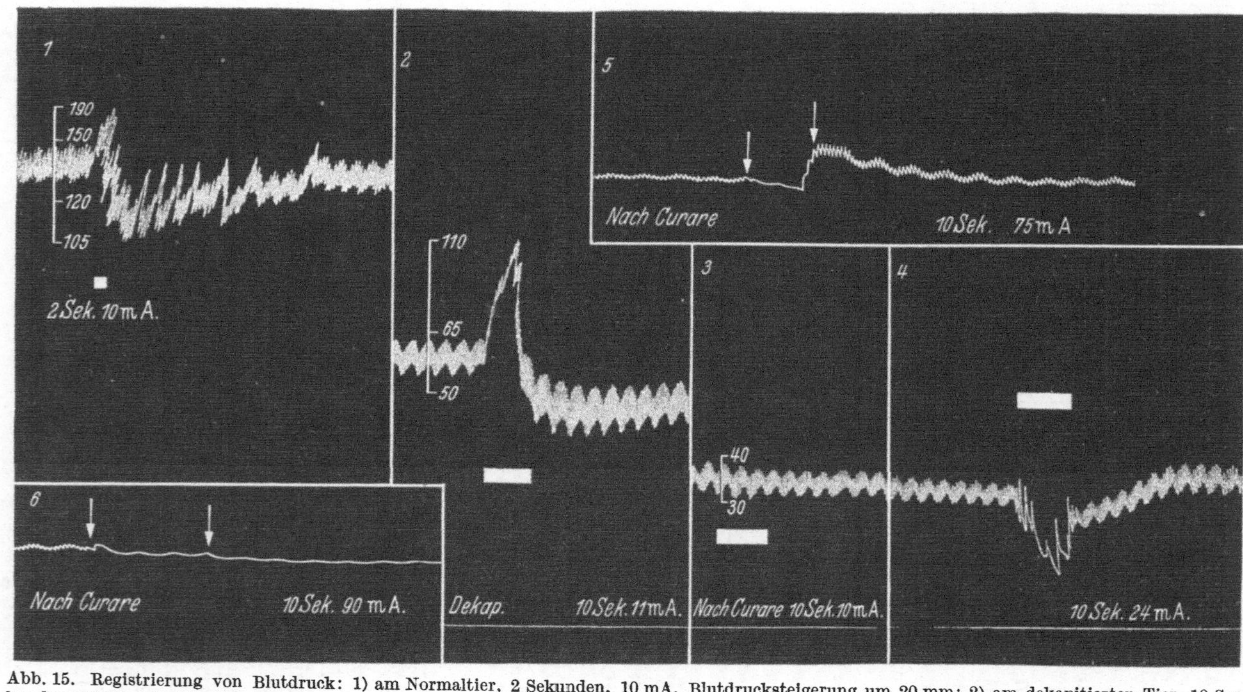

Abb. 15. Registrierung von Blutdruck: 1) am Normaltier, 2 Sekunden, 10 mA, Blutdrucksteigerung um 20 mm; 2) am dekapitierten Tier, 10 Sekunden, 10 mA, Blutdrucksteigerung um 40 mm; 3—6) am curaresierten Tier: 3) 10 Sekunden, 10 mA, keine Blutdrucksteigerung, 4) 10 Sekunden, 24 mA, Herzunregelmäßigkeit, 5) 10 Sekunden, 75 mA, Herzstillstand, 6) 10 Sekunden, 90 mA (vgl. auch Text), Kammerflimmern.

Hinterlauf in keinem Falle (Tabelle 27) Kammerflimmern beobachtet hat. Leider sind seine meisten Versuche mit Gleichstrom ausgeführt und komplizieren dadurch das Gesamtbild; dieser spielt heute eine so untergeordnete Rolle, daß diesen Versuchen kaum praktische Wichtigkeit zukommt. Einer an sich selbstverständlichen Beobachtung, nämlich der Beeinflussung der Atmung, mißt er unseres Erachtens zu große Bedeutung zu. Die Atmungsmuskulatur gerade in diesem Stromstärkenbereich kann längere Zeit hindurch im Krampfzustand gehalten werden, sogar so weitgehend, daß es zu Erstickung kommen kann; sie spielt aber bei Unfällen, wie es *Alvensleben* [3] immer wieder zeigen konnte, keine Rolle, da in derartigen Fällen Rettungsmaßnahmen eingeleitet werden können. Auch ist beim Vergleich von Kaninchenherzen und dem Menschenherzen größte Vorsicht am Platze, da bekanntlich das Kammerflimmern des Kaninchenherzens oft reversibel[1], das des Menschenherzens jedoch irreversibel ist. Dagegen sind die Versuche von *Ferris, King, Spence* und *Williams* von größtem Wert für die menschliche Physiologie der elektrischen Herzeinwirkungen; sie zeigen gleichfalls bei Stromstärken dieses Bereiches noch keine direkten Herzeinwirkungen. Zur Erläuterung sei eine Kurve eines Tierversuches abgebildet, die einmal am normalen Tier die Blutdrucksteigerung bei gleichzeitiger Verkrampfung, sodann am curaresierten Tier das Fehlen jeder Reaktion auf den Blutdruck (Abb. 15, 1—3), aber auch auf die Atemmuskulatur erkennen läßt.

β) **Stromstärkenbereich II.** Der Stromstärkenbereich II ist in der wissenschaftlichen Literatur kaum berücksichtigt worden, obwohl er gerade für die Bedeutung der Kreislauferkrankungen nach elektrischen Unfällen von ausschlaggebender Bedeutung ist. Die Stromstärken liegen hier zwischen 25 und 75 mA[2] und verursachen

a) einen Herzstillstand (Abb. 16a), der sowohl am intakten Tier durch Registrierung von Carotis- und Femoralisdruck als auch am Tier mit eröffnetem Thorax bei künstlicher Atmung durch Film festgehalten ist (Abb. 16b); er wird auch beobachtet nach Curaresierung (Abb. 15, 4 und 5), Atropinisierung, Nicotinisierung, Clavipurinvergiftung, Dekapitation, doppelseitiger Vagusdurchschneidung, also nach operativer bzw. pharmakologischer Aus-

---

[1] Eine von vielen Physiologen, neuerdings auch wieder von *Williams* nachgewiesene Beobachtung.

[2] Diese Zahlen sind in physiologischen Grenzen zu verstehen, sie sind sogar bei der gleichen Tierart oft höher, oft niedriger, sie sollen nur in gewissen Grenzen einen Anhaltspunkt geben.

schaltung des sympathischen bzw. parasympathischen Nervensystems, so daß die von uns vermutete direkte Schädigung des Reizleitungssystems wohl zu Recht besteht;

b) **Rhythmusstörungen**, die von *Schlomka* [1] ebenfalls beobachtet und in seinen Versuchsreihen mit Wechselstrom (Tabellen 26 und 27) aufgeführt sind; *Schlomka* und *Schrader* schließen mit Recht aus ihren Versuchen, daß diese Beobachtungen nicht mit dem Herzkammerflimmern (Strom-

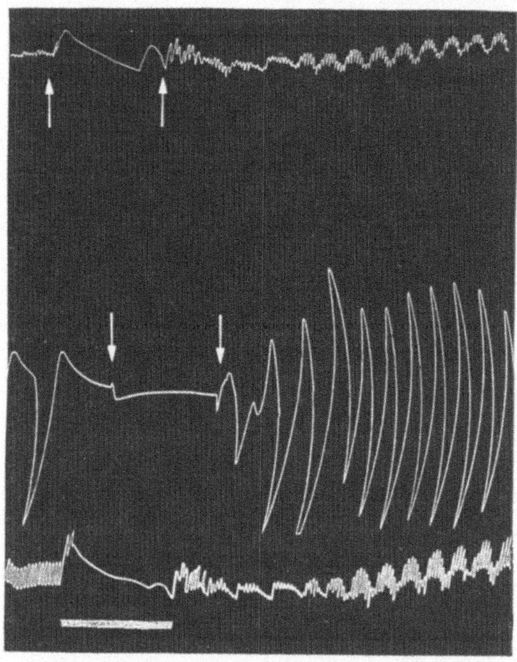

Abb. 16. a) Stromstärkenbereich II: Herzstillstand, beobachtet an der Carotis (untere Kurve) und der Femoralis (obere Kurve), Durchströmungsdauer 10 Sekunden, Atmung ↑—↑ (mittlere Kurve), hochgradiger Krampfzustand. b) Herzstillstand in der Diastole am eröffneten Thorax, im Film festgehalten.

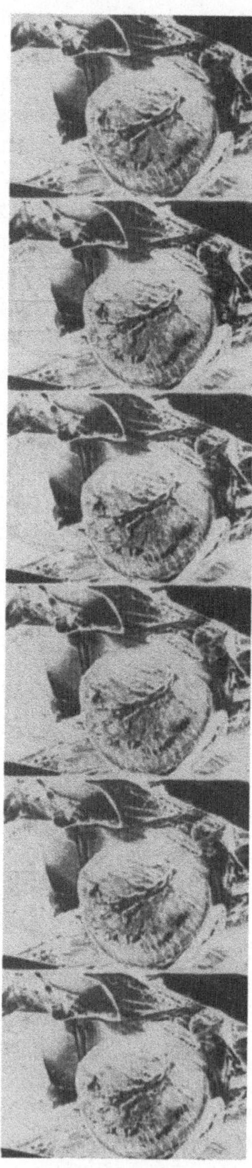

Abb. 16b.

stärkenbereich III) gleichzusetzen sind. Als Ursache nehmen sie Störungen an, wie sie klinisch und experimentell als Folge von akuten Störungen der Coronardurchblutung bekannt sind. Wir haben diese Auffassung nicht nur experimentell bestätigt gefunden, sondern

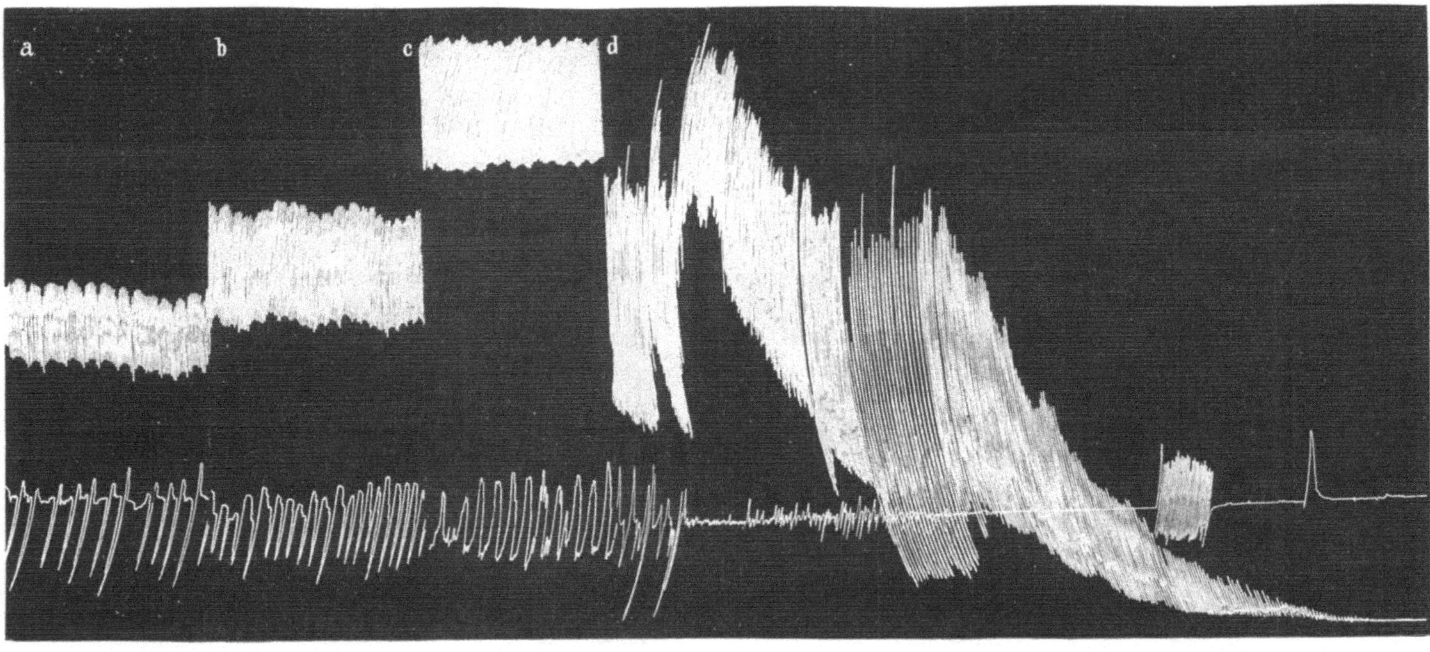

Abb. 17. Elektronarkose: Registrierung von Atmung (obere Kurve), Blutdruck (untere Kurve), Blutdrucksteigerung, abhängig von der Stromstärke, a) 35 mA, b) 45 mA, c) 55 mA, d) Erstickung durch Verkrampfung der Atemmuskulatur bei 80 mA nach Dauer der Elektronarkose von 2 Stunden.

auch in unserem großen klinischen Material derartige elektrokardiographische Bilder gesehen. Es ist nur noch nicht der Nachweis erbracht worden, daß, wie *Schlomka* und *Schrader* meinen, die Kranzgefäße selbst durch den elektrischen Strom beeinflußt werden; es ist vielmehr wahrscheinlich, daß einmal die Blutdrucksteigerung, zum anderen die gleichzeitig entstandene Schädigung des Reizleitungssystems die Störung im Coronarkreislauf verursacht (vgl. S. 56). Diese Frage endgültig mit experimentellen Untersuchungen zu stützen, wird möglich sein, wenn wir das Elektrokardiogramm auch während der elektrischen Durchströmung aufnehmen können, ein Problem, das vielleicht einmal gelöst werden wird.

Um noch kurz die Beeinflussung der Atmung zu berühren, so sehen wir wie bei diesen höheren Stromstärken einen stärkeren und intensiveren Krampf der Atemmuskulatur bis zum Atemstillstand während der ganzen Elektrisierung, eine Beobachtung, die in Hinsicht auf die O_2-Versorgung des Coronarsystems ebenfalls von Bedeutung ist und die die schon vorhandenen schädigenden Einflüsse weiterhin verstärkt. Der Atemstillstand kann experimentell bis zur Erstickung verlängert werden und ist von der Höhe der Stromstärke abhängig, ähnlich wie es bei der Elektronarkose[1] gezeigt werden kann. Wir sehen also, daß diesem Stromstärkenbereich II gerade für die Beurteilung der Kreislaufkranken nach elektrischen Unfällen eine sehr große Bedeutung zukommt und daß wir durch ihn die Berechtigung erhalten, Kreislaufschäden nach elektrischen Unfällen anzuerkennen.

γ) Stromstärkenbereich III. Der Stromstärkenbereich, der in bezug auf den letalen Ausgang zahlreicher elektrischer Unfälle von entscheidender Bedeutung ist, ist der dritte; wir haben hier bereits das von *Prévost* und *Batelli* beschriebene Herzkammerflimmern, das den Sekundenherztod (*Hering* [1]) nach sich zieht. Er umfaßt die Stromstärken von etwa 80 mA beginnend und weist nach oben Stromstärken von etwa 3—5 Ampere auf (Einwirkungsdauer von $^1/_2$ Sekunde an), während noch höhere Stromstärken (IV) nicht tödlich wirken, worauf *Georges Weiß* [4] als erster im physiologischen Experiment und *Alvensleben* [1] an Hand elektrischer Unfälle des täglichen Lebens hingewiesen haben. Die wissenschaftlichen Erörterungen haben gerade über

---

[1] Die Elektronarkose kann mit mittleren Stromstärken (Kopfdurchströmung!, keine Beeinflussung der Herztätigkeit) mehrere Stunden durchgeführt werden, bei höheren Stromstärken kommt es aber in kürzester Zeit infolge des nun auftretenden Atemstillstandes zum Tode durch Asphyxie (Abb. 17a—d).

das Herzkammerflimmern nach elektrischen Reizen zu sehr heftigen Auseinandersetzungen geführt, die in den Angriffen *Jellineks*[4] gegen die physiologischen Ergebnisse *Boruttaus*[1 und 4] gipfelten. Letzterer hat, auf statistischen und experimentellen Untersuchungen fußend, den Eintritt von Flimmern der Herzkammern an Stelle der rhythmischen, koordinierten Tätigkeit schon bei Stromstärken von 100 mA an aufwärts nachgewiesen und damit die Versuche von *Prévost* und *Batelli* bestätigt. Zu gleicher Zeit haben auch *Gildemeister* [3], *Hering* [2] und *Mann* die Gefährlichkeit des Sinusstromes innerhalb der genannten Stromstärken erörtert, um Kreislaufschäden bei Patienten, die mit Wechselstrom behandelt werden, zu verhüten. Der Arbeit von *Schlomka* und *Schrader*, die meines Erachtens zu wenig auf diese vorgenannten Arbeiten eingegangen ist, entnehmen wir einige Ergebnisse, die uns in diesem Zusammenhang interessieren; sie sehen bei Wechselstromversuchen mit Stromstärken von 60—100 mA in 100 % der Fälle Kammerflimmern (Stromweg linker Vorderlauf—rechter Hinterlauf); eine Auffassung, die mit dem Stromstärkenbereich III wohl vereinbar ist. Wir (*Koeppen*[3 und 7]) haben etwa gleichzeitig, da uns das Problem zu verwirrend erschien, umfangreiche Versuche angestellt, die uns zu unserer Gruppierung in Stromstärkenbereiche geführt haben. Es ist aber von Wichtigkeit, daß auch in diesem Stromstärkenbereich der Zeitfaktor über den letalen Ausgang entscheidend ist; denn bei ganz kurzfristigen Elektrisierungen tritt nur ein Herzstillstand mit nachfolgenden rhythmischen Störungen, nicht das Kammerflimmern, auf. Dadurch sind, wie ich glaube, die verschiedenartigen Deutungen der Gefährlichkeitsgrenzen unter einen einheitlichen und für die Erklärung der Herzschädigungen leicht zu verstehenden Nenner gebracht.

Nun haben aber die Forscher *Ferris*, *Spence*, *King* und *Williams* wieder einen sehr wertvollen und neuen Beitrag für das weitere Verständnis der scheinbar verschiedenartigen Wirkungsmechanik dieses Stromstärkenbereiches bringen können. In Anlehnung an die bekannte Beobachtung, daß das Herz für mäßige elektrische Reize in der Phase der Zusammenziehung (Systole) nicht empfänglich ist, haben sie mit einer interessanten Apparatur Versuche unternommen, in denen sie in den einzelnen Phasen der Herztätigkeit elektrische Schläge auf das Herz einwirken lassen. Sie können an großen Versuchsreihen zeigen, daß nur die „partial refrachery-Phase" (relative Refraktärphase nach *Weber*) die Stelle ist, wo kurze Schläge Herzkammerflimmern verursachen, daß aber

Reizungen der „late Diastole", „overest Systole", „Middlesystole", „early Diastole" (und zwar 104 Reizungen) keine Beeinflussung des Elektrokardiogrammes hervorrufen (Abb. 18). Die für die elektrische Unfallehre ebenfalls sehr wichtigen Ergebnisse und deren Schäden sind in dem Folgerungssatz zusammengefaßt: „Ein Strom gerade unter der Stromschwelle, die Herzkammerflimmern verursacht, ist das Maximum, dem man gefahrlos unterworfen werden kann; auf Grund zahlreicher Versuche an mehreren Tierarten, die in der Größe mit Menschen verglichen werden können, ist

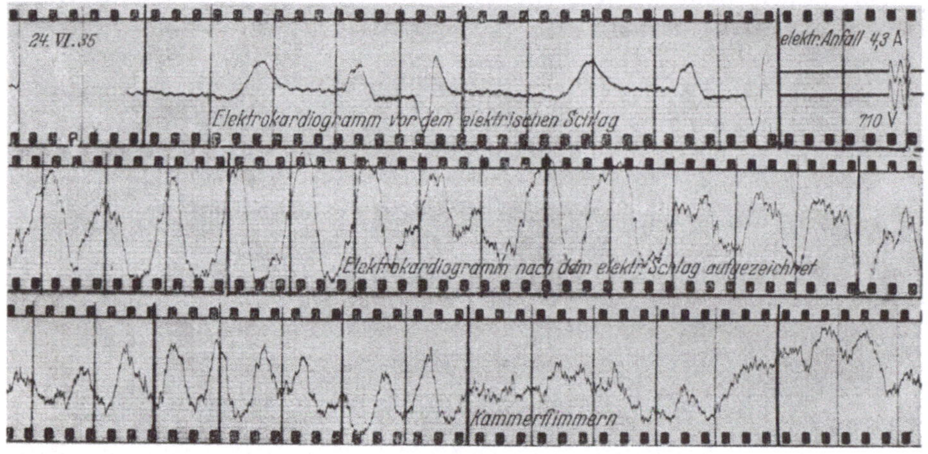

Abb. 18. Typisches Protokoll eines elektrischen Schlages (Schaf), Dauer 0,03 Sekunden.
(Nach *Ferris*, *King*, *Spence*, *Williams* aus Electrical Engineering.)

dies Maximum etwa 0,1 Ampere für eine Dauer von 1 Sekunde oder mehr und einen Stromweg zwischen einem Arm und einem Bein."

Damit bestätigen sie unsere eigenen Versuche, daß die zum Flimmern führende Stromschwelle beeinflußt ist a) durch Art und Größe der Tiere (unter den verschiedenen Arten wächst die Stromschwelle ungefähr mit dem Körper wie mit dem Herzgewicht); b) durch den Stromweg (Stromweg vom Arm zum Bein, durch die Brust, Brust zum Arm und Kopf zum Bein ergeben etwa dieselbe Stromschwelle, während der Stromweg zwischen den Armen eine etwas höhere Stromschwelle ergibt; für den Stromweg von Bein zu Bein ist der Stromanteil, der das Herz trifft, so klein, daß er Herzkammerflimmern nicht zur Folge hat; selbst bei Stromstärken von 15 und mehr Ampere würde dies nicht der Fall sein, obgleich derartige Ströme das Opfer wahrscheinlich verbrennen würden, es sei denn, daß die Kontakte gut und die Schläge von kurzer Dauer sind); c) durch die Frequenz (für Schläge von 1 Sekunde und mehr Dauer ist die Stromschwelle bei 25 Hz ungefähr 25 % höher als bei 60 Hz, für Schläge von der Dauer eines Bruchteiles einer Sekunde trifft das wahrscheinlich nicht zu. Die Stromschwellen nähern sich dann einander). Ferner ist, wie die Autoren nachweisen, der Zeitfaktor von ganz besonders ausschlaggebender Bedeutung, da es, worauf wir ebenfalls immer wieder hingewiesen haben, praktisch unmöglich ist, mit Schlägen von 0,1 Sekunden, auch etwas darüber, bis nahezu $^1/_2$ Sekunde, Herzkammerflimmern zu erzeugen, während von etwa 1 Sekunde an sofort Herzkammerflimmern auftritt.

d) Stromstärkenbereich IV. *Alvensleben* hat, wie bereits erwähnt, die Beobachtung machen können, daß Unfälle mit hohen Stromstärken, natürlich abgesehen von den oft tödlich wirkenden Verbrennungen, nicht akut tödlich verlaufen, weshalb er annehmen zu können glaubt, daß in derartigen Fällen Kammerflimmern nicht entsteht. Die Erkenntnis ist erstmalig von *Georges Weiß* [4] an Hand experimenteller Beobachtungen nachgewiesen worden: Bei einem Versuchstier (Hund), das Stromstärken von 7 Ampere, 4600 Volt, Frequenz 42 Perioden ausgesetzt war, ist Kammerflimmern nicht aufgetreten, während das gleiche Versuchstier unter 0,45 Ampere, 110 Volt, 42 Perioden Frequenz sofort tot war, d. h. Kammerflimmern vorlag. In diesem Stromstärkenbereich ist, wie wir es schon im Stromstärkenbereich II sahen, ein Herzstillstand (*Koeppen* [3]) zu beobachten, dem sich sehr lange anhaltende Rhythmusstörungen des Herzens anschließen (Abb. 19). Deshalb sehen wir in unserem klinischen Material ebenfalls bei Starkstromunfällen (Unfallgruppe IV) Herzerkrankungen, die wir als ursächliche Folge des elektrischen Geschehens anerkennen müssen. Ferner ist der Zeitfaktor für die Schwere der Herzschädigung auch in bezug auf den tödlichen Ausgang von großer Wichtigkeit, da der bisherige Herzstillstand bei längerer Elektrisierung (Einwirkungsdauer länger als 30 Sekunden) in Flimmern übergehen kann; praktisch allerdings ist das von untergeordneter Bedeutung, da in dieser Unfallgruppe stets und besonders bei längeren Durchströmungen schwerste Verbrennungen entstehen. Die kurz skizzierten Beobachtungen werden ebenfalls von *Ferris, King, Spence, Williams* bestätigt. Sie haben einer Gruppe von 11 Schafen 5mal Stromstöße von 23 und 26 Ampere und 0,03 Sekunden Dauer zufließen lassen und Herzkammerflimmern auch in der relativen Refraktärphase nicht beobachtet; beim Herabsetzen von 4—5 Ampere ist bei 5 der gleichen Schafe sofort Herzkammerflimmern eingetreten, dagegen hat ein Schaf 5 Schläge, ein weiteres 2 Schläge überlebt, während 3 Schafe beim 3. Schlag Herzkammerflimmern zeigten. Selbstverständlich können die für das einzelne Individuum gefährlichen Stromstärken nicht mit mathematischer Genauigkeit und mit exakten Zahlen festgelegt werden, die Übergänge sind fließend und gerade bei hohen Stromstärken nur in ungefähren Grenzen anzugeben. Deshalb müssen gerade die elektrischen Schäden von einer hohen Warte aus und unter Zugrundelegung dieser interessanten Beobachtungen wissen-

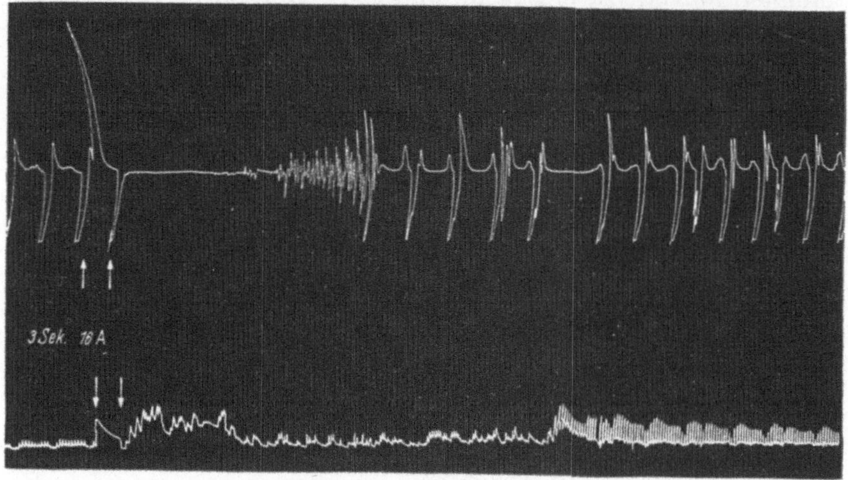

Abb. 19. Stromstärkenbereich IV: Herzstillstand nach Einwirkung von 16 Ampere mit nachfolgender Arrhythmie, Atmungskrampf, der die Elektrisierung überdauert während 3 Sekunden (—)
(obere Kurve Atmung, untere Kurve Blutdruck).

schaftlich ausgewertet werden, ohne daß kleinliche Streitigkeiten um etwas niedrigere oder höhere Stromstärken, um mehr oder geringere Zeitfaktoren in den einzelnen Stromstärkenbereichen auszutragen sind. Die von uns angegebenen Zahlen sollen nur einen ungefähren Anhaltspunkt für die Wirkungsart der Stromstärken auf das Kreislaufsystem, insbesondere auf das Herz, geben; sind diese Zahlen doch nur durch den Vergleich des technischen Unfalles mit den Tierversuchen möglich, die uns allein gestatten, die während eines Unfalls zu messenden Stromstärken zu bestimmen.

ε) **Der elektrische Herztod.** Wenn wir schon die im Rahmen einer solchen Arbeit nur skizzenmäßig zu berührenden Ergebnisse der physiologischen Forschung über die Einwirkung der elektrischen Energie auf den lebenden Organismus besprochen haben, so ist es wohl auch notwendig, ganz kurz den Mechanismus des elektrischen

Todes zu erörtern, bei dem, was aus dem Bisherigen hervorgeht, das Versagen des Herzens durch Kammerflimmern im Vordergrund steht. Diese Frage hat bisher jeden, der sich mit elektrischen Unfallkrankheiten beschäftigt hat, so in ihren Bann gezogen, daß er sich eingehend mit ihr beschäftigt hat, sei er Anatom, Physiologe, Kliniker oder Nervenarzt (*Panse*). Sie ist naturgemäß nicht nur eine interessante, einer wissenschaftlichen Diskussion werte physiologische Fragestellung, sondern spielt eine ungeheure volkspolitische und volkswirtschaftliche Rolle, da die Zahl der tödlichen Unfälle durch Elektrizität relativ groß, eine wirksame Wiederbelebung aber trotz aller möglichen Sofortmaßnahmen, trotz aller umfangreichen Untersuchungen, Experimente und wissenschaftlichen Diskussionen noch nicht möglich ist. *Alvensleben* [5], der zweifellos beste Kenner der elektrischen Unfälle, dem das gesamte Material der Deutschen Berufsgenossenschaften in Hinsicht auf elektrische Unfälle zur Verfügung steht, hat nicht einen den wissenschaftlichen Nachprüfungen standhaltenden akut tödlich verlaufenden Unfall innerhalb von 35 Jahren beobachtet, bei dem irgendwelche Hilfsmaßnahmen, von der künstlichen Atmung angefangen über den elektrischen Schlag bis zur Injektionstherapie, durch Kreislaufmittel aller Art irgendwie Erfolg gehabt haben. Wenn ich selbst in nahezu 200 Tierversuchen unter für die Wiederbelebung günstigsten äußeren Bedingungen ebenfalls keinen einzigen gelungenen Wiederbelebungsversuch beobachten konnte, so bestätigt auch diese Tatsache die Annahme eines Todes durch Herzkammerflimmern. Steht nicht jedem Kliniker, wenn er die Schilderung des Elektrotodes liest, der akute Flimmertod im Angina pectoris-Anfall vor Augen, dem wir ebenfalls, selbst wenn in der Klinik sofort beim Einsetzen des Flimmerns alle Hilfsmaßnahmen zur Verfügung stehen, machtlos gegenüberstehen? Lockt deshalb nicht den wissenschaftlichen Arbeiter im Rahmen der großen Klinik gerade das Ziel, das geheimnisvolle „Warum und Wie" des Herzkammerflimmerns zu ergründen? Ob es uns gelingen wird, dieses Geheimnis zu lösen? Ein Geheimnis, das die Grenzen zwischen „Leben und Tod" in sich birgt. Die scheinbar so gegensätzlichen Auffassungen gerade über diese Frage des elektrischen Geschehens im Organismus seien deshalb kurz skizziert.

Meine eigenen Untersuchungen über die Schädigung des lebenden Organismus durch elektrische Energie sind durch einen Obduktionsfall angeregt worden, bei dem die Frage zur Erörterung stand, ob wiederholte elektrische Schläge zu einem Krankheitsbild führen können, das anatomisch als Sinusthrombose und doppelseitige Wadenthrombose, also eine Thrombosenbereitschaft, zu erkennen war, ohne daß jedoch irgendwelche entzündlichen Quellen als Ursache festzustellen waren. Wir haben nun bei chronisch Geschädigten anatomische, morphologische und chemische Blutanalysen durchgeführt und schließlich die Versuchstiere elektrisch getötet. Das anatomische Bild, das uns vorlag, habe ich oben beschrieben; aus diesen vorwiegend morphologischen Untersuchungsergebnissen versuchten wir den physiologischen Ablauf zu deuten und haben aus der auffallenden und eigenartigen Blutverteilung in Verbindung mit dem Herzbefund erstmalig auf ein Zusammenwirken von Herz- und Gefäßsystem beim Zustandekommen des elektrischen Todes geschlossen und so das Problem der Herzgefäßlähmung zur Diskussion gestellt. Dabei haben wir keineswegs, wie *Schlomka* [1] es herausgelesen zu haben glaubt, physiologischen Untersuchungsergebnissen vorzugreifen beabsichtigt, sondern gerade auf ihre Notwendigkeit hingewiesen. Unsere physiologischen Versuche sind somit erst durch das morphologische Bild angeregt worden. Sie zeigen, daß durch den elektrischen Reiz im Stromstärkenbereich III Kammerflimmern entsteht, daß aber gleichzeitig ein maximaler Muskelkrampf auftritt, durch den die Blutüberfüllung des venösen Systems im Zusammenwirken mit Drucksteigerungen in der Brust- und Bauchhöhle sowie in den Hirnkammern ausgelöst ist, die beim curaresierten Tier, also nach Ausschalten des Muskelkrampfes, fehlt. Oben habe ich das Zusammenspiel von Brust-, Bauchhöhlen- und Hirnkammerdruck eingehend erörtert. Aus diesem komplexen Vorgang erklären sich in logischer Folge alle beschriebenen anatomischen Ergebnisse. Das Primäre beim elektrischen Tod muß das Kammerflimmern sein, da es auch ohne Muskelkrampf entsteht. Daß auch einmal ein Erstickungstod vorkommen kann, daß einmal eine Wärmeschädigung des Zentralnervensystems einen akuten elektrischen Tod nach sich ziehen kann, daß sogar eine Gehirndurchströmung ohne Wärmeschädigung durch den zentral ausgelösten Atmungskrampf den Tod nach sich ziehen kann, ist sichergestellt und wird von niemanden bestritten; nur sind die zuletzt erwähnten Todesursachen im Vergleich zum Kammerflimmern äußerst selten und spielen praktisch, wie es *Alvensleben* [5] tatsächlich gezeigt hat, eine sehr untergeordnete Rolle. Hieraus erklären sich aber auch die angeblichen Wiederbelebungserfolge; denn bei rechtzeitiger Unterbrechung kann eine Erstickung (beispielsweise experimentell durch Abklemmen der Trachea), bei der das Herz nicht aufgehört hat zu schlagen, noch nach mehreren Minuten durch künstliche Atmung behoben werden (*Koeppen* [4]).

Der praktische Schluß, den wir hieraus ziehen müssen, ist der, daß künstliche Wiederbelebung beim tödlichen elektrischen Unfall immer noch anzuwenden ist, und zwar allein aus dem Motiv heraus, den Angehörigen daß Bewußtsein zu geben, es sei dem Verunglückten ärztlicherseits jede nur mögliche Hilfe zuteil geworden. Die Dauer der Wiederbelebungsversuche hat der hinzugezogene Arzt zu entscheiden. Der Unfallverhütung durch Belehrung der Ärzte und Laien ist jedoch das größte Augenmerk zu schenken, solange es nicht gelungen ist, das Kammerflimmern zu beheben. Denn der weitaus größte Teil aller akut tödlich verlaufenden elektrischen Unfälle ist bedingt durch irreversibles Herzkammerflimmern! Gerade die so umfassenden fast 10 Jahre dauernden Untersuchungen von *Ferris, King, Spence, Williams* haben die bekannten Arbeiten über das Herzkammerflimmern aufs neue eindrucksvoll bestätigt und vor allem den Beweis gestützt, den ich hier noch einmal erwähne, daß der elektrische Strom des Stromstärkenbereiches III eine direkte Störung des Reizleitungssystems, und zwar in der relativen Refraktärphase im Sinne des Kammerflimmerns, setzt. Ich hoffe mit dieser Erkenntnis dazu beizutragen, daß nutzlose Polemiken unterbleiben und die durch *Jellinek* [4] herbeigeführte unerwünschte Unruhe in dem so notwendigen Rettungswesen vermieden wird. Wie wir nachweisen konnten, sind alle bisher bekannten physiologischen Untersuchungen richtig beobachtet und oft nur durch ungeeignete oder wegen zu kleinen Versuchsmaterials ungenügende technische Erkenntnisse unrichtig gedeutet oder verallgemeinert worden.

2. Die bisher bekannten Herzerkrankungen nach elektrischen Unfällen.

Nach diesem Überblick über die morphologischen Untersuchungsergebnisse und die physiologischen Beobachtungen während und nach einer elektrischen Einwirkung ist es nicht verwunderlich, daß Herzerkrankungen nach elektrischen Unfällen entstehen können; es ist aber doch seltsam, daß das klinische Bild dieser Erkrankungen nur geringe Beachtung gefunden hat. Das liegt sicher daran, daß einmal das ganze Interesse der Forscher dem elektrischen Tod gegolten hat und daß zum anderen kaum ein Kliniker, sondern vorwiegend Anatomen und Physiologen sich mit diesen Gedankengängen befaßt haben. Die wenigen Arbeiten über elektrisch bedingte Herzschäden fußen auch nur auf einzelnen Fällen. Als Verdienst von *Alvensleben* ist es anzusehen, diesen Mangel ausgeglichen und uns ermöglicht zu haben, ein Krankenmaterial von jetzt schon 103 Fällen beobachten, behandeln, begutachten und nachuntersuchen zu können, wodurch es mir ermöglicht ist, diese Erkrankungsfälle in einer Übersicht zu besprechen.

Als erster [hat *Jacksch-Wartenhorst* und *Rihl* einen Herzerkrankungsfall mit Vorhofflimmern bei einem jungen Menschen von 31 Jahren beschrieben, der bereits 12 Stunden nach dem elektrischen Unfall in seine Klinik eingeliefert und untersucht werden konnte. Da das Vorhofflimmern in wenigen Stunden abgelaufen war, schließen die Verfasser, daß möglicherweise dasselbe gar nicht so selten auftritt, aber oft übersehen wird, weil bei den meist ausgebreiteten Verbrennungen, die hier das Trauma begleiten, diesen Symptomen das Hauptaugenmerk zugewendet und auf das Verhalten des Zirkulationsapparates weniger geachtet wird. Der eben erwähnte Unfall war dadurch zustande gekommen, daß ein Kutscher mit seinem beladenen Gespann an eine elektrische Leitung (220 Volt) gestoßen war. Die Leitungsdrähte zerrissen, fielen auf die Pferde und erschlugen sie; bei dem Bemühen, diese Drähte von seinen Pferden abzuwehren, kam der Kutscher selbst mit den Drähten in Berührung. Er stürzte sofort zu Boden, war 20 Minuten bewußtlos, erwachte, kam sodann in die Klinik, war bei Bewußtsein, sah blaß aus und zeigte heftiges Zittern, Wogen und Wühlen des Herzens. Eine sofort vorgenommene Untersuchung des Herzens mittels Orthodiagraphie ergab eine

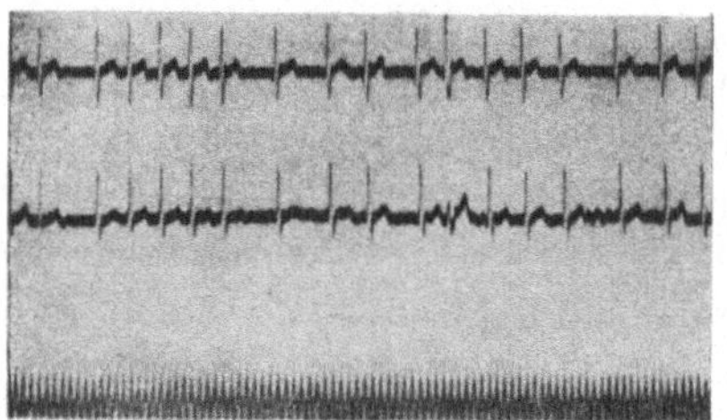

geringe, aber deutliche Dilatation des Vorhofes. Die Pulsfrequenz betrug bei der Aufnahme 84, Blutdruck 110; die Zunge wurde gerade vorgestreckt, zeigte eine Bißwunde; an den Fingern beider mit einer sehr starken Cutis versehenen Hände tiefgreifende Brandblasen. Im Elektrokardiogramm wurde Vorhofflimmern (Abb. 20) festgestellt. 14 Tage später Elektrokardiogramm o. B., nunmehr als geheilt entlassen.

Abb. 20. Vorhofflimmern. (Nach *Jacksch-Wartenhorst* und *Rihl*.)[1]

Sehr interessant ist in diesem Zusammenhang auch der von *Schöne* beschriebene Fall. Es handelt sich um einen 48 jährigen Betriebsmeister, der, immer kerngesund, im Jahre 1929 einen Starkstromunfall erlitt. Stromdurchgang: linke—rechte Hand. Spannung 620 Volt, Stromstärke 40 Ampere. Der Verletzte wurde nach vorn geworfen, richtete sich trotz starker Schwäche und Unsicherheit wieder auf und ging in sein Amt. Nach 1 Stunde hatte er sich wieder erholt. In den nächsten 4 Wochen hatte er nur ein gewisses Angstgefühl, „daß etwas zurückgeblieben sein könnte“. Im Juli 1929 (5 Monate später), nach einer Bergwanderung, wie er sie alljährlich machte, schwerer Zusammenbruch. Seitdem alle 2—3 Wochen anfallsweise Magenbeschwerden mit heftigem Würgegefühl, Herzklopfen, Gedächtnisschwäche. Im Herbst 1932 wurde der Zustand als paroxysmales Vorhofflimmern erkannt. Bei dem mittelgroßen Kranken von pyknisch-muskulärem Typ findet sich kein Anhalt für das Bestehen einer sonstigen organischen Schädigung. Deshalb ist *Schöne* trotz des 5 monatigen Zwischenraumes zwischen Unfall und Auftreten der ersten stärkeren Herzbeschwerden der Ansicht, daß dieses paroxysmale Vorhofflimmern auf den elektrischen Unfall zurückzuführen ist. Vermutlich hatte der elektrische Unfall eine Flimmerbereitschaft erzeugt und die Bergwanderung den ersten Anfall ausgelöst (nach Ansicht *Schönes*). Später zeigten die Anfälle nach Art des sog. *Roemheld*schen gastrokardialen Symptomenkomplexes auch eine Abhängigkeit von der Nahrungsaufnahme. In diesem Falle sei das Auftreten einer Myokardschädigung in den Vorhöfen wahrscheinlich; vielleicht sei durch den Stromdurchgang ein erhöhter Reizzustand des Vagus ausgelöst worden, der sich bei Anlässen verschiedener Art in Anfällen von Vorhofflimmern äußert.

Eine wertvolle Arbeit, auf die wir näher eingehen müssen, liegt aus der Düsseldorfer Klinik (*Edens*) von *Hüllstrung* vor, die uns über das Bild der elektrisch bedingten Angina pectoris erstmals Hinweise gibt. Alle drei von *Hüllstrung* beschriebenen Unfälle haben das technische Geschehen insofern gemeinsam, als Spannungen unter 500 Volt des gebräuchlichen 50 Perioden-Wechselstromes vorgelegen haben, weshalb wir sie in die Unfallgruppe I oder II einordnen können. Während die Beschwerden im Fall 2 und Fall 3 unmittelbar nach dem Unfall aufgetreten sind, hat sich im Fall 1 ein Angina pectoris-Anfall erst 2 Monate nach dem Unfall eingestellt, und zwar nicht bei einem jungen Menschen, sondern bei einem Mann von 51 Jahren, bei dem zweifellos auch ohne den Unfall eine Angina pectoris vorliegen kann. Derartige Fälle habe ich auch beobachtet, sie aber getrennt in einer III. Gruppe Herzkranker nach elektrischen Unfällen besprochen, so daß ich auch auf diesen Fall näher unter IX. eingehen werde. Den einen der beiden anderen Fälle von *Hüllstrung* (Fall 2) kann man zu der funktionellen Angina pectoris nach elektrischen Unfällen rechnen, weil weder klinisch noch röntgenologisch noch elektrokardiographisch irgendwelche von der Norm abweichende Befunde festgestellt worden sind. Daß die so typisch geschilderten Herzbeschwerden unfallbedingt sind, unterliegt keinem Zweifel. Der andere betrifft einen Patienten im Alter von erst 33 Jahren, der kurz nach dem Unfall bereits der Klinik überwiesen war. Seine Beschwerden bestehen vorwiegend in stechenden Schmerzen, Angst- und Beklemmungsgefühl, ohne in den Arm ausstrahlende Schmerzen, nach körperlichen Anstrengungen an Intensität zunehmend. An den inneren Organen, vorwiegend am Herzen, ist klinisch ein krankhafter Befund nicht nachzuweisen; lediglich das Elektrokardiogramm deckt eine Störung auf, die sich in einer Verlängerung der Überleitungszeit von 0,25 bis 0,26 Sekunden äußert. Diesen Erkrankungsfall können wir zu den organisch bedingten Herzerkrankungen nach elektrischen Unfällen rechnen, wobei allerdings in diesem Fall eine gewisse Vorsicht in der Beurteilung am Platze ist, weil in der Vorgeschichte Halsentzündungen und Gelenkrheumatismus vorgelegen haben, Erkrankungen, die bekanntlich ebenfalls zu Herzerkrankungen führen können. Der Vorgeschichte messe ich bei der kritischen Beurteilung dieser Erkrankungsfälle stets ganz besondere Bedeutung bei. Aus zeitlichen Gründen jedoch (die Beschwerden sind erstmalig direkt nach dem Unfall aufgetreten, und der Befund konnte bereits wenige Tage danach festgestellt werden) würde ich mich dem Urteil von *Hüllstrung* anschließen.

Erwähnenswert sind in diesem Zusammenhang ferner noch 2 weitere Fälle von *Blumberger*, 1 Fall von *Kartagener* und je 1 Fall von *Hickl*, von *Sigler* und *Schneider* und von *Vogt*, die das klinische Bild der organischen Angina pectoris electrica zeigen und bei denen verschiedenartige Schäden im Sinne einer Coronarinsuffizienz und von Rhythmusstörungen vorliegen. Die Schüler *Edens: Blumberger, Hüllstrung* und *Vogt*, haben über die Entstehung der Erkrankung die gleiche Auffassung; sie sind der Ansicht, daß es durch den elektrischen Strom zu einem Coronarspasmus komme, der bei längerer Dauer in Kammerflimmern übergehen könne. Es sei erst bei der Besprechung der organischen Angina pectoris electrica auf die Mechanik der elektrischen Schädigung an Hand der physiologischen und anatomischen Untersuchungsergebnisse eingegangen.

Auch *Jellinek* [3] hat eine Reihe von Unfallverletzten (12) beschrieben, die über Herzbeschwerden nach elektrischen Unfällen klagen; da ihm als Gerichtsmediziner die klinischen Untersuchungsmethoden nicht zugänglich sind, fehlen naturgemäß eingehende insbesondere elektrokardiographische Befunde, durch die wir sie exakt analysieren könnten. Es ist jedoch möglich, seine Erkrankungsfälle nach bestimmten Gesichtspunkten in unsere 4 Gruppen Herzkranker einzuordnen. So handelt es sich bei dem Fall R. D. (35jähriger Arzt) wohl sicherlich um Vorhofflimmern, was schon der Anamnese zu entnehmen ist. Der Verunglückte hat nämlich beobachtet, daß nach unzählbaren Pulsen ein verlangsamter Rhythmus von 60 Schlägen eintrat und daß auf je 2 schwache Systolen eine kräftige folgte (s. Unfallbeschreibung). Das entspricht offensichtlich dem Bild des klinisch bekannten Vorhofflimmerns, wo wir ein ähnliches Übergangsstadium sehen: Das Flimmern ist zunächst grobschlägig mit nachfolgenden einzelnen Systolen, im Anschluß daran tritt Stillstand des Vorhofes ein (postundulatorische Phase), darauf die postextrasystolische Phase und endlich nochmals Schlagen der Vorhöfe (*Weber*). Dieser Fall sei deshalb kurz skizziert (nach *Jellinek*):

R. D., 35 Jahre alt. Spannung nicht genannt. Stromweg vermutlich: Kopf— Füße. Es war augenblicklich eine „folie du cœur" mit beiläufig 200 Schlägen aufgetreten, verbunden mit außerordentlich schmerzhaften Krämpfen in Händen und Füßen; D. hatte das Gefühl, „daß er sterben würde". Es wurde Sauerstoff, intravenöse Strophanthininjektion, Campheröl, Coffein usw. appliziert, ohne daß die lebensbedrohliche Herzirregularität gewichen wäre. Plötzlich trat Nausea, wie er es selbst schildert, „exactement mal de mer" ein, und gleichzeitig trat an Stelle der unzählbaren Pulse ein verlangsamter Galopprhythmus von 60 Schlägen auf, und zwar in der Weise, daß auf je 2 schwache Systolen eine kräftige folgte; dieser Rhythmus dauerte 5—6 Tage an. Bemerkenswert ist es, daß zugleich mit dieser Änderung der Tachysystolie oder sonstwie zu bezeichnenden jagenden Herzaktion in eine verlangsamte und regelmäßige von 60 Schlägen auch die schmerzhaften, an *Raynaud*sche Krankheit gemahnenden Phänomene an den Extremitäten ebenfalls ein Ende nahmen und daß der Verunglückte in demselben Moment auch das Gefühl der Rettung hatte. Nach beiläufig einer Woche waren alle objektiven Zeichen der gestörten Herzfunktion geschwunden.

Noch andere Erkrankungsfälle mit Angina pectoris-Beschwerden finden wir bei *Jellinek*; sie mögen teilweise in die Gruppe der funktionellen Angina pectoris gehören; bei einem Teil dieser Fälle jedoch ist es bedenklich, die elektrische Unfallfolge anzuerkennen. Ich nenne hier nur den Fall Georg G. (obduziert im Leipziger Pathologischen Institut), der außer von *Jellinek* noch von namhaften Pathologen im Laufe der sich anschließenden umfangreichen Begutachtungen beurteilt wurde. Ich werde im Rahmen der unten zu besprechenden arteriosklerotisch bedingten Angina pectoris in Zusammenhang mit einem elektrischen Unfall auf diese Fragestellung näher eingehen (S. 61, Fall 49).

Genau wie bei diesen Erkrankungsfällen ist auch bei den Herzklappenfehlern *Jellinek*s in der Anerkennung als elektrische Unfallfolge selbst bei der Annahme einer Verschlechterung außerordentliche Vorsicht am Platze. Zuzustimmen ist *Jellinek* bei den beiden Fällen mit Mitralinsuffizienz und dem Fall mit Aorteninsuffizienz, wenn er eine Verschlechterung durch den Unfall ablehnt, eine Beobachtung, auf die wir oft hingewiesen haben und die wir von neuem bestätigen konnten. Die Unterlagen *Jellinek*s in den Fällen Franz W., Hermann B. und Vinzenz St. genügen nicht, um sich ein klares klinisches Bild machen zu können.

Die bisher in der Literatur bekannten Erkrankungsfälle werden von *Koeppen* [7] durch ein größeres klinisches Material, das jetzt bereits 103 Fälle umfaßt, ergänzt und gestatten einen größeren Überblick, als es bisher möglich gewesen ist. Wir sind jetzt in der Lage, diese Herzerkrankungen in einzelne Gruppen mit ähnlichen

Befunden einzuordnen, die sowohl in Hinsicht auf ihre Behandlung als auch betreffs der Prognose und der Begutachtung zusammengehören. Wir unterscheiden:

I. Die funktionelle Angina pectoris electrica (56 Fälle).

II. Die organisch bedingte Angina pectoris electrica (17 Fälle).

III. Die Angina pectoris bei älteren Menschen mit Coronarsklerose, die durch das Trauma ausgelöst sein kann, aber oft nicht unfallbedingt ist (14 Fälle).

IV. Herzerkrankungen (Klappenfehler, Muskelerkrankungen), die wohl vom Laien als unfallbedingt, vom Arzt jedoch nicht als Folge der elektrischen Einwirkung angesehen werden können (16 Fälle).

3. Die funktionelle Angina pectoris electrica[1].

Unter den funktionellen „Herzangst"-Erkrankungen fassen wir jene Krankheitsfälle zusammen, bei denen Herzbeschwerden während, unmittelbar oder eine angemessene Zeit (einige Tage, in seltenen Fällen einige Wochen) nach dem elektrischen Unfall aufgetreten sind. Die Beschwerden sind mannigfacher Natur und sind ganz von dem Konstitutionstyp des einzelnen Erkrankten abhängig. Es sei vorweg betont, daß alle sonstigen nervösen oder gar rentensüchtigen Unfallreaktionen in diesem Zusammenhang ausscheiden und nicht erwähnt werden. Ein Teil der hierhin gehörenden Verunglückten, bei denen Bewußtlosigkeit nicht aufgetreten ist, führt bei der Schilderung des Unfalles wirklich charakteristische Beschwerden an. So verstehen sich folgende Äußerungen: Während der Elektrisierung habe er starkes, krampfartiges Zusammenziehen auf der Brust mit Atemnot verspürt, das Herz habe ausgesetzt, um dann sehr stark und unregelmäßig zu schlagen; oder während der Elektrisierung sei ein Beklemmungsgefühl auf der Brust entstanden, es sei ihm zumute gewesen, als ob der Brustkorb sich nicht bewegen könne. Außerdem werden oft Herzstiche, Herzklopfen, brennende Herzschmerzen mit Atemnot und Luftmangel, Angstgefühl, Verkrampfung, starkes Schwitzen, Unruhe und Schwäche, Herzjagen, Herzfliegen, Wundgefühl am Herzen und Lufthunger beschrieben; mannigfache Beschwerden, die durchweg zu dem Bild der „Herzangina" gehören. Wenn wir der Glaubhaftigkeit dieser Beschwerden nachgehen wollen, so brauchen wir nur auf den Tierversuch zu blicken, der uns anschaulich die Bestätigung für solche Klagen der Patienten gibt. Der elektrische Strom ruft eben einen Krampfzustand der Muskulatur

---

[1] Ich habe davon abgesehen, in dieser monographischen Arbeit die einzelnen Fälle aufzuzählen, und verweise auf Arch. klin. Med. **186**, 421 (1940).

hervor, durch den die Atmung behindert wird, oft sogar vollständig
zum Stillstand kommt; er bewirkt einen Herzstillstand mit nachfolgender Pulsbeschleunigung oder gar Unregelmäßigkeit des
Pulses. Bedenken wir weiter, daß der Verunglückte oft mit vollem
Bewußtsein das Trauma erlebt, während im Tierversuch stets tiefe
Narkose angewandt wird, so nimmt es nicht wunder, daß das
seelische Erleben, die Angst vor der Erstickung, die bereits elektrisch zu erwartende Beeinflussung noch steigert.

Die Beschwerden unmittelbar nach dem Unfall sind oft Un-
regelmäßigkeiten in der Herzschlagfolge, starke Pulsbeschleunigung
und, wie die Patienten es ausdrücken: „Herzjagen“, „Herzfliegen“,
„Herzklopfen wie ein Maschinengewehr“, wohl um darzulegen,
wie schnell das Herz schlägt; sie werden nicht selten mit Luftmangel, Atemnot und anfallsweise auftretendem Engigkeitsgefühl
verbunden geschildert. In der Regel stellen sich diese Beschwerden
bereits kurze Zeit nach dem Unfall ein, oft allerdings erst nach
einigen Tagen, in seltenen Fällen nach einigen Wochen und später.
Bei längeren Intervallen ist größte Vorsicht bei der Anerkennung
des Unfallzusammenhanges erforderlich, denn die Eigenart des
elektrischen Traumas ist eben die Atmungs- und Kreislaufstörung
schon während des Unfalles. Die Beschwerden treten bei den Erkrankten dieser Gruppe in der Zeit nach dem Unfall noch gehäuft
auf, um allmählich an Intensität nachzulassen und schließlich ganz
aufzuhören; in einigen Fällen allerdings sind sie auch trotz Aufklärung und Behandlung fixiert geblieben.

Das Alter dieser Patienten liegt zwischen 20 und 45 Jahren,
nur einige wenige, die wir noch zu dieser Gruppe rechnen, waren
älter, bis zu 57 Jahren; bei letzteren konnte aber, soweit es klinisch
möglich ist, eine auf arteriosklerotischer Grundlage beruhende
Angina pectoris ausgeschlossen werden, zumal ihre Beschwerden
nach dem Unfall bald völlig abgeklungen sind (vgl. Gruppe III
der Herzerkrankungen nach elektrischen Unfällen). Es kommen
also in der Regel Menschen jüngeren und mittleren Lebensalters in
Betracht, die bis zum Unfalltage kreislaufgesund gewesen sind.

Daß wir bei der Beurteilung dieser Krankheitsfälle besonders
Wert auf die Vorgeschichte gelegt haben, habe ich oben schon
kurz erwähnt. Es ist in jedem einzelnen Fall geprüft worden, ob
irgendwelche Infekte an den Tonsillen, rheumatische Erkrankungen,
Gallenblasen- oder Prostataentzündungen oder andere entzündliche Erkrankungen, auf die gegebenenfalls diese Schäden zurückzuführen sind, vorgelegen haben; jedoch sind solche Erkrankungen
fast in allen Fällen ausgeschlossen worden, und wenn sie vorgelegen

haben, so sind sie in die Gruppe IV einzuordnen, wenn nicht glaubwürdige und exakte Beweise ergeben, daß der Betreffende vor dem Unfall völlig kreislaufgesund gewesen ist. So hätte ich bei der Beurteilung des Falles 2 von *Hüllstrung* größere Zurückhaltung in der Frage des Zusammenhanges mit dem Elektrotrauma geübt und als Ursache der Erkrankung zum mindesten die rheumatischen Infekte mitberücksichtigt, auf deren Bedeutung bei der Erkennung nichtelektrischer Frühschäden am Herzen gerade erst in jüngster Zeit von *Bohnenkamp* hingewiesen wurde. Es ist allerdings auch durchaus möglich, daß der elektrische Reiz allein die Störung in der Überleitungszeit hervorruft, was wir unten noch eingehend besprechen müssen.

Wie wir auf die Fahndung kryptogener Infekte in der Vorgeschichte großen Wert gelegt haben, so haben wir nicht minder große Mühe der Erfassung kryptogener Infekte bei der klinischen Beobachtung angedeihen lassen. Die Tonsillen, die Zähne wurden eingehend untersucht, ebenso die Blutsenkungsreaktion nach *Westergreen* in fast allen Fällen ausgeführt, wobei wir wohl eine Verlangsamung, niemals aber eine Beschleunigung dieser Reaktion feststellen konnten; die Urinuntersuchungen, sowohl chemisch als auch morphologisch, waren in allen Fällen negativ ausgefallen.

Nach diesen Voruntersuchungen gilt dann das Hauptaugenmerk der Kreislaufuntersuchung. Herzvergrößerungen im Sinne einer Hypertrophie oder Dilatation habe ich nicht beobachten können, während *Baader* einen derartigen Fall mit vorübergehender Herzdilatation beobachtet hat, ein Befund, der von *Gerstner* und mir im Tierexperiment röntgenologisch bestätigt worden ist. Pathologische Herzgeräusche, abgesehen von ausgesprochen akzidentellen systolischen Geräuschen, sind nicht wahrzunehmen, die zweiten Herztöne über der Aorta und Pulmonalis zeigen stets gleichartige Qualität. Die Herzschlagfolge ist rhythmisch, aber in einem hohen Prozentsatz in Ruhe bereits beschleunigt, respiratorische Arhythmie ist keine Seltenheit.

Insbesondere sind die Kreislauffunktionsprüfungen aufschlußreich und zeigen oft Störungen der Herzfunktion, die nicht hochgradig zu sein brauchen. Für den praktischen Gebrauch hat sich bei uns in Anlehnung an *Hochrein* und *Schellong* die Prüfung von Puls, Blutdruck, Atmung, Vitalkapazität und Elektrokardiogramm vor und nach Belastung bewährt; sie ist sowohl klinisch als auch ambulant leicht durchführbar. Eine derartige Prüfung, die bereits eine Störung der Herzfunktion aufweist, sehen wir im Fall 92, den wir anschließend schildern:

	R.R.	Puls	Atmung	Vitalkapazität
In Ruhe	120/85	16, 17, 17, 17	20	4400
Nach Belastung . .	140/85	34, 33, 28, 25	28	3900
Nach 1 Minute . . .	125/85	22, 19, 18, 17	24	4400

Fall 92. Willi K., 31 Jahre, Unfall 23. 5. 1938. Spannung 380 Volt. Stromweg rechter—linker Arm. K. rutschte bei der Reparatur an einem Leitungsmast von der Leiter und griff dabei mit beiden Händen an den stromführenden Leitungsdraht. Verbrennungswunde am linken Oberarm. 4 Wochen nach dem Unfall starkes Druck- und Beklemmungsgefühl auf der linken Brustseite, Schmerzen im linken Arm mit Schwächegefühl. Befund: Herz klinisch, röntgenologisch und elektrokardiographisch o. B., $PQ = 0{,}16$ Sekunde vor und nach Belastung.

Die auffallendste Veränderung nach Belastung zeigt die Vitalkapazität, die eine Abnahme von 500 ccm erkennen läßt, während die höchst zulässige Abnahme nach *Hochrein* nur 300 ccm beträgt. Das Funktionselektrokardiogramm ergibt eine unverkürzte Überleitungszeit (s. unten). Eine stärkere Belastung, ein kurzer langsamer Lauf zusammen mit einem Kreislaufgesunden, ließ ebenfalls eine gewisse Funktionsschwäche hervortreten. Im Zusammenhang mit den typisch geschilderten Herzbeschwerden ist bei K. also die Anerkennung einer funktionellen Angina pectoris angebracht.

Eine ebenfalls gestörte Herzfunktion sehen wir bei Fall 3, J. G., der in einer anderen Klinik erstmals beobachtet wurde:

	R.R.	Puls	Atmung
In Ruhe	150/80	24, 25, 24, 24	17
Nach Belastung . .	185/90	28, 25, 32, 24	31
Nach 1 Minute . . .	165/90	25, 24, 25, 25	30
„ 2 Minuten . .	160/85	25, 24, 24, 25	27
„ 3 „ . .	160/90	24, 25, 24, 25	25
„ 4 „ . .	155/85	25, 24, 24, 25	25
„ 5 „ . .	150/80	24, 25, 25, 24	23

Ich lege gerade diesen Untersuchungen großen Wert bei der Beurteilung der funktionellen Angina pectoris bei, bringen sie uns doch wesentliche Anhaltspunkte und große Erleichterung für die Beurteilung dieser Herzkranken, besonders in Hinsicht auf die Ausschaltung von Simulanten. Der pathologische Ausfall der Prüfung ist aber nicht unbedingtes Erfordernis für die Anerkennung der funktionellen Angina pectoris electrica; denn bei vielen Unfällen dieser Gruppe findet eine Abweichung von der Norm nicht statt.

Die Röntgenuntersuchungen zeigen in der Regel völlig normale Herzfiguren, eine vorübergehende Dilatation (*Baader*) wird man als durch den elektrischen Reiz entstanden anerkennen können. Durch die Röntgenuntersuchungen sind weiterhin klinisch nicht in Erscheinung tretende Lungen- oder Gefäßerkrankungen ausgeschlossen worden.

Einer besonderen Besprechung bedarf das **Elektrokardiogramm**, und zwar zunächst einmal das Ruhe-Elektrokardiogramm. Irgendwelche pathologische Veränderungen in Ablauf des Ventrikelkomplexes, Verlängerungen der Systolendauer oder Verlängerungen der Überleitungszeit sind bei den Erkrankten dieser Gruppe nicht zu beobachten, das P mag in einigen wenigen Fällen etwas breit, gespalten, auch negativ sein, was vielleicht mit der beschriebenen Herzdilatation (Vorhof) in Zusammenhang steht. In vielen Fällen sind auch Brustwandableitungen angewandt worden, die keine Abweichungen von der Norm zeigen. Das Belastungs-Elektrokardiogramm hingegen kann geringe Veränderungen aufweisen, wenn wir annehmen, daß die ausbleibende Verkürzung der Überleitungszeit nach Belastung als pathologisch anzusehen ist. Ich glaube, wir gehen nicht fehl, sie im Rahmen der Gesamtfunktionsprüfung zur Beurteilung mit heranzuziehen; im oben kurz skizzierten Fall 92 ist die Überleitungszeit nicht verkürzt. Ähnlich wie in diesem Falle sind in vielen anderen geringe Abweichungen von der normalen Herzfunktion, erkennbar aus der Herzfunktionsprüfung und dem Belastungselektrokardiogramm, festzustellen. Ich habe deshalb bei der Zusammenstellung dieser Schäden in einer Gruppe mit der Bezeichnung „funktionelle Angina pectoris electrica" zum Ausdruck bringen wollen, daß diese Erkrankungen vorwiegend auf reparablen Störungen der Kreislauffunktion, nicht auf Schäden des Reizleitungssystems oder gar auf anatomischen Veränderungen des Herzmuskels beruhen. Eingehende Prüfungen sind nur in einem Teile der von mir untersuchten Erkrankungsfälle dieser Gruppe gemäß dem augenblicklichen Stande der Herzfunktionsprüfungen vorgenommen worden. Ich glaube nun, daß solche Funktionsstörungen in der Mehrzahl dieser Fälle vorliegen, was in der Regel noch durch die Vorgeschichte und durch die von dem Patienten geschilderten Beschwerden bestätigt wird; denn „eine noch so gute Funktionsprüfung verliert an Wert ohne eine gut aufgenommene Anamnese" (*Siebeck*).

Aber auch in Fällen, bei denen die Funktionsprüfungen keine Abweichungen ergeben, werden wir durch den Patienten selbst in die Lage versetzt, seinen Krankheitszustand als durch das elektrische Trauma bedingt aufzufassen. Dabei hilft uns weitgehend die technische Unfalluntersuchung. Die meisten Erkrankungen dieser Art gehören wohl der Unfallgruppe I an, bei der die gebräuchlichen Spannungen von 220 bis 110 Volt vorliegen und deren Stromstärken nicht wesentlich höher als 25 mA sind, so daß wir also eine direkte Schädigung des Reizleitungssystems als Unfallfolge nicht annehmen dürfen. Die Einwirkungsdauer ist in der Regel sehr kurz, kann aber auch bis zu Minuten betragen. Dem Stromweg ist besondere Aufmerksamkeit zuzuwenden; er muß über das Herz gegangen sein, wenn überhaupt eine Störung anerkannt werden soll. Es geht nicht an, daß wir „nervöse", oft stark aggravierte Beschwerden nach einer Elektrisierung von einem zum anderen Finger der gleichen Hand, also bei einem ganz kurzen über die Mittelhand gehenden Stromweg, und ebenso eine funktionelle Herzerkrankung oder ein noch schwereres Leiden wie Herzklappenfehler bei einer nur geringen Verbrennung durch einen Lichtbogen als Unfallfolge anerkennen, wie ich es selbst in ausführlichen Begutachtungen zu lesen Gelegenheit hatte. Es wird jedem Arzt möglich sein — er gibt damit keine Minderung seines Könnens zu —, einen elektrotechnisch vorgebildeten Fachmann zu Rate zu ziehen und durch ihn an Hand des auf S. 5—7 gezeigten Beispieles das technische Geschehen zu ermitteln. Dann können und dürfen wir den Angaben unserer Kranken Glauben schenken und ihre Erkrankung als Unfallfolge ansehen; denn Störungen in der Coronardurchblutung im Zusammenspiel mit der stets auftretenden Blutdrucksteigerung während der elektrischen Durchströmung des Organismus sind immer als Unfallfolge anzuerkennen. Es wird wohl auch vorkommen, daß Unfälle der Gruppe II—IV lediglich Funktionsstörungen nach sich ziehen, wenn die Elektrisierung nur den Bruchteil von Sekunden gedauert hat, wie ich denn auf die Bedeutung der Einwirkungsdauer bereits oben eingehend hingewiesen habe. Bei der Erkennung des Stromweges hilft uns das Vorhandensein von frischen Strommarken (Abb. 21 S. 53 und Abb. 6 S. 15) oder Stromnarben; oft fehlen sie.

Wenn wir nun nach exakter klinischer und technischer Untersuchung unseres Patienten zu der Diagnose „funktionelle Angina pectoris electrica" gekommen sind, so stehen wir jetzt vor der Frage, was nun mit ihm therapeutisch geschehen soll. Mit dem „Abspeisen" durch eine Rente ist ihm nicht geholfen; das kann sogar in manchen Fällen zur Fixierung der Beschwerden führen. Deshalb halte ich eine intensive Behandlung in geschlossener Anstalt oder in einem Herzbad für erforderlich. In den meisten Fällen werden wir dabei mit Maßnahmen wie Bürst- und Vollmassagen, Arm- und Beinwechselbädern, Unter- und Überwassermassagen und Kohlensäurebädern auskommen. Von Fall zu Fall wird auch erst eine intravenöse Traubenzuckerbehandlung zum gewünschten therapeutischen Ziel führen, was dem Ermessen des behandelnden Arztes überlassen sein muß. Wesentlich ist vor allem die psychologische Behandlung gerade dieser Kranken, die wissen müssen, welche Schäden an ihrem Kreislauf vorhanden sind und daß diese durchaus heilbar sind. Denn die Prognose gerade dieser Gruppe ist als gut anzusehen; alle bisher vorliegenden Nachuntersuchungen haben sie bestätigt. Bleibende Schäden sind eben Folge eines elektrischen Traumas, wie wir es auch in der Gruppe II sehen.

Deshalb halte ich es im Interesse unserer Patienten für unumgänglich, die Rentenfestsetzung auf unter 10 % Erwerbsminde-

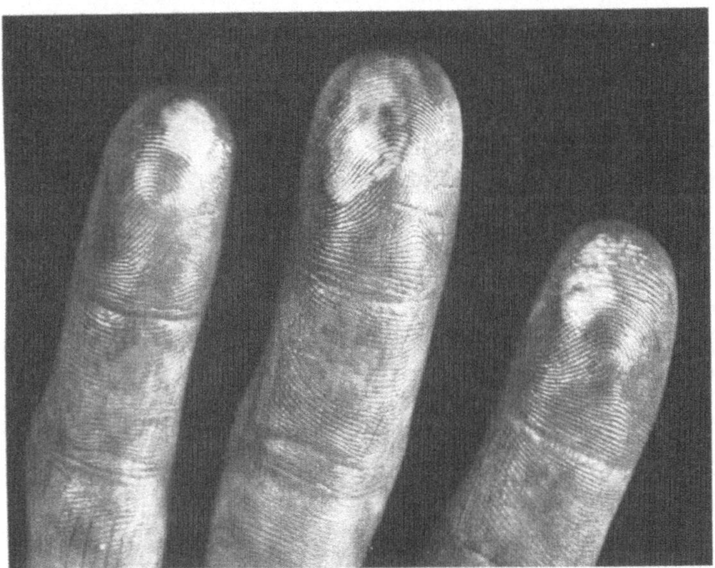

Abb. 21. Elektrische Strommarken: grauweißlich, derb, über das Hautniveau ragend, blasenähnlich, bei 2 und 3 mit hyperämischer Randzone und schmerzhaft. Unfall Dr. H., rechte Hand. (Sammlung *Panse*.)

rung vorzunehmen, um dem Kranken auch dadurch die Geringfügigkeit seiner Erkrankung vor Augen zu führen. Es geht nicht an, was auch in den Gutachten ausdrücklich betont ist, lediglich auf Grund einer abweichenden Herzfunktionsprüfung bei normalem Ausfall aller klinischen Untersuchungen eine 40proz. Unfallrente anzuerkennen[1], wie es im Fall 3, aber auch in mehreren anderen Fällen geschehen ist. Wo kämen wir dann mit unseren Rentenpatienten hin! Ich halte aus diesen Gründen die Ablehnung einer Rente für gerechtfertigt und schlage ein Heilverfahren vor, das

---

[1] Es sei auch in diesem Zusammenhang auf *Siebeck*s Arbeit: „Beurteilung und Behandlung Herzkranker" hingewiesen, ebenso auf *Koeppen*: Ein Beitrag zur Beurteilung der Einsatzfähigkeit Kreislaufkranker. Münch. med. Wschr. **1940**, Nr 24, 646.

dem kranken Menschen völlige Wiederherstellung bringen wird und bringen muß. Das Ziel unseres ganzen ärztlichen Denkens und Handelns ist eben die „Heilung" des kranken Menschen!

4. Die organische Angina pectoris electrica.

Unter dem mir zur Verfügung stehenden Krankenmaterial (insgesamt 103 Erkrankungsfälle) befinden sich 17 Fälle, bei denen eine organisch bedingte Angina pectoris electrica klinisch, vorzugsweise elektrokardiographisch nachgewiesen und als elektrische Unfallfolge anerkannt ist. Mit voller Absicht habe ich diese elektrisch bedingten Kreislaufschäden als organische Angina pectoris electrica bezeichnet, um damit zum Ausdruck zu bringen, daß alle diese Kranken, deren Krankheitsbild unten näher beschrieben ist, unter Beschwerden leiden, die uns in der Klinik als „Angina pectoris-Anfälle" mit Lufthunger, Engigkeitsgefühl auf der Brust, vernichtendem Angstgefühl, Herzstechen, ausstrahlenden Schmerzen u. a. bekannt sind. Wir unterscheiden hier: 1. Erkrankungen im Sinne einer Coronarinsuffizienz, 2. Erkrankungen im Sinne von Vorhofflimmern bzw. -flattern, 3. Störungen im Reizablauf.

α) **Die Coronarinsuffizienz.** Der Begriff der Coronarinsuffizienz ist von *Rein* auf Grund seiner physiologischen Untersuchungen über die Coronardurchblutung geprägt worden. Wir verstehen darunter Zustände, bei welchen ein Mißverhältnis zwischen Blutbedarf und Blutangebot und somit eine mangelhafte Sauerstoffversorgung des Herzmuskels vorliegt. Entspricht die Blutversorgung des Herzens nicht der Anforderung, so liegt eine Coronarinsuffizienz vor. *Weber* unterscheidet eine akute und eine chronische Coronarinsuffizienz. Während die akute Coronarinsuffizienz in der Regel mit anginösen Beschwerden verbunden ist und mit heftigsten Schmerzen und tödlicher Angst einhergeht, wird die chronische Coronarinsuffizienz oft überhaupt nicht empfunden und verursacht oft erst bei körperlicher Belastung Schmerzen. Der Herzmuskel verträgt eben, wie es insbesondere *Büchner* in seinen experimentellen Untersuchungen zeigt, eine mangelhafte Sauerstoffversorgung außerordentlich schlecht, so daß besonders empfindliche, vorwiegend vom Sauerstoffmangel betroffene Teile die Erregung langsamer weiterleiten. Diese Leitungsstörung kann sodann im Elektrokardiogramm erkannt werden. Was über das Elektrokardiogramm der Coronarinsuffizienz heute als annähernd gesichert erscheint, sei nur kurz zusammengefaßt: Eine Senkung des ST-Stückes mit oder ohne Abflachung der T-Zacke; verdächtig schon ist ein bogenförmiger Übergang der R-Zacke in das ST-Stück (ein Abschrägen von ST aus der S-Zacke heraus kommt nach körperlicher Anstrengung und damit bedingter Erhöhung der Herzfrequenz vor). Nicht minder ist die muldenförmige Senkung von ST, entgegengesetzt der Hauptschwankung, als Zeichen einer Coronarinsuffizienz anzuerkennen. Auch ein negatives T in Ableitung I oder II kann eine Coronarinsuffizienz bedeuten, wie das von *Uhlenbruck* bei Herztraumen beobachtet worden ist, bei denen nur ein negatives T in zwei Ableitungen vorlag, während die ST-Strecke nicht beteiligt war. Endlich kann eine schräg gradlinig ansteigende ST-Strecke in Ableitung I und II mit sehr flacher oder fehlender T-Zacke bei niedriger Pulsfrequenz als Symptom der Coronarinsuffizienz angesehen werden.

Nach elektrischen Unfällen können anginöse Anfälle auftreten, die mit tödlicher Angst, sehr heftigen Herzschmerzen und Atemnot einhergehen. In einer verhältnismäßig kleinen Zahl dieser Erkrankungsfälle können wir nun im Elektrokardiogramm Befunde feststellen, die wir als Störung der Sauerstoffversorgung des Herzmuskels im Sinne eines Sauerstoffmangels auffassen. Betrachten wir das physiologische Geschehen am Kreislauf während einer elektrischen Stromeinwirkung, so sehen wir im Stromstärkenbereich II einen Herzstillstand, der mit einem Atemstillstand parallel läuft und noch mit einer Steigerung des Blutdruckes kombiniert ist. So nimmt es kein Wunder, daß es hierbei zu einer Störung des Sauerstoffangebotes für den Herzmuskel kommt, die während und direkt im Anschluß an den elektrischen Unfall zu dem Bilde der akuten Coronarinsuffizienz führt.

Es ist nun bekannt und, wie oben erwähnt, auch schon von anderen Klinikern beschrieben worden, daß sich Angina pectoris-Anfälle nach elektrischen Unfällen des öfteren wiederholen und auch wie beispielsweise in dem Fall B (Fall 59) zu mehrmaligen, insbesondere nach körperlicher Anstrengung auftretenden anginösen Beschwerden geführt haben. Bei diesen Fällen müssen wir daran denken, daß es vielleicht infolge psychischer Einflüsse zu einer zentralen Regelung kommt, die eine Tonisierung der Herzkranzgefäße über das Vasomotorenzentrum — ich vermeide absichtlich den Ausdruck Coronarspasmus — bedingt, welche, ohne erhebliche Beschwerden zu verursachen, auch nach dem Unfallereignis als chronische Coronarinsuffizienz bestehen bleibt und lediglich infolge äußerer Ursachen, wie körperliche Belastung, Kälteeinwirkungen u. a., von Zeit zu Zeit zum klinischen Bild der akuten Coronarinsuffizienz führt.

Nach diesen kurz skizzierten Gesichtspunkten habe ich auch die nachstehenden Erkrankungsfälle, bei denen Herzbeschwerden nach elektrischen Unfällen aufgetreten waren, beurteilt; ich bin mir bewußt, daß in dem einen oder anderen Krankheitsbild die elektrokardiographischen Untersuchungsergebnisse nicht typische Befunde aufweisen. Jedoch sprechen sowohl die angeführten Beschwerden als auch die klinisch beobachteten Herzanfälle zusammen mit den übrigen klinischen Befunden für die elektrisch bedingte Angina pectoris, wie denn auch *Weber* und *Büchner* zeigen, daß das klinische Bild der Coronarinsuffizienz ohne ausgesprochene elektrokardiographische Veränderungen einhergehen kann, selbst wenn anatomische Läsionen des Herzmuskels vorliegen.

Wir haben also gesehen, daß gerade nach Durchströmungen, die über das Herz fließen, Herz- und Kreislaufstörungen entstehen, die zweifellos auch zu bleibenden Störungen führen können. Zur weiteren Erläuterung sei ein Tierversuch erwähnt, den ich im Rahmen von Strommessungen am Herzen durchführte:

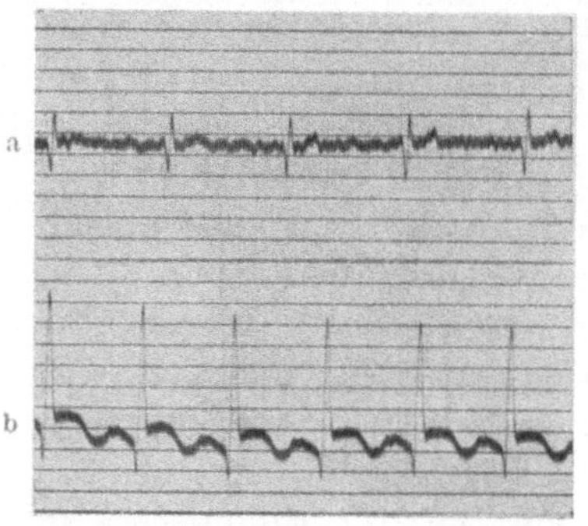

Abb. 22. Coronarinsuffizienz bei der Katze nach Einwirkung von 220 Volt Spannung, 1,1 Ampere Stromstärke, 6 Sekunden Dauer: a) vor dem elektrischen Schlag, b) nach dem elektrischen Schlag.

Protokoll Nr. 501, 17. 10. 1940, Katze, Mo-Pernoctonnarkose. Bleielektroden vordere rechte—vordere linke Extremität, 40×50,2 mm; 220 Volt Spannung, 1,1 Ampere Stromstärke, Dauer der Durchströmung 6 Sekunden. Die Abb. 22 zeigt uns das Ekg. vor und nach dem Versuch; nach der elektrischen Einwirkung sind die Spannungswerte der R-Zacken von 0,16 mV auf 0,77 mV angestiegen, die ST-Linie beginnt weit oberhalb der isoelektrischen Linie, um bogenförmig in ein negatives T überzugehen (Aufnahme des Ekg. sofort nach dem elektrischen Schlag) (Abb. 22a und b).

Vergleichen wir dieses Tier-Elektrokardiogramm mit einem menschlichen Elektrokardiogramm, so finden wir ähnliche Befunde wie bei dem uns bekannten klinischen Bild der Coronarinsuffizienz, kombiniert mit Myokardinfarkt. Wenn auch makroskopisch ein Infarkt am Tierherzen nicht vorliegt (die mikroskopische Untersuchung ist noch nicht abgeschlossen), so ist zweifellos eine Coronarinsuffizienz unmittelbar nach der elektrischen Einwirkung zu erkennen. In unserem klinischen Material elektrischer Unfälle sind wir dem Bild der Coronarinsuffizienz 5mal begegnet; den charakteristischsten Befund zeigt der Erkrankungsfall des Wilhelm K., Fall 98 (Abb. 23).

Fall 98. Wilhelm K., 50 Jahre, elektrischer Unfall 14. 10. 1939. Spannung 15000 Volt Drehstrom, Großkraftwerk. Einwirkungsdauer 1 Minute. Stromweg

Kopf—Rumpf—Gesäß. Am Kopf und am Gesäß sehr erhebliche Verbrennungen. Beschwerden: K. klagt, abgesehen von neurologischen Beschwerden, die uns in diesem Zusammenhang nicht interessieren, auch über Beschwerden von Engigkeitsgefühl auf der Brust und Herzklopfen. Befund: Herz: Grenzen regelrecht, Töne rein, leise, Aktion regelmäßig, nicht beschleunigt.

Herzfunktionsprüfung (da körperlich behindert, im Bett; Belastung: 10 mal Aufrichten im Bett):

	R.R.	Puls	Atmung	Vitalkapazität
In Ruhe	115/75	72	16	2700
Nach Belastung . .	135/70	22, 21, 21, 21	18	2100
Nach 1 Minute . . .	120/65	19, 19, 18, 18	16	2500

Röntgenbefund: Zwerchfell bds. mäßig beweglich, hochstehend. Herz: liegende Form, etwas nach links verbreitert, Aorta von dem Alter entsprechender, nicht übermäßiger Schattenintensität, $P = 0,1$ Sek., $PQ = 0,15$ Sek., $QRS = 0,06$ Sek., im absteigenden Schenkel geknotet, ST fast isoelektrisch, leicht gewellt. $T_1 = 0,16$ mV, $T_2 = 0,10$ mV, $T_3 =$ isoelektrisch. Typisches Bild einer Coronarinsuffizienz. Klinische Diagnose: Coronarinsuffizienz, bedingt durch Elektrounfall (Abb. 23).

Die Beschwerden dieser Erkrankten werden im Gegensatz zu den Beschwerden, die wir bei unseren Patienten mit der funktionellen Angina pectoris sehen, wesentlich eindrucksvoller geschildert; sie klagen über die uns bekannte Herzangst, die anfallsweise auftreten kann, häufig nach körperlichen Anstrengungen, verbunden mit starkem Herzklopfen, oft krampfartiges Zusammenziehen in der Herzgegend, Vernichtungsgefühl und Luftmangel, in der Regel direkt nach

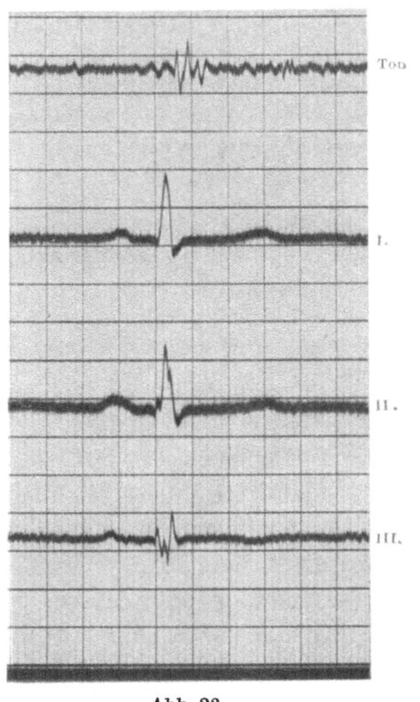

Abb. 23.
Coronarinsuffizienz, Fall 98, S. 57.

dem Unfall auftretend. In einigen Fällen, bei denen eine Bewußtlosigkeit nicht vorgelegen hat, haben wir so drastische Schilderungen über die elektrische Einwirkung erhalten, als ob uns die Sensationen wie das physiologische Geschehen in den Experimenten angegeben würden. So schildert L. (Fall 50) seine Beschwerden während der Elektrisierung folgendermaßen: Ein außerordentliches Engigkeitsgefühl des Brustkastens, als ob er in ein starres Gebilde verwandelt gewesen sei; der Schmerz habe, so lange als der elektrische Strom geflossen sei, angedauert (wohl der starke Muskelkrampf durch Reizung der peripheren Muskulatur); gleichzeitig habe er Luftmangel verspürt und das Gefühl der Erstickung gehabt (im Experiment der durch den Krampf der Brustmuskulatur und den erhöhten Bauchhöhleninnendruck entstandene Atmungsstillstand). Besonders interessant ist weiter, daß L. verspürt habe, daß das Herz vorübergehend ausgesetzt habe (Herzstillstand im Stromstärkenbereich II), um nach Beendigung der Durchströmung beschleunigt weiterzuschlagen (vgl. die Unregelmäßigkeit der Herzaktionen der Kurve, Abb. 16a, S. 34). Man muß bedenken, daß L. diese Schilderung von sich aus, ohne jede Beeinflussung, gegeben hat. Gerade diese Angaben des L. sind für die Anerkennung der Herzerkrankungen nach elektrischen Unfällen wertvoll.

Fall 50. Walter L., 30 Jahre, elektrischer Unfall 15. 3. 1934. Spannung 220 Volt, Dauer der Einwirkung etwa 1 Minute. Unfallhergang: L. berührte mit der rechten Hand den Nulleiter, mit der linken Hand die Phase direkt. Er hing etwa 1 Minute an der Leitung, keine Bewußtlosigkeit, verspürte dabei sehr starke Atemnot, Druck auf der Brust und Stechen in der Herzgegend. Strommarken: rechter Daumen und Zeigefinger, linke Hand Innenfläche. Beschwerden: Anschließend an den Unfall Atemnot bei geringster Anstrengung, starkes Druckgefühl auf der Brust, Herzstiche und Herzklopfen. 8 Wochen nach dem Unfall dauerndes leichtes Herzklopfen bei geringster körperlicher Anstrengung, verbunden mit Schwindelgefühl, bei stärkeren körperlichen Anstrengungen stärkeres Herzklopfen, Atemnot, Angstzustände, Druckgefühl auf der Brust. Vorgeschichte: Stets gesund und arbeitsfähig. Befund: Kreislauffunktionsprüfung ergibt normale Werte. Ekg.: Typisches Bild für eine Coronarinsuffizienz. Frequenz 85, PQ = 0,16 Sek., Ventrikelkomplex in A_2 und A_3 geknotet, T_1 und T_2 über der isoelektrischen Linie abgehend, T_3 negativ.

Der klinische Befund ist in den vorliegenden Fällen gering: Die Herzfigur ist regelrecht, Geräusche über den Klappen sind nicht wahrnehmbar, die Herzaktion kann beschleunigt sein, der Blutdruck ist im Ruhestand normal. Die Herzfunktionsprüfung zeigt Funktionsstörungen, besonders typisch sind diese Funktionsstörungen in dem nachfolgenden Fall 56:

	R.R.	Puls	Atmung	Vitalkapazität
In Ruhe	120/80	20, 19, 19, 20	20	4300
Nach Belastung . .	140/90	32, 30, 28, 28	24	3600
Nach 1 Minute . . .	120/85	26, 23, 22, 22	20	3800

Fall 56. Klaus K., 27 Jahre, Unfall 19. 10. 1937. Spannung 500 Volt Gleichstrom. Stromweg: linke Hand—rechte Hand—Erde. Einwirkungsdauer etwa einige Minuten. Keine Bewußtlosigkeit. Danach anfänglich starkes Zittern am ganzen Körper und Herzstiche, nervöse Übererregbarkeit. Befund: Herz: Grenzen regelrecht, Töne rein, Spitzenstoß im 4. ICR. in der Mammillarlinie, nicht hebend, Aktion regelmäßig, beschleunigt. RR. = 125/75 mm Hg. Röntgendurchleuchtung: Kein Anhaltspunkt für Herz- oder Lungenerkrankung. Ekg.: Coronarinsuffizienz.

Auf die Röntgenuntersuchung ist zwecks Sicherung der Diagnose ebenfalls großer Wert zu legen, um einen Herzklappenfehler oder eine vorzeitige Arteriosklerose bei Menschen mittleren Lebensalters auszuschließen; der größere Teil unserer Patienten dieser Gruppe ist freilich unter 40 Jahre alt gewesen.

Die wertvollste Untersuchung gerade dieser Erkrankungen, besonders auch in Hinsicht auf die Glaubwürdigkeit der angegebenen Beschwerden, ist die elektrokardiographische. Wir sehen das typische und klinisch bekannte Bild der Coronarinsuffizienz, wie es nicht nur bei der Coronarsklerose, sondern auch bei toxischen Schädigungen, z. B. bei Kohlenoxydvergiftungen, bei Anämien und bei der Sauerstoffmangelatmung zu finden ist. Diese Krankheitsbilder gehören im Zusammenhang mit den aufgezählten

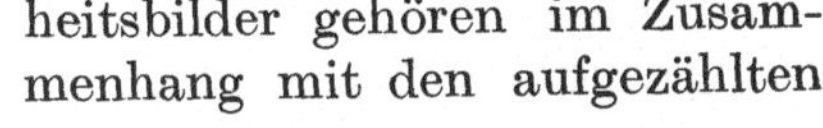

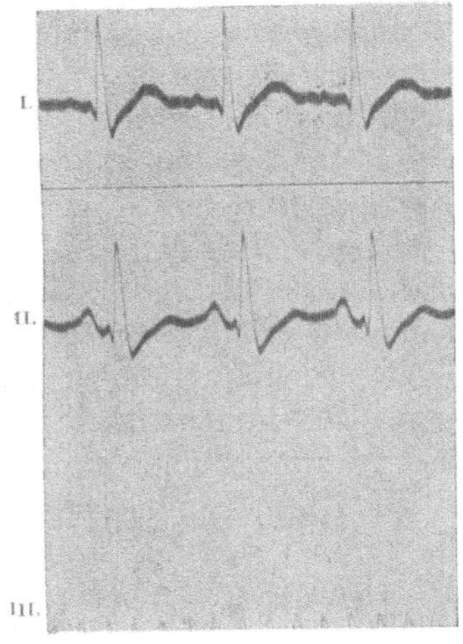

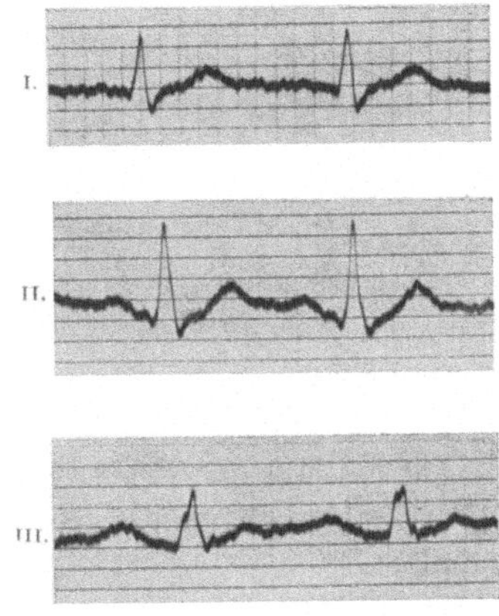

Abb. 24. Fall 99, Br. K., 37 Jahre, Unfall 29. 3. 1929. Spannung 10 000 Volt. Verbrennungen am rechten Fuß und linken Oberarm. Beschwerden: Kopfschmerzen, Schwindel, Herzklopfen, Ängstlichkeit. Befund: Leises systolisches Geräusch an der Herzspitze, RR. 170/110 mm Hg.

Abb. 25. Fall 9, K. K., 36 Jahre, Unfall Juni 1936. Spannung 220 Volt, Einwirkungsdauer kurzzeitig, Stromweg: rechte—linke Hand. Beschwerden: Kurze Bewußtlosigkeit, starkes Herzklopfen, zeitweise Stiche auf der Brust, Schwächeanfälle. Befund: Herz o. B. RR. 130/ 75 mm Hg.

Beschwerden in das Krankheitsbild der Angina pectoris. Wir sehen oberhalb und unterhalb der isoelektrischen Linie abgehende ST-Linien, wir sehen geringe Spannungswerte T_1 und T_2 unter 0,25 mV bis zu isoelektrischem oder sogar negativem T und beobachten nach Belastung Verlängerungen der Überleitungszeit mit weitgehend abgeflachtem T oder sogar negativem T (Abb. 24, 25, 26)[1].

Den Begriff „Coronarinsuffizienz" habe ich einleitend schon erörtert; wir verstehen darunter Zustände, bei denen die Durch-

---

[1] Die Elektrokardiogramme der beiden klinisch beobachteten Fälle habe ich noch im Sinne einer Coronarinsuffizienz trotz der bestehenden Tachykardie gedeutet, da sowohl die Beschwerden als auch die klinische Beobachtung für das Bild einer organischen Angina pectoris electrica sprechen.

strömung des Coronarsystems mit dem Blutbedarf des Herzens nicht Schritt hält. Wenn wir die Unterscheidung der „Coronarinsuffizienzen", wie sie *Büchner* macht, in Coronarinsuffizienzen durch mechanische Erschwerung der Blutzufuhr zum Herzmuskel, durch verminderte Sauerstoffspannung im Blut und durch krankhafte Überlastung des Herzens anerkennen, so scheidet von vornherein in unserer Erörterung die Coronarinsuffizienz durch mechanische Faktoren aus; es bleibt also nur die Wahl zwischen den beiden anderen Möglichkeiten. Bei dem elektrischen Reiz sehen wir nun 1. eine Atmungsbehinderung bis zum Atmungsstillstand, wodurch zweifellos, wie man es bei der Erstickung sieht, ein Sauerstoffmangel im Herzmuskel bedingt ist; 2. kommt es zum Herzstillstand, wodurch das bereits gestörte Gleichgewicht zwischen Kohlensäure und Sauerstoff im Blut zugunsten eines erhöhten Sauerstoffmangels verschoben wird; 3. tritt stets eine sehr erhebliche Blutdrucksteigerung auf, die im Zusammenwirken mit den beiden zunächst genannten Faktoren die Durchblutung der Herzkranzgefäße ungünstig beeinflußt. Wir können also die Coronarinsuffizienz nach elektrischen Reizen als durch Sauerstoffmangel bedingt, als hypoxämische Form der Coronarinsuffizienz, auffassen; sie ist in der Regel geringfügiger und reparabler Natur, da der elektrische Reiz nur sehr kurzfristig einwirkt. Ein sehr schönes Beispiel einer derartigen experimentell hypoxämischen Coronarinsuffizienz zeigt uns die Abb. 22.

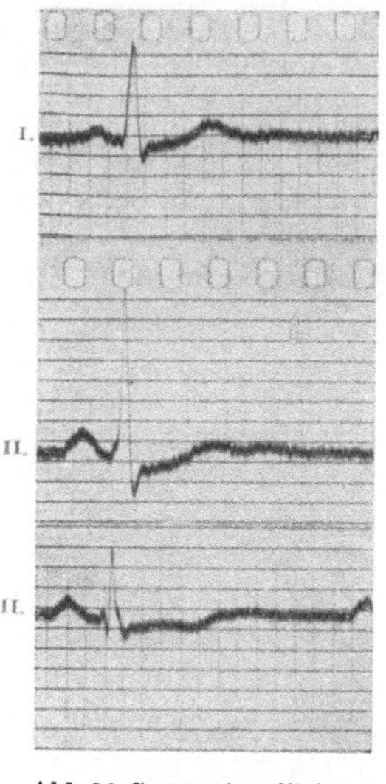

Abb.26. Coronarinsuffizienz, Fall 55, A. Sch., 47 Jahre, Unfall 19. 7. 1935. Spannung 1000 Volt, Stromweg: rechte Hand — Erde. Beschwerden: Sofort innere Unruhe, nach 7 Wochen Herzstiche, Atemnot. Befund: Herz: Aktion etwas beschleunigt, sonst o. B. RR. 135/85 mm Hg.

Die **Prognose** der Schädigung ist als **günstig** anzusehen, da im Gegensatz zu den bekannten hypoxämischen Coronarinsuffizienzen bei Anämien, Kohlenoxydvergiftungen oder Sauerstoffmangelatmung in großen Höhen die schädigende Einwirkung nur ganz kurzfristig, maximal nach unseren experimentellen Untersuchungen 30 Sekunden, andauern kann. Nachuntersuchungen unserer klinischen Fälle bestätigen unsere Auffassung; denn nur der Fall Otto B., Nr. 49, hat bei Nachuntersuchungen etwa den gleichen Befund klinisch wie elektrokardiographisch gezeigt, was aber auch durch die berufsmäßig bedingte körperliche Inanspruchnahme des Patienten bedingt sein kann.

Fall 49. Otto B., 41 Jahre, Unfall am 5. 8. 1933. Spannung 500 Volt gegen Erde, Stromweg: Hand zu Hand, Einwirkungsdauer: Kurzer Schlag. Unfallhergang: Beim Ausschalten der Maschine (Nietenwärmer mit Hochspannungsleitung) erhielt B. einen starken Schlag, wonach er zusammenbrach. Er sei etwa 4 Stunden bewußtlos gewesen. Bei dem Unfall stand er mit Holzpantoffeln, die naß waren, auf nassem Boden. Strommarken am linken Daumen. Beschwerden: Seit Unfall krampfartige Schmerzen und Beklemmungsgefühl in der Herzgegend, die langsam zunehmen und etwa $^1/_2$ Stunde andauern, besonders nach Anstrengungen, aber auch nachts auftretend, außerdem Übererregbarkeit und Unruhe, schlechter Schlaf. Befund: Herz: Grenzen nicht verbreitert, Töne rein, leise, keine Geräusche, Aktion regelmäßig. Herzfunktionsprüfung: Gewisse Unterfunktion des Kreislaufes. Ekg.: Normalrhythmus, Frequenz 61, Linkstyp, $PQ = 0,18$ Sek., $QRS = 0,3$ Sek., $T_1 = 0,217$ mV, $T_2 = 0,24$ mV, $T_3 =$ negativ. Zwischenstück in A_1 und A_2 bogenförmig über der isoelektrischen Linie abgehend (Abb. 27).

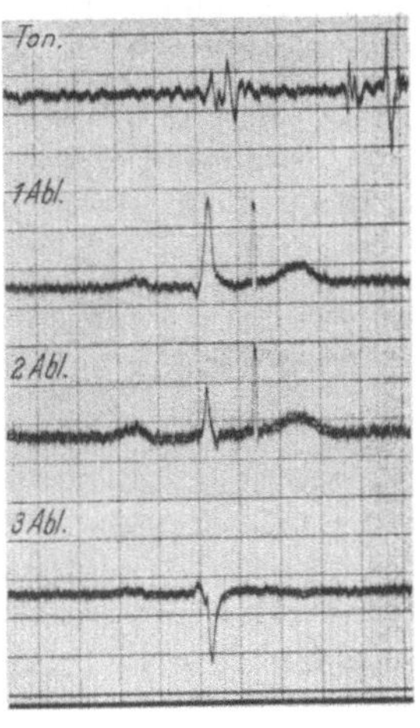

Abb. 27. Fall 49, S. 61 (vgl. Text).

Wenn auch das Elektrokardiogramm keine charakteristischen Befunde im Sinne einer Coronarinsuffizienz aufweist, habe ich doch in diesem Fall eine elektrische Herzschädigung angenommen, da die Anfälle von Herzangst nicht nur eindrucksvoll geschildert, sondern auch klinisch beobachtet worden sind. Vor dem Unfall ist B. nach allen nur möglichen Feststellungen völlig kreislaufgesund gewesen.

Was ich hier schon kurz berühren möchte ist die Bedeutung der Anamnese bei allen diesen und auch den folgenden Herzerkrankungen, wenn wir sie als elektrische Unfallfolge ansehen; ich gehe im Kapitel IX und X hierauf noch näher ein und habe alle Erkrankungsfälle, bei denen wir bereits zur Zeit des Unfalles eine Herzerkrankung annehmen müssen, gesondert und getrennt behandelt. Bei dem Studium vieler und zwar gerade elektrischer Unfälle fällt immer wieder auf, daß oft schwere Infekte, wie z. B. Gelenkrheumatismus, bei der Erörterung der Herzschädigungen nicht berücksichtigt werden.

Ferner ist zu beachten, daß diese und die unter b) und c) folgenden Erkrankungsfälle bei Unfällen mit Spannungen unter 500 Volt, also Unfällen, die in den oben kurz skizzierten Stromstärkenbereich II gehören, und mit sehr hohen Spannungen über 1000 Volt, die mithin in den Stromstärkenbereich IV gehören, vorkommen. Auch hier konnten wir an Hand unserer physiologischen Untersuchungen Herzschädigungen bis zum Herzstillstand wahrnehmen. Daß bei allen diesen Unfällen eine Herzdurchströmung vorgelegen hat, braucht wohl nicht besonders hervorgehoben zu werden und geht aus meinen Ausführungen zur Genüge hervor. Über die erforderlichen Heilmaßnahmen sei im Zusammenhang am Ende dieses Kapitels gesprochen. Die bisher bekannten anatomischen Untersuchungsergebnisse habe ich schon oben verwertet; es sei hier nur noch kurz bemerkt, daß wir alle Tierherzen mit im Experiment gesetzten Schäden anatomisch eingehend untersucht haben, aber bisher ähnliche Befunde, wie sie *Büchner* bei der hypoxämischen Coronarinsuffizienz beschreibt, nicht haben finden können. Ich bin der Auffassung, daß die kurzfristige elektrische Schädigung vielleicht keine anatomischen Läsionen im Herzmuskel setzt.

β) **Vorhofflimmern und -flattern.** Wie schon oben erwähnt, hat *Jacksch-Wartenhorst* den ersten Fall elektrisch bedingten Vorhofflimmerns beobachtet. Wir können aus unserem klinischen

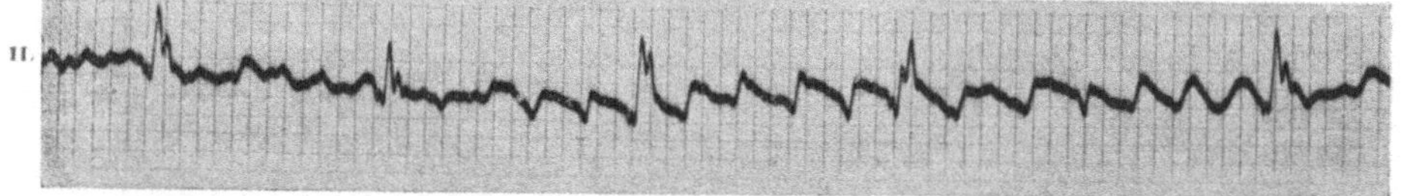

Abb. 28. Vorhofflattern, Fall 53, S. 62.

Material 5 Erkrankungsfälle hinzufügen, die zweifellos nach gewissenhafter Prüfung auf das elektrische Trauma zurückgeführt werden müssen. Ähnlich wie im Fall von *Jacksch-Wartenhorst* handelt es sich in einem unserer Fälle (Fall 47) um einen bis zum Unfall völlig gesunden jungen Menschen im Alter von 30 Jahren; aber auch die übrigen Patienten sind mit Ausnahme unseres Falles 53 (48 Jahre alt) Menschen unter 40 Jahren, bei denen nach dem klinischen Befund eine andere Ursache als die des elektrischen Traumas auszuschließen ist.

Fall 53. Karl R., 48 Jahre, elektrischer Unfall Januar 1929. Spannung 220 Volt, Stromweg: rechte Hand—linke Hand. Unfallhergang: R. berührte mit der rechten Hand die Frontscheibe eines älteren Amperemeters (40 Ampere, 620 Volt), mit der linken Hand hat er sich beim Bücken an dem Eisengeländer des Maschinenhauses festgehalten. Er bekam einen gewaltigen Schlag auf die linke Brustseite und ist nach vorn auf Knie und Hände hingeschlagen. Keine Bewußtlosigkeit, starkes Angstgefühl, keine Brandwunden. Nach $1/_2$ Jahr zunehmende, anfallsweise auftretende Herzbeschwerden. Befund: Herz etwas nach links verbreitert, Aktion stark beschleunigt, Töne rein, Aktion unregelmäßig. Puls unregelmäßig. Ekg.: Vorhofflattern (Abb. 28).

Die Beschwerden dieser Patienten sind denen der ersten Zusammenstellung unter a) sehr ähnlich, sie klagen über Druckgefühl auf der Brust, Kurzatmigkeit, „Wogen und Wühlen" des Herzens, oft lediglich über anfallsweises Auftreten von Herzklopfen; auch Angstzustände werden angegeben, aber nicht so regelmäßig wie bei den Patienten unter a).

Der klinische Befund weist bereits auf das Vorhandensein einer Rhythmusstörung hin; der Puls und die Herzaktion sind stark beschleunigt und unregelmäßig, Geräusche sind am Herzen nicht nachweisbar, in dem einen oder dem anderen Fall kann eine geringe Herzverbreiterung nach links perkutorisch festgestellt werden, Blutdruck ist im Bereich der Norm, die Herzfunktionsprüfungen weisen in der Regel auf Funktionsstörungen hin, wobei

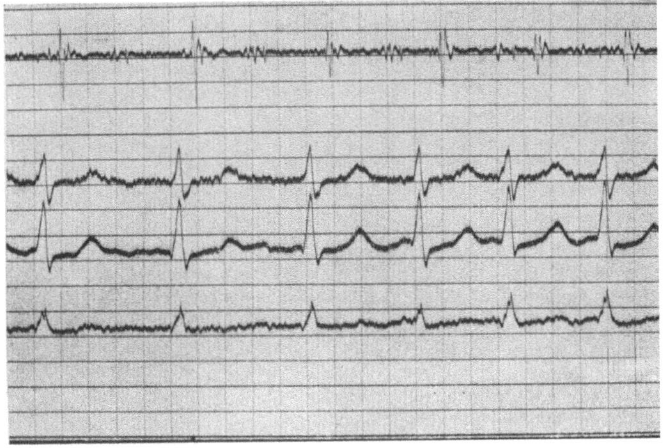

Abb. 29. Vorhofflimmern, Fall 47, S. 63.

uns gerade die Bestimmung der Vitalkapazität im Zusammenhang mit der Registrierung von Atmung und Blutdruck wertvolle Hilfe leistet. Herzfunktionsprüfung Fall 47:

	RR.	Puls	Atmung	Vitalkapazität
In Ruhe	145/80	17, 18, 17, 17	19	4500
Nach Belastung . .	175/90	24, 24, 23, 23	25	3700
Nach 1 Minute . . .	150/85	18, 17, 17, 18	20	4100

Fall 47. Gustav M., 30 Jahre, elektrischer Unfall 22. 7. 1939. Bei der Reparatur eines Ölschalters (15000 Volt Drehstrom) ist M. ausgerutscht und mit stromführenden Teilen in Berührung gekommen. Strommarken am linken und rechten Arm. Dauer der Berührung nur momentan, ist danach bewußtlos umgefallen. Etwa 3 Wochen nach dem Unfall seien die jetzigen Beschwerden aufgetreten: Druckgefühl auf der Brust, Luftmangel verbunden mit Angstgefühl und innerer Unruhe. Vorgeschichte: Keine Erkrankungen. Befund: Herz: Grenzen nicht verbreitert, Töne rein, 2. AT. = 2. PT. Röntgenbefund: Herz in regelrechten Grenzen, nach rechts etwas stärker abgerundet, Herzhinterwand o. B.,

kräftige Pulsation, Aorta von regelrechter Schattenintensität. Ekg.: Vorhofflimmern mit Kammertachykardie (Abb. 29). Die Nachuntersuchung bereits nach
4 Wochen zeigt nicht mehr den geringsten von der Norm abweichenden Befund.

Die Röntgenuntersuchungen zeigen im allgemeinen keine pathologischen Abweichungen, in dem einen oder anderen Fall vielleicht
eine geringe Verbreiterung nach links. Ich halte die Röntgenuntersuchungen einschließlich Herzaufnahmen für unbedingt erforderlich, um einen objektiven Beweis in den Händen zu haben,
daß ein Klappenfehler mit Sicherheit ausgeschlossen ist. Auch
gibt uns der Durchleuchtungsbefund Aufschluß über den Zustand der großen Gefäße, insbesondere der Aorta; denn schon
das Vorhandensein einer Aortensklerose erschwert die Unfall-
zusammenhangsfrage; der Erkrankungsfall gehört sodann zu
jenen, die wir unter IX besprechen.

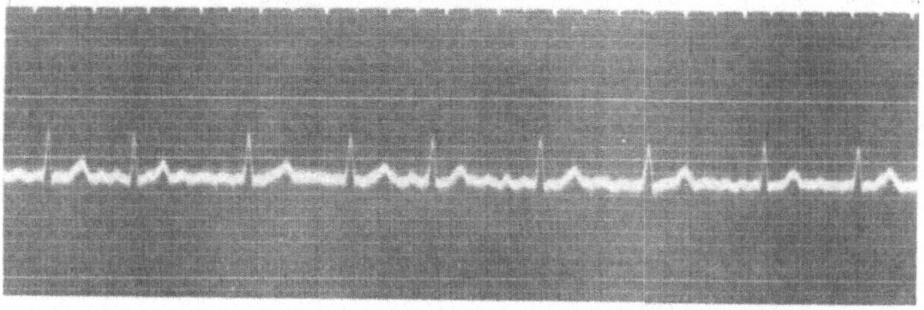

Abb. 30. Vorhofflattern, Fall 48, S. 64.

Das Elektrokardiogramm zeigt in den vorliegenden Fällen einen
schnellen Typ von Vorhofflimmern bzw. Vorhofflattern. Es ist in
den meisten Fällen in kürzester Zeit, oft bereits nach Tagen, nicht
mehr nachzuweisen; nur in einem Fall (Fall 48) ist das als Unfallfolge anerkannte Vorhofflimmern noch nach Jahren festzustellen:

Fall 48. Friedrich G., 37 Jahre, elektrischer Unfall 28. 11. 1925. Spannung
500 Volt, Einwirkungsdauer etwa 1 $^1/_2$ Minuten, Stromweg: rechte Hand—Rumpf—
Erde. Beschwerden nach dem Unfall: Krampf in der rechten Körperseite, besonders in der Herzgegend, Beklemmungsgefühl und Kurzatmigkeit bei körperlicher Belastung, Mattigkeit, Hitzegefühl, Schweißausbrüche. Befund: Herz:
Grenzen etwas nach links verbreitert, zeigt eine von der Atmung unabhängige
Irregularität, Töne rein, Puls regelmäßig. Röntgenbefund: Herz nach links verbreitert und stark gerundet, Herzbucht tiefer als normal, Herzhinterwand o. B.,
Aorta von regelrechter Schattenintensität. Ekg.: In allen Ableitungen Vorhofflattern, QRS = 0,06 Sek., Nachuntersuchungen 1917 und 1935 zeigen den gleichen
klinischen und elektrokardiographischen Befund (Abb. 30).

Auf das Zustandekommen des Vorhofflimmerns und -flatterns
im Anschluß an einen elektrischen Reiz sei noch kurz eingegangen.

Bekannt ist, daß man durch Faradisieren der Vorhöfe Vorhofflimmern experimentell erzeugen kann; schon die bloße Berührung der Vorhöfe genügt dazu. Wir können deshalb annehmen, daß auch der technische Strom Vorhofflimmern durch direkte Einwirkung auf die Vorhöfe erzeugt, wobei das *His*sche Bündel nicht mehr in der Lage ist, diese frequenten Reize fortzuleiten, und wobei es dann zur unregelmäßigen Schlagfolge der Kammern kommt. Dies stützt ebenfalls unsere Auffassung und unsere physiologischen Untersuchungen, nach denen wir die elektrische Schädigung als direkten Reiz des so komplizierten Reizleitungssystems des Herzens erklären (vgl. auch S. 43). Allerdings habe ich bisher im Tierexperiment Vorhofflimmern oder -flattern durch technischen Wechselstrom nicht erzeugen können, eine Tatsache, die wohl erwähnenswert ist, aber nicht gegen die elektrische Ätiologie des Vorhofflimmerns beim Menschen spricht. Zeigt doch gerade der Fall von *Jacksch-Wartenhorst*, daß das Vorhofflimmern direkt im Anschluß an den elektrischen Unfall aufgetreten war.

γ) **Störungen des Reizablaufes.** Mit Hilfe mittlerer Stromstärken zwischen etwa 25 und 80 mA gelingt es, im Tierexperiment kurvenmäßig (Carotis-Femoralis-Druck) und am eröffneten Thorax einen Herzstillstand, der bis zu etwa 30 Sekunden andauern kann, sowie Störungen im Elektrokardiogramm (sofort nach dem elektrischen Schlag aufgenommen) im Sinne von Rhythmusstörungen mit Veränderungen im Reizablauf aufzuzeichnen (Abb. 31a und b).

Protokoll Nr. 56, Hund, Mo-Pernoctonnarkose. Elektroden: Kopf—rechte hintere Extremität; 110 Volt Spannung, 40 mA Stromstärke, Dauer der Durchströmung: 1. Schlag 1 Sek., Ekg. zeigt keine Veränderungen. Nach völliger Beruhigung 2. Schlag von 110 Volt, 40 mA, 5 Sek., im Ekg. ebenfalls keine nachweisbare Schädigung. Nach abermaliger Beruhigung 3. Schlag von 110 Volt, 40 mA, 10 Sek., diese immerhin sehr erhebliche elektrische Einwirkung, bei der sowohl die Atmung verkrampft als auch das Herz zum Stillstand gekommen war, zeigte nach Ausschaltung des elektrischen Stromes eine schwere Störung im Ekg., bei der inner-

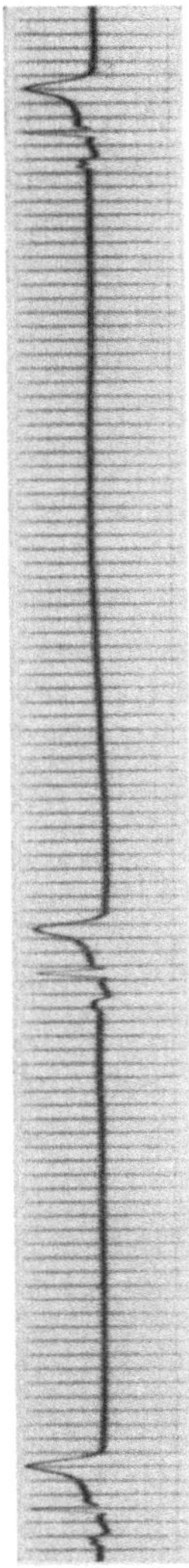

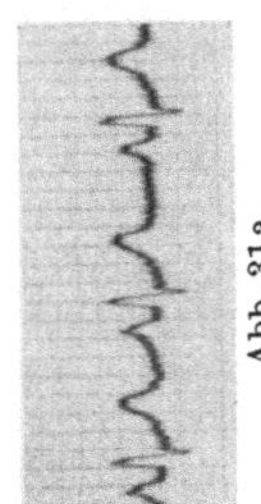

Abb. 31b. Tierversuch Hund 56, a) vor dem Versuch in tiefer Mo-Pernoctonnarkose, b) nach elektrischer Einwirkung 110 Volt, 40 mA, 10 Sekunden: partieller sinuaurikulärer Block.

Abb. 31a.

halb der langen Vorhofpause weder eine rechtzeitig noch eine vorzeitig auftretende Vorhofzacke sichtbar war; es handelt sich demnach um einen partiellen
sinuaurikulären Block (Abb. 31).

Es ist deshalb zu erwarten, daß auch nach elektrischen Unfällen
ähnliche Befunde festgestellt werden können. Außer den oben aus
der Literatur erwähnten Fällen sind uns 5 Verunglückte begegnet,
bei denen wir Veränderungen der Überleitungszeit, Veränderungen
(Knotungen im absteigenden Schenkel und Deformierungen) von
QRS, Verlängerungen der Systole und gehäufte Extrasystolen
beobachten konnten.

Als besonders eindrucksvoller Fall sei der am 24. 4. 1930 verunglückte K. (Fall 51) erwähnt, bei dem nach dem Elektrokardiogramm eine Schädigung im Sinne eines gestörten intraventrikulären
Reizablaufes vorliegt. Seine Erkrankung ist für die Beurteilung
deshalb so außerordentlich interessant, weil der Patient sehr oft
nach längst abgeklungenem Befund wegen angeblich erneuter
und nicht nachlassender Beschwerden untersucht wurde.

Fall 51. Johann K., 40 Jahre, elektrischer Unfall 25. 4. 1930. Vorgeschichte:
Am 25. 4. 1930 erlitt K. einen elektrischen Unfall, wobei er mit einer Leitung von
600 Volt Spannung mit beiden Händen in Berührung kam und angeblich $2^{1}/_{2}$ Minuten der Strom durch seinen Körper hindurchging. Es bestanden anfänglich
Strommarken an den Händen, die bald völlig abgeheilt waren. Pat. konnte nach
dem Unfall noch einige Tage weiterarbeiten und begab sich erst am 28. 4. 1930
wegen Herzbeklemmung in ärztliche Behandlung. Am 31. 5. 1930 nahm er seine
Tätigkeit wieder auf, meldete sich jedoch am 1. 8. 1930 erneut wegen stechender
Schmerzen in der Herzgegend krank. Seine Wunden an den Händen sind innerhalb 4 Wochen geheilt, ein pathologischer Befund am Herzen war nicht nachzuweisen (kein Ekg.). Eine klinische Beobachtung vom 2.—4. 10. 1930 ergibt das
Vorliegen einer objektiv nachweisbaren organisch bedingten Herzerkrankung,
welche als Unfallfolge aufzufassen ist. Befund: Herz: Grenzen der Norm entsprechend (rechts = $2^{1}/_{2}$ cm, links = $9^{1}/_{2}$ cm von der Mittellinie, relative Dämp-
fung). Der Spitzenstoß ist im 5. ICR. an normaler Stelle, einwärts der Mammillarlinie eben fühlbar. Die Herztöne sind rein, Aktion regelmäßig, keine Akzentua-
tion der 2. Töne. Puls 60, gut gefüllt und gespannt. RR. 110/70 mm Hg. Thorax-
durchleuchtung: Lungenfelder hell, keine Herdschatten. Zwerchfell beiderseits
glatt und gut beweglich. Herz in normalen Grenzen und normal konfiguriert.
Aorta o. B. Herzfunktionsprüfung: Puls 60, nach 10 Kniebeugen 96, nach $^{1}/_{2}$ Minute 58 Schläge. Kein Auftreten von Atemnot. Puls dauernd völlig regelmäßig.
Ekg.: Abl. 1: Hauptschwankungen nach unten gerichtet (tiefes S), große di-
phasische Nachschwankung. Abl. 2: Negatives T, ST-Segment leicht bogenförmig.
Abl. 3: Nachschwankung diphasisch. Rechtstyp des Kammer-Ekg. Überleitungszeit PQ = 0,14 Sek., Frequenz 67 pro Minute, Systolendauer 0,5 Sek. (also verlängert, höchste erlaubte Dauer der Systole 0,41 Sek.). Diagnose: Störung der
intraventrikulären Reizleitung (Abb. 32). Die Erwerbsminderung wird auf $66^{2}/_{3}$ %
geschätzt. Schon bei der Nachuntersuchung am 10. 1. 1931 war eine Besserung
des Herzbefundes deutlich nachzuweisen, so daß die Erwerbsminderung auf 40 %
herabgesetzt wird. Eine Nachuntersuchung am 21. 3. 1933 nimmt eine Erwerbs-

minderung von nur noch 20% wegen der geringen elektrokardiographischen Veränderungen an. Wegen der Herabsetzung der Rente wurde von K. Berufung
eingelegt mit der Begründung, daß seine Herzbeschwerden nicht besser geworden
seien. Schon nach geringsten Anstrengungen verspüre er Herzbeschwerden mit
heftigen Schmerzen; sie bestünden in Stichen und Herzklopfen; die Stiche seien
in der linken Brustseite vorn und hinten, sie träten nach Anstrengungen, aber
auch in der Ruhe auf; beim Bücken würde es ihm schwarz vor den Augen, und er
bekäme Schwindelanfälle, er könne auf der linken Seite nicht liegen und schlafe
dadurch schlecht. Sein Versuch, wieder zu arbeiten, sei mißglückt. Sein Appetit

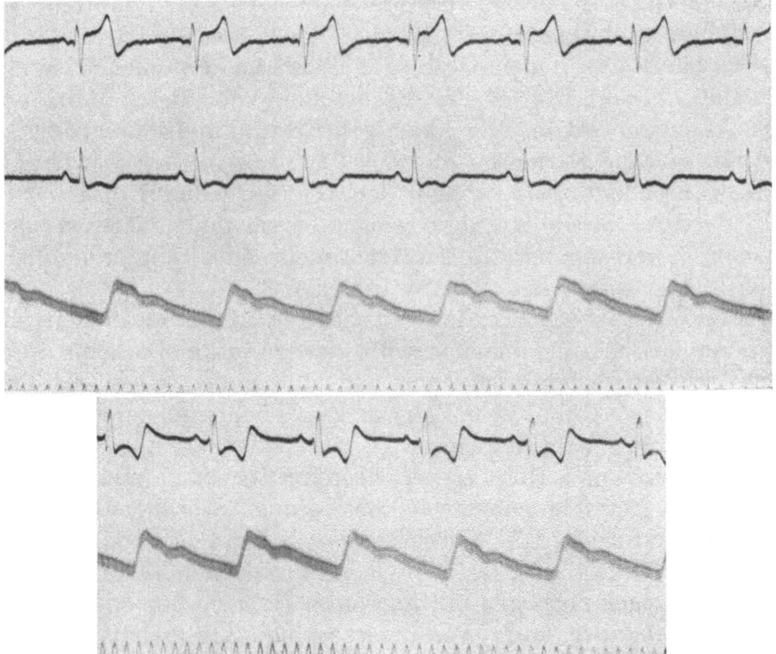

Abb. 32. Reizleitungsstörung nach elektrischem Unfall, Fall 51.

sei schlecht, sein Gewicht habe etwas zugenommen. Beim Gehen müsse er häufig
wegen Herzklopfen stehenbleiben und sich ausruhen. Er fühle sich im ganzen
sehr matt. Die erneute klinische Untersuchung läßt einen krankhaften Befund
nicht erkennen, auch das Ekg. zeigt nun völlig normalen Reizablauf.

Über die Sensationen des Unfalles selbst vermag K. keine Angaben zu machen, da er bewußtlos war; er gibt jedoch an: Sobald
er zum Bewußtsein zurückgekehrt war, habe er Herzbeschwerden
gehabt, die vorwiegend in stechenden Schmerzen und Herzklopfen
bestanden hätten; er habe 2 Tage nach dem Unfall mit seiner
Arbeit aufhören müssen; Angstgefühl habe er nicht verspürt. Wir
sehen überhaupt bei diesen Erkrankungen das Gefühl der Herz-

angst gar nicht so stark ausgeprägt wie bei den zuerst beschriebenen Fällen der organisch bedingten Angina pectoris. Die Beschwerden dieser Kranken, die sie fast anhaltend bedrücken, sind lediglich Herzschmerzen, gepaart mit Herzstichen und Herzklopfen, gelegentlich auch etwas Angstgefühl; nur in einem Fall (Fall 59) handelt es sich um ausgesprochene Herzangst. Diese Herzbeschwerden sind oft mit nervösen Störungen verbunden wie Kopfschmerz, allgemeine Schwäche, Schwindelgefühl, Übererregbarkeit oder Schwäche in den Beinen. Gerade diese nervösen Symptome sind bei diesen 6 Erkrankungsfällen besonders ausgeprägt und überdauern auch die in den meisten Fällen objektiv nachgewiesenen Schäden, worauf ich bei der Besprechung der Behandlung noch zurückkommen werde. Bei derartigen Erkrankungsfällen bemerken wir oft, daß die Patienten als Simulanten angesehen werden; wir müssen aber mit *Bohnenkamp* den erforderlichen Ernst bei der Untersuchung dieser Kranken walten lassen und „vielerorts noch bei der Bewertung rein subjektiver, mehr oder minder mißlicher Gefühle von seiten des Herzens umlernen".

Die Vorgeschichte dieser Patienten, die, wie auch in allen früheren Fällen, eingehend geprüft worden ist, weist keine Besonderheiten auf; allerdings sehen wir, daß einige dieser Patienten auch vor dem Unfall von Zeit zu Zeit leichte allgemein nervöse Beschwerden gehabt haben.

Das klinische Bild dieser Kranken ist durch elektrokardiographische Befunde gekennzeichnet, die in Störungen des Reizablaufes bestehen. Die Überleitungszeit kann oft erst nach Belastung verlängert sein, im QRS-Komplex können Deformierungen oder Knotungen vorliegen mit und ohne Veränderung der ST-Linie, die Systolendauer kann verlängert sein, auch gehäufte Extrasystolen kommen vor. Diese Untersuchungsergebnisse werden ergänzt und vervollständigt durch Funktionsprüfungen, die von der Norm abweichen; oft ist eine ziemlich ausgeprägte Übererregbarkeit des Gefäßsystems, eine erhöhte Vasolabilität zu beobachten, wie sie in den Fällen mit Vorhofflimmern oder Coronarinsuffizienz nicht vorliegt. Die übrigen klinischen Befunde lassen keine Abweichungen erkennen; Herzverbreiterungen sind weder klinisch noch röntgenologisch erkennbar gewesen. Geräusche über den Herzklappen sind nicht zu erwarten, auch nur als akzidentelle in 2 Fällen beobachtet, die Herzaktion ist allerdings stets beschleunigt gewesen. Daß irgendwelche andere Erkrankungen der inneren Organe oder auch des Herzens auszuschließen sind, versteht sich von selbst. Dekompensationserscheinungen von seiten des Herzens konnte ich in keinem einzigen Falle nachweisen, was in bezug auf die Einsatzfähigkeit dieser Erkrankten nicht ohne Bedeutung ist. Auch die Urinuntersuchungen, insbesondere die Urobilin- und Urobilinogenproben, sind in allen Fällen negativ ausgefallen.

Die Unfalluntersuchung läßt bei allen Erkrankungsfällen einen Stromweg erkennen, der über das Herz führt, ein für die Anerkennung elektrischer Herzschäden unbedingt notwendiges Postulat. Die Spannungen liegen zweimal bei 220 Volt, einmal bei 600 Volt Wechselstrom während sich der Unfall in den 3 übrigen Fällen (Unfallgruppe II) an der Hochspannungsleitung (Spannung 10 kV, Unfallgruppe IV) abgespielt und auch noch Verbrennungen, allerdings nicht allzu schweren Grades, nach sich gezogen hat. Aus letzterem ergibt sich, daß die Einwirkungsdauer zweifellos eine sehr kurzfristige gewesen ist, wie wir es auch in den ersten 3 Fällen annehmen müssen; sie hätte unter ungünstigen Bedingungen (sehr niedriger Übergangswiderstand) zweifellos tödlich gewirkt. Der Verunglückte ist geneigt, die Dauer jedes Unfalles für viel länger zu halten, als er in Wirklichkeit gewesen ist. Es soll ihm daraus kein Vorwurf der ungenauen Angabe gemacht werden; es ist eben rein psychologisch verständlich, wenn er die Dauer des Erlebnisses überschätzt. *Alvensleben* hat sich in mehreren Fällen die Mühe gemacht, am Unfallsort selbst die Einwirkungsdauer bestimmen, und zwar in der Weise, daß er mit einer Stoppuhr die von Kameraden durchgeführten Rettungsmaßnahmen vom Eintritt des Unfalles bis zur Befreiung vom Unfallsort oder zum Abschalten der betreffenden Leitung kontrollierte. Er stellte dabei fest, daß in den von ihm geprüften Fällen die Durchströmungszeit stets eine wesentlich kürzere gewesen ist, als die Einwirkungsdauer von den Verunglückten selbst oder von ihren Arbeitskameraden empfunden worden ist.

Die Arbeitsfähigkeit ist nach dem Unfall bei Auftreten derartiger Erscheinungen zunächst stets erheblich eingeschränkt; sämtliche Verunglückten, unbeschadet der uns hier nicht interessierenden Verbrennungen, melden sich krank und erbitten vom Arzt Klärung ihrer Erkrankung und Hilfe. Leider ist in den meisten Fällen zunächst eine eingehende Untersuchung versäumt worden, und auch die Behandlung besteht oft nur im Aufschreiben irgendeines wahllos herausgegriffenen Herzpräparates oder Beruhigungs- oder Stärkungsmittels. Es liegt jedoch nicht nur im Interesse der Verunglückten selbst, sondern im Interesse des Volksganzen, daß diese meist gut vorgebildeten und so dringend in allen Wirtschaftszweigen benötigten Facharbeiter, die bis zum Unfall gesund waren, einer intensiven Behandlung zugeführt werden, um ihnen Gesundheit und Arbeitsfreudigkeit wiederzugeben. Gerade bei diesen Kranken gibt es Begutachtungen, die zu oft monatelang dauernden Meinungsverschiedenheiten der einzelnen Gutachter führen und die so nötige Behandlung ungebührlich lange verschleppen. Statt dessen ist dringend geboten, sofort eine ordnungsmäßige Untersuchung, bei der nun einmal das Elektrokardiogramm unbedingt erforderlich ist, durchzuführen und eine intensive klinische oder Bäderbehandlung in geschlossener Anstalt vorzunehmen; dies gilt, wie ich schon oben erwähnte, auch für die funktionelle Angina pectoris electrica. Wenn nach der Behandlung alle Erscheinungen abgeklungen sind, soll dem Verunglückten eine Rente nicht mehr gegeben werden, da er als voll arbeits- und einsatzfähig zu gelten hat. Das Rentensystem führt nur zu einer ständigen Erinnerung des Patienten an sein Leiden und weckt in ihm das Verlangen nach Unterstützungen, nur um nicht auf etwas verzichten oder gar der Berufsgenossenschaft etwas schenken zu müssen. Ein Vergleich seiner Leistungsfähigkeit mit der von Menschen in den freien Berufen, die an ähnlichen Erkrankungen litten und keine Rente zu beanspruchen haben, bestätigt die Richtigkeit dieser Auffassung. Aufgabe der Berufsgenossenschaft ist es, Heilfürsorge so lange zu gewähren, bis der Verunglückte wieder voll einsatzfähig und gesund ist; dann ist jede Rente überflüssig.

Bei uns hat sich die klinische Behandlung gegenüber der ambulanten Behandlung durch einen praktischen Arzt als nutzbringender erwiesen. Letzterem steht die Aufgabe zu, die vorläufige Diagnose zu stellen, den Verunglückten über die zu erwartenden Schäden aufzuklären und nach erfolgter Heilbehandlung die Nachbehandlung zu übernehmen, bei der er auch seinem Patienten die erforderlichen Angaben über die Art seiner Krankheit machen muß. Wir beginnen die Behandlung mit absoluter Bettruhe, verbunden mit Strophanthingaben von 0,25—0,5 mg, in jüngster Zeit kombiniert mit Embran; manche empfehlen auch eine gleichzeitige Behandlung mit Calcium-Helpin oder Glucadenose, wenn sie uns auch einen besonders erkennbaren Erfolg nicht gebracht hat. Sehr wertvoll ist jedoch, sofort mit Bürstmassagen zu beginnen, die je nach Zustand zu Ganzmassagen, später auch zu Über- und Unterwassermassagen ausgedehnt werden. Allmählich lassen wir den Patienten aufstehen sowie an der Morgen- und Abendgymnastik der übrigen Kreislaufkranken teilnehmen; gegen Ende der Behandlung setzen wir ihn zu leichter Arbeit, Garten-, Haus-, Holzarbeit an, oft auch in unserer technischen Werkstatt;

um seine Leistungsfähigkeit zu prüfen. Die Patienten gehen gern und freudig mit dieser Behandlungsmethode mit. Vor allem ist es angebracht, den Verunglückten die Art ihrer Erkrankung klarzumachen und ihnen auseinanderzusetzen, daß irgendwelche Folgeerkrankungen nach den bisherigen Kenntnissen der elektrischen Unfälle nicht zu erwarten sind. Diese Heilfürsorge führt in den meisten Fällen zu einem vollen Erfolg, abgesehen von jenen Patienten, die um jeden Preis eine Rente herausschlagen wollen und unbelehrbar sind. Allerdings haben wir mit den bei uns behandelten Patienten keine Schwierigkeit gehabt.

Die Erwerbsminderung dieser Kranken nach Abschluß des Heilverfahrens und nach Abklingen aller klinischen Symptome liegt zweifellos unter 10%, so daß ihnen eine Rente nicht zusteht. Bei den Fällen, in denen die objektiven Befunde und die Beschwerden wohl gebessert sind, aber sich wiederholen (z. B. Fall 49, Otto B., oder Fall 48, Friedrich G.), haben wir eine Unfallrente anerkannt, die je nach Einschätzung der Einsatzfähigkeit zwischen 20 und 40% liegt. Auch in diesen Fällen halten wir die Wiederholung der klinischen Behandlung für notwendig, wofür wir bei den Berufsgenossenschaften, den Eisenbahnverwaltungen oder anderen Versicherungsträgern stets großes Verständnis gefunden haben.

Wenn ich bereits bei der Besprechung der bisher bekannten physiologischen Einwirkungen der elektrischen Energie auf den Kreislauf und auf das Zustandekommen von Schädigungen des Reizleitungssystems sowohl in Hinsicht auf die Reizbildung als auch auf den Reizablauf hingewiesen habe, so sei hier im Anschluß an die bisher bekannten Herzschädigungen elektrisch Verunglückter zusammenfassend gesagt, daß eine direkte elektrische Einwirkung während der Durchströmung (linker Kopf—Füße, Arm—Arm, linker Arm—Füße, rechter Arm—Füße) schon aus rein experimentell erwiesenen Tatsachen für sehr wahrscheinlich anzusehen ist.

Das Reizleitungssystem des Herzens, beginnend im Sinusknoten, dem Schrittmacher des Herzens, über den *Aschoff-Tawara*schen Knoten zum *His*schen Bündel, ist ein außerordentlich kompliziertes System, dessen Erregungsablauf wir bekanntlich im Elektrokardiogramm photographisch festhalten können. Es ist möglich, durch elektrische Ströme den Herzmuskel nach Ausschaltung des Sinusknotens zu einer Systole zu erregen. Reizt man dagegen einen spontan schlagenden Herzmuskel, so können sogar Extrasystolen entstehen. Während diese Beobachtungen am isolierten Herzen festgestellt wurden, sind unsere Untersuchungen am intakten

Herzen mit dem gebräuchlichen technischen Wechselstrom nach pharmakologischer oder operativer Ausschaltung des Vagus bzw. Sympathicus, sogar nach Dekapitation, und am eröffneten Brustkorb vorgenommen worden und haben das Ergebnis gehabt, daß Störungen der Reizbildung und des Reizablaufes bis zum Herzstillstand entstanden sind. Ferner ist es möglich, in der sog. relativen Refraktärphase durch technischen Wechselstrom das Herz zum Kammerflimmern zu bringen, während selbst direkte Reize in der absoluten Refraktärzeit unwirksam sind. Es ergibt sich daraus, daß die elektrischen Reize unabhängig von zentralen Regulationsstörungen und unabhängig von dem Blutdruck und den Druckverhältnissen in den Körperhöhlen Störungen des Herzens hervorrufen, die in einer direkten Schädigung des Reizleitungssystems bestehen und sich als Herzstillstand oder Kammerflimmern äußern. Wenn wir uns diese Ergebnisse vergegenwärtigen, ist es nicht verwunderlich, daß es durch den gebräuchlichen technischen Wechselstrom zu Herzerkrankungen kommt, wie wir sie oben beschrieben haben.

5. Das elektrische Trauma und die Angina pectoris bei älteren Menschen mit Coronarsklerose (14 Fälle).

Die Verunglückten, die wir, abgesehen von einigen wenigen Fällen, bisher in den beiden Gruppen I und II besprochen haben, stehen in dem Alter, in dem die „während des ganzen Lebens sich entwickelnde Aufbraucherkrankung" der Gefäße, wie wir nun einmal die Erkrankung der Arteriosklerose auffassen, in der Regel noch nicht anzunehmen ist. Es kommt, wie natürlich nicht anders zu erwarten war, auch vor, daß Menschen in höherem Alter einen elektrischen Unfall erleiden. Die Beurteilung dieser Menschen ist außerordentlich schwierig, weil mit Hilfe unserer klinischen, röntgenologischen und elektrokardiographischen Untersuchungsmethoden die Trennung von schicksalsmäßig sich einstellenden Herzkranzaderverhärtungen mit oder ohne Myokardschaden von elektrischen Schäden des Reizleitungssystems sehr schwer, oft aber unmöglich mit Sicherheit durchzuführen ist. Nach unseren klinischen und experimentellen Untersuchungen sowie nach den in der Literatur bekannten elektrischen Herzschäden ist die Möglichkeit einer Herzschädigung im Sinne von Vorhofflimmern oder Störungen im Reizablauf oder einer funktionellen Angina pectoris electrica auch in höherem Alter durchaus gegeben. Es kann aber auch sein, daß, wenn eine der genannten Herzerkrankungen nicht nachzuweisen ist, durch den elektrischen Unfall eine Angina pectoris ausgelöst wird, die, wie wir wissen, bereits bei dem Kreislaufgesunden, also dann erst recht bei dem Kranken mit einer Coronarsklerose zu einer Coronarinsuffizienz führen kann. Zwei Faktoren sind es, die uns bei der Beurteilung dieser Erkrankungen helfen: einmal die exakte und glaubhafte Vorgeschichte, die nach Möglichkeit auch durch Angaben der Angehörigen, der Arbeitgeber und der Mitarbeiter erweitert werden soll, zum anderen — und darauf kommt es hier besonders an — die von einem gewissenhaften Techniker ausgeführte elektrische Unfalluntersuchung. Es darf nicht vorkommen, daß ein Gutachter, wie es mehrmals geschehen ist, bei einem Menschen mit einer schweren autoptisch festgestellten Coronarsklerose einen elektrischen Tod annimmt, wenn überhaupt eine elektrische Einwirkung gar nicht vorgelegen haben kann. Der Laie ist natürlich gewillt und schnell bei der Hand, für einen plötzlichen Tod eine Ursache zu finden; und was liegt wohl näher, als bei einem Elektromonteur, der in einem Schaltgang tot aufgefunden wird, eine durch die Elektrizität herbeigeführte Todesursache anzunehmen? Da wir in der elektrischen Unfallkasuistik mehrere derartige Fälle finden, ist bei der Beurteilung dieser Erkrankung stets größte Vorsicht und Gewissenhaftigkeit am Platze. Auf der anderen Seite kann, wenn die technischen Möglichkeiten gegeben sind, naturgemäß auch bei einem älteren Menschen durch technischen Wechselstrom ein plötzlicher Tod durch Kammerflimmern entstehen.

Bevor ich Erkrankungsfälle bespreche, bei denen ich nach reiflicher Prüfung eine Verschlechterung einer zur Zeit des Unfalles bestehenden Herzkranzaderverhärtung — ähnlich liegt die Sache bei Hochdruck mit Coronarinsuffizienz und arteriosklerotisch bedingter Herzmuskelerkrankung — als Folge des Unfalles anerkannt habe, will ich zunächst einige Fälle vorwegnehmen von Personen, die unabhängig von einem elektrischen Trauma schicksalsmäßig an einer Herzkranzadererkrankung verstorben sind und deren Tod von Laien, aber auch von Gutachtern, als elektrische Unfallfolge angesehen worden ist. Zwei sehr eindrucksvolle Erkrankungsfälle seien in diesem Zusammenhang eingehender skizziert; bei beiden läßt die Unfalluntersuchung die Unmöglichkeit eines elektrischen Traumas klar erkennen.

Fall 72. Gustav U., 40 Jahre, elektrischer Unfall 2. 3. 1937. Unfalluntersuchung: Nach der Aussage eines Zeugen, der etwa 6 m von der Unfallstelle entfernt auf einem Bagger arbeitete, war U. mit dem Anklemmen eines Kabelrohres beschäftigt. Von den 3 Drähten der Leitung, die ausgeschaltet war, hatte er bereits einen Draht angeklemmt und an dem 2. Draht eine Klemme angesetzt. Plötzlich ist er nach vorn zusammengesackt, wodurch ihm die Mütze und eine

Zange entfielen. Danach wurde der angeblich Verletzte tot vom Mast heruntergeholt; längere Zeit wurden noch Wiederbelebungsversuche durchgeführt, die jedoch erfolglos blieben. Obduktionsbefund: Die rechte Kranzarterie zeigt reichlich viel gelblichweiße beetartige Einlagerungen in der Intima mit Kalk inkrustiert, etwa 3 cm von der Einmündung in die Aorta auf einem geschwürig zerfallenen Beet eine bräunliche derbe Auflagerung, die das Lumen, das durch die Intimaeinlagerungen schon stark verengt ist, fast völlig verschlossen hat. Die linke Kranzarterie zeigt ebenfalls zahlreiche gelblichweißliche beetartige Intimapolster mit Kalkeinlagerungen. Oberhalb der Teilung des Ramus desc. ant. befindet sich ein Beet, das stark mit Kalk inkrustiert, geschwürig zerfallen und mit braunrotem Blutgerinnsel belegt ist. Der vordere Ast dieser absteigenden Arterie ist in seinem weiteren Verlauf fast völlig durch die Intimaeinlagerungen verschlossen. Diagnose: Akuter Herztod im Angina pectoris-Anfall; kein elektrisches Trauma.

Fall 74. Ing. Hans H., 38 Jahre, angeblich elektrischer Unfall 23. 12. 1934. H. wird in einem Schaltgang einer 10 kV-Hochspannungsanlage tot aufgefunden. Die technische Untersuchung erstreckte sich darauf, festzustellen, ob ein Überschlag in dem Ölschalter oder an anderer Stelle stattgefunden hat, in der eine Spannung zwischen dem Schaltrad und dem Standpunkt des H. auftreten konnte. Im Schaltgang selbst zeigte der Boden, auf dem H. gestanden hatte, keine Zeichen eines Stromüberganges, auch am Handrad war nichts. In der Anlage war ebenfalls an keiner Stelle ein Stromübergang zu erkennen, ebensowenig am Ölschalter, den H. betätigen wollte. Der Schalter wurde eingehend untersucht, auch der Widerstand des Handrades gegen Erde gemessen, der einen Erdungswiderstand von noch nicht 1 Ohm ergab, so daß kaum angenommen werden kann, daß eine nennenswerte Spannung zwischen Handrad und Erde aufgetreten ist, selbst wenn ein starker Überschlag stattgefunden hätte. — Von den Angehörigen wurde Antrag auf Unfallrente gestellt mit der Begründung, H. habe einen elektrischen Unfall erlitten. Es wurde daraufhin eine Obduktion durchgeführt: Keine Strommarken. Herz: Auffallend schlaff, Vorhöfe und Kammern fast völlig leer. Die Außenfläche ist glatt und feucht. Die Höhlen sind allgemein etwas erweitert, die Innenhaut glatt, feucht, durchscheinend. Die Klappen der Mitralis und der Aorta zeigen keine Besonderheiten. Die Muskulatur ist von graurötlicher Farbe, mit grauweißlichen Streifen durchsetzt. Die Kranzinnenhaut der beiden Kranzadern ist mit sehr vielen graugelblichen, kissenartigen Verdickungen versehen, die sich teilweise ganz hart anfühlen, besonders im absteigenden Ast der linken, teilweise auch der rechten Kranzader. Dadurch ist eine teilweise erhebliche Verengerung des Hohlraumes der Kranzadern eingetreten. Mikroskopischer Befund: Ältere Schwielenbildungen im Herzmuskel. Hochgradiger Zerfall der Muskelfasern in Fragmente. Kranzadern: Atheromatose und schwielige Sklerose der Kranzadern. Allgemeine Verdickung der Wände. An einer Stelle in der mittleren Wandschicht liegt atheromatöser fettiger Zerfall des Gewebes vor. Dieser geht in kissenartige, teilweise völlig fibrös-hyaline Knotenbildungen der Innenhaut über, so daß der Hohlraum der Kranzadern teilweise stark verengert ist. Diagnose: Akuter Herztod bei schwerer Coronarsklerose; elektrisches Trauma nach der technischen Unfalluntersuchung unmöglich.

Während bei diesen beiden Erkrankungsfällen ein elektrisches Trauma nach der Unfalluntersuchung mit Sicherheit ausgeschlossen werden konnte, ist es bei einem weiteren Fall (Fall 71) nicht ganz sicher zu entscheiden, ob eine Elektrisierung stattgefunden hat oder nicht. Der Ludwig S. ist nämlich in der Umspannstelle tot aufgefunden worden, technische Einzelheiten, die für ein elektrisches Trauma sprechen, sind nicht festgestellt worden: Zeugen sind nicht vorhanden gewesen, auch der technische Aufsichtsbeamte weist nach, daß eine Stromeinwirkung bei S. nicht stattgefunden hat. Die Obduktion ergibt eine schwere Herzmuskel- und Coronarerkrankung mit allgemeinen Stauungsorganen und Infarkten, die bereits klinisch von der behandelnden Ärztin längere Zeit vor dem Unfall festgestellt wurde. Wenn es auch nicht ganz ausgeschlossen ist, daß S. von einem elektrischen Schlag getroffen worden ist, so ist die Wahrscheinlichkeit hierfür doch sehr gering. Es handelt sich bei einer so schweren Herzerkrankung viel eher um ein plötzliches Herzversagen, rein zufällig an der Arbeitsstelle eingetreten, ohne daß ein elektrisches Trauma vorgelegen hat. Die Begutachtungen namhafter Pathologen und Kliniker widersprechen sich, nicht grundsätzlich, sondern lediglich über die Anteilswirkung des elektrischen Stromes bei einem kranken Herzen, wobei sich die ärztlichen Gutachten über die technischen Möglichkeiten ereiferten. Die Auseinandersetzung darüber müssen wir nun einmal den Technikern überlassen und uns ihrem Urteil anschließen, besonders wenn unvoreingenommene und objektive Ingenieure die technische Untersuchung durchgeführt haben.

Dem Kliniker ist es bei der Beurteilung dieser Erkrankungsfälle besonders wichtig, sich an das morphologische Bild dieser Erkrankung zu erinnern; es sei deshalb gerade in diesem Zusammenhang das ausgezeichnete Buch von *Hallermann* erwähnt, das auf die Ursachen des plötzlichen Herztodes bei den verschiedenen Erkrankungsarten der Herzkranzgefäße hinweist. Es ist uns bei kritischer Beurteilung der Herzkranken mit Coronarsklerose ein wertvoller Ratgeber; denn die elektrische Unfallpraxis zeigt immer wieder eindrucksvolle Fälle, die lediglich infolge zufälligen Zusammenfallens eines plötzlichen Todes mit der Arbeitsstätte, an der die Möglichkeiten eines Elektrotraumas gegeben sind, als elektrischer Herztod angesehen werden.

Wegen der besonderen Wichtigkeit gerade dieser vermeintlichen Schäden sei noch ein Fall (Fall 104) besprochen. Die Obduzenten halten trotz Unfalluntersuchung durch einen anerkannten technischen Gutachter, der über jahrelange Erfahrung auf dem Gebiet der elektrischen Unfälle verfügt, an der Möglichkeit eines Elektrotraumas fest. Ich vertrete den Standpunkt, daß gerade bei der Coronarsklerose in Zweifelsfällen, gleichviel wie der anatomische Befund ausfällt, zunächst das technische Geschehen soweit als möglich von einem Techniker geklärt werden muß, und daß nur dann, wenn der Strom über das Herz geflossen ist, eine elektrische Todesursache anerkannt werden kann. Dieser eben genannte Fall sei noch angeführt:

Fall 104. Franz B., 49 Jahre, angeblicher elektrischer Unfall 14. 5. 1938. B. wurde im Schaltraum des Hochofenwerkes auf dem Rücken liegend aufgefunden; er wurde in den Sanitätsraum getragen, wo der Tod festgestellt wurde. Technische Unfalluntersuchung: Wenige Minuten, nachdem B. tot aufgefunden wurde, war eine Blaufärbung auf der ganzen einen Körperseite nachzuweisen, auch war sehr bald völlige Todesstarre eingetreten. Außerdem ist ermittelt worden, daß B. schon vor dem Vorgang des Ölholens durch absonderliche Schweißbildung aufgefallen ist. Dies berechtigt zu der Annahme, daß schon im Laufe des Vormittags irgendeine schwere Gesundheitsstörung eingetreten war. Prüfung über die Möglichkeit einer Stromeinwirkung im Schaltraum: Die Stelle, an der B. auf dem Rücken liegend aufgefunden worden war, liegt neben einer alten Schalttafel, an der noch offene Trennschalter für 220 Volt der Lichtleitungen sitzen. Es ist technisch an sich möglich, daß ein Mensch, wenn er einen solchen Schalter an den blanken Teilen und gleichzeitig die geerdete eiserne Verkleidung der Schalttafel anfaßt, Strom durch seinen Körper bekommt. Dazu lag aber weder für B. irgendeine Veranlassung vor, noch sind bis jetzt irgendwelche Anhaltspunkte dafür gefunden worden. Der Boden im Schaltraum ist zementiert; die in diesem liegenden Kanäle sind mit geerdeten eisernen Riffelblechen abgedeckt. Die Untersuchung, ob von diesen aus irgendeine elektrische Einwirkung mitgespielt haben könnte, ergab dafür keinerlei stichhaltige Anhaltspunkte. Obduktion: Die Herzkranzgefäßabgänge sind nicht verengt. Die Innenhaut weist in mäßigem Maße gelbe Flecken und vereinzelte polsterartige Verdickungen auf. Diagnose: Herztod im Angina pectoris-Anfall bei mäßiger Coronarsklerose. Ein elektrisches Trauma ist unwahrscheinlich.

Daß einmal bei einer schweren Herzerkrankung auch eine Verschlimmerung mit nachfolgendem Herztod eintreten kann, ist nicht zu bestreiten. Nur kurz sei ein Erkrankungsfall eines Ing. G. erwähnt, der zu ganz besonders heftigen wissenschaftlichen Meinungsverschiedenheiten geführt hat, an denen namhafte Pathologen und Gerichtsmediziner beteiligt waren.

Fall 49. Georg G., 43 Jahre, elektrischer Unfall 5. 3. 1929. Spannung 380 Volt Wechselstrom, elektrischer Schlag, Stromweg: Arme—Oberkörper. Unmittelbar nach dem Anfassen der stromführenden Teile soll G. einen starken Schlag verspürt haben, wobei ihm die Zigarre aus dem Mund geflogen sei; er soll sich sofort den umstehenden Herren gegenüber geäußert haben, einen so starken Schlag hätte er in seinem Leben noch nicht erlitten. Am Abend desselben Tages sind dann offenbar keine krankhaften Erscheinungen aufgetreten. Erst am anderen Morgen stellte sich eine Unpäßlichkeit und ein Schmerzgefühl in der Herzgegend ein, so daß G. den Unterredungen nicht mehr folgen konnte. Gegen Mittag verschlimmerte sich der Zustand, und der Kranke legte sich gegen 2 Uhr zu Bett. Hier wurde er dann einige Stunden später, halb angezogen, tot aufgefunden. Befund: Obduktion: Coronargefäße durchgängig, im absteigenden Ast der 1. Coronararterie kurz nach dem Abgang aus dieser findet sich im Bereich stark sklerotischer Flecken ein etwa bohnengroßes, mit graubräunlichen, lockeren, thrombotischen Massen bedecktes „Geschwür" in der Längsrichtung des Gefäßes. Intima enthält zahlreiche, dicke, weiße Beete, besonders um die Abgangsstellen der kleinen Äste.

Nach langen wissenschaftlichen Erörterungen ist in einer Kommissionssitzung eine Einigung dahin erzielt worden, daß G. an einer schweren Arteriosklerose der linken Herzkranzader unter Mitwirkung eines Elektrounfalles gestorben ist; der Anteil des Unfalles am Ableben ist mit 30% bewertet worden. *Jellinek* erwähnt diesen Fall ebenfalls auf S. 166 seines Buches „Elektrische Verletzungen" und glaubt annehmen zu können, daß „anatomische Gefäßveränderungen nach Stromeinwirkung keine allzu große Seltenheit" sind; er meint weiter, daß trotz der bestehenden chronischen Veränderungen in der Aortenwand der Verunglückte sich bis zum Unfallstage gesund gefühlt hat. Das letztere ist gewiß eine klinisch oft beobachtete und bekannte Tatsache. Immer wieder erlebt man es, daß solche Kranke bis zum Eintreten des tödlichen Angina pectoris-Anfalles voll gearbeitet haben; erst vor kurzer Zeit wurde ich morgens zu einem 38jährigen Kollegen gerufen, der im Angina pectoris-Anfall innerhalb weniger Minuten gestorben war und noch am Abend zuvor völlig gesund mich im Krankenhaus besucht hatte. Außerdem ist die Arteriosklerose der Aorta weder für die Schwere der klinischen Erscheinungen noch für den Grad der Erkrankung an den Kranzgefäßen selbst ausschlaggebend; wie oft sieht der Pathologe schwerste Arteriosklerose der Aorta mit Geschwürs- und Thrombenbildung, ohne daß klinische Erscheinungen nachzuweisen sind. Auf Einzelheiten einzugehen, ist mir an dieser Stelle unmöglich; mit seiner Behauptung, daß anatomische Veränderungen der Gefäße nach Stromeinwirkungen keine Seltenheit seien, steht *Jellinek* recht vereinzelt da (vgl. *Wegelin*).

Wenn wir in derartigen Fällen eine Anteilswirkung des elektrischen Traumas an dem plötzlichen Tod oder dem ersten Auftreten der Angina pectoris anerkennen, so tun wir es aus den Erwägungen heraus, die wir bei der Besprechung der hypoxämischen elektrisch bedingten Coronarinsuffizienz angestellt haben und die auf experimentellen Grundlagen aufgebaut sind. Gefäßschädigungen der Art, wie *Jellinek* sie behauptet, allerdings ohne zu zeigen oder zu beweisen, welcher Natur sie sind, sind — abgesehen von direkten durch die Wärmeeinwirkungen bei hohen Spannungen herbeigeführten schweren Verbrennungen — bisher jedenfalls nicht erwiesen.

Auch wir haben in mehreren Fällen (4 Fälle) eine Auslösung oder eine Verschlechterung einer zur Zeit des Unfalles klinisch nachweisbaren Angina pectoris bei Menschen höheren Alters anerkannt. Voraussetzung für die Anerkennung ist allerdings die einwandfreie Feststellung, daß wirklich ein elektrischer Unfall mit der Möglichkeit einer Herzschädigung vorangegangen ist. Dies zu erwähnen erscheint müßig; die Unfallpraxis hat aber ergeben, daß in mehreren Fällen, wo ein elektrisches Trauma nicht stattgefunden hat, der Gutachter trotzdem den elektrischen Unfall als selbstverständliche Folge einer elektrischen Einwirkung vorausgesetzt hat. Deshalb raten wir, vor Abschluß einer Begutachtung die Unfalluntersuchung abzuwarten oder diese zu veranlassen, falls sie noch nicht eingeleitet ist.

Es sei nun noch ein Fall geschildert, bei dem wir das Auslösen einer Angina pectoris bei einer schon zur Zeit des Unfalles bestehenden Coronarsklerose durch das elektrische Trauma anerkannt haben, während die weiteren 3 Fälle im Zusammenhang mit diesem Erkrankungsfall besprochen seien.

Fall 62. Fritz S., 50 Jahre, elektrischer Unfall 24. 4. 1936. Spannung 380 Volt, kurzer elektrischer, sehr heftiger Schlag. Stromweg: Arme—Rumpf—Beine (feuchte Schuhe)—Erde. Keine Bewußtlosigkeit, jedoch große Schwäche in den Beinen. Beschwerden nach dem Unfall: Krampfartige Schmerzen und Druckgefühl in der Herzgegend, ausstrahlend in das Schulterblatt und den linken Arm; der linke Arm sei anfangs lahm gewesen. Später Besserung der Beschwerden, sie treten nur nach Anstrengungen auf. Befund: Herz: Grenzen regelrecht, Aktion regelmäßig, über der Spitze ein gespaltener 1. Ton, 2. AT. etwas stärker als 2. PT., im übrigen keine Geräusche. RR. 180/100 mm Hg, Puls schwankt zwischen 78 und 60 Schlägen. Ekg.: In Ruhe und auch nach Belastung geringgradige Veränderungen im Sinne einer Coronarinsuffizienz. Klinische Diagnose: Angina pectoris, ausgelöst durch ein elektrisches Trauma.

Während der elektrischen Einwirkung kann es im Stromstärkenbereich II wie im Stromstärkenbereich IV zu einer Beeinflussung der Herztätigkeit mit elektrischen Rhythmusstörungen kommen; es ist durchaus verständlich, daß nicht nur jüngere Monteure, Arbeiter oder Ingenieure, sondern auch ältere einen Unfall erleiden, bei dem die Bedingungen der Stromstärkenbereiche II und IV vorliegen, das heißt also: eine elektrische Herzschädigung kann dem elektrischen Trauma folgen. Wir haben es bei den von uns beobachteten Krankheitsfällen mit Patienten zu tun, bei denen nach dem Unfall Beschwerden im Sinne einer Angina pectoris aufgetreten sind, die oft nicht so typisch sind wie bei den Verunglückten mit der organischen Angina pectoris electrica, oft auch von sehr erheblichen nervösen Komponenten begleitet sind und die trotzdem die charakteristischen Kennzeichen dieser Erkrankung an sich tragen.

Die klinischen Untersuchungen können eine Verbreiterung des Herzens nach links, mit betontem 2. AT., vorwiegend systolischem Geräusch über der Herzspitze und Aorta und beschleunigter Herzaktion zeigen; der systolische Blutdruck ist oft relativ hoch, z. B. 180 mm Hg, 210 mm Hg, wobei der diastolische Blutdruck oft über 100 liegen kann (beginnende Dekompensation!); die Herzfunktionsprüfungen lassen schon ziemliche Insuffizienzerscheinungen erkennen. Unterstützt wird die klinische Diagnose durch den Röntgenbefund, der oft eine deutlich erkennbare Arteriosklerose der Aorta, mit Verbreiterung, vorspringendem und mit Kalksichel eingelagertem Aortenknopf, oft auch Verbreiterung der absteigenden Aorta ergibt. Eine luetische Gefäßerkrankung ist nach der Vorgeschichte und den serologischen Untersuchungen auszuschließen. Urin kann Spuren von Eiweiß zeigen, ist aber in den meisten Fällen negativ.

Die elektrokardiographische Untersuchung ist in allen 4 Fällen ohne besonders typische Befunde ausgefallen. Im Fall S. (Fall 62) kann man den Befund im Zusammenhang mit den Beschwerden und dem übrigen klinischen Befund als geringgradige Coronarinsuffizienz deuten; in einem anderen Fall K. R. (Fall 63) zeigt das Elektrokardiogramm annähernd normale Reizbildung und normalen Ablauf; im Fall A. R. (Fall 64) können wir ventrikuläre Extrasystolen beobachten, die zu dem bekannten Herzstolpern geführt haben, während ziemlich typische Beschwerden und der übrige klinische Befund uns die Diagnose „Angina pectoris" rechtfertigen.

In allen diesen Fällen haben wir nach der Anamnese der Verunglückten, nach Vernehmung der Mitarbeiter und Arbeitgeber, die die volle Leistungsfähigkeit und Beschwerdefreiheit der Erkrankten bestätigten, nach der Unfalluntersuchung und nach dem klinischen Befund anerkannt, daß die Angina pectoris zwar durch den elektrischen Unfall ausgelöst worden, aber auf die nachweisbare Coronarsklerose zurückzuführen ist. Wir haben eine Heilbehandlung vorgeschlagen und in der Regel den Erfolg gehabt, daß die Verunglückten bald wieder einsatzfähig geworden sind. Die durch den Unfall bedingte Erwerbsverminderung liegt in Anlehnung an die funktionelle Angina pectoris in der Regel unter 10%. Für die Heilbehandlung und Einschätzung der Erwerbsminderung gilt dasselbe, was wir oben schon eingehend erörtert haben.

In einigen klinischen Erkrankungsfällen (4 Fälle) haben wir eine Verschlechterung oder eine Auslösung der Angina pectoris durch das elektrische Trauma abgelehnt. In den Fällen O. M. (Fall 68) und H. D. (Fall 69) ist die Entscheidung darüber nicht schwer gewesen, da die vermeintlichen elektrischen Schläge Jahre, ja sogar Jahrzehnte, zurückliegen. Ein Elektromonteur erleidet bekanntlich oft aus eigener Nachlässigkeit elektrische Schläge verschiedener Art, so daß es unmöglich ist, diese oft schon in frühester Jugend aufgetretenen Schläge für eine schicksalsmäßige Erkrankung, wie sie gerade die Arteriosklerose ist, verantwortlich zu machen. Schwieriger war der Fall P. H. (Fall 67) zu beurteilen, bei dem klinisch der Typ eines abgeheilten Myokardinfarktes vorlag. H. hatte nämlich behauptet, an einer Profiliermaschine einen elektrischen Schlag erlitten zu haben; die Unfalluntersuchung ließ jedoch eindeutig erkennen, daß ein elektrischer Unfall nicht vorgelegen hat, weshalb das elektrische Trauma für seine Erkrankung nicht verantwortlich gemacht werden kann.

Zusammenfassend stellen wir fest, daß eine zur Zeit eines elektrischen Unfalles bestehende Coronarsklerose durch ein elektrisches Trauma zu einem Angina pectoris-Anfall führen kann, dessen Schwere von dem Grad der Erkrankung abhängig ist und der sogar im Verlaufe mehrerer Stunden zum Tode führen kann. Es muß jedoch einwandfrei festgestellt werden, daß eine Durchströmung des Herzens (Stromstärkenbereich II und IV) vorgelegen hat. In der Regel treten jedoch bei einer Coronarsklerose im Anschluß an ein elektrisches Trauma (Stromstärkenbereich I) nur geringe Angstanfälle auf, die sehr bald wieder abklingen. Die Begründung für die Anerkennung eines Unfallzusammenhanges entnehmen wir unseren physiologischen Beobachtungen, durch die wir zeigen können, wie es zu einer hypoxämischen Coronarinsuffizienz nach einer elektrischen Durchströmung kommen kann (vgl. auch S. 54). Abzulehnen ist ein Zusammenhang, wenn ein Zeitraum von Wochen, Monaten oder Jahren zwischen Beginn der ersten subjektiven Empfindungen und dem elektrischen Trauma liegt. Es ist in jedem Fall einer Angina pectoris bei einem Verunglückten mittleren und höheren Alters, die auf ein elektrisches Trauma zurückgeführt wird, eine exakte Unfallerklärung notwendig, da oft derartige plötzliche Erkrankungen, seien sie leichterer Natur oder enden sie gar tödlich, irrtümlich in Verbindung mit einem vermeintlichen elektrischen Unfall gebracht werden.

6. Herzerkrankungen (Klappenfehler, Muskelerkrankungen), die nicht als Folge der elektrischen Einwirkung angesehen werden können.

Die Erkrankungsfälle, die jetzt noch übrigbleiben, gehören zweifellos in der Beurteilung elektrischer Herzerkrankungen zu den interessantesten, da sie in fast allen Fällen zu umfangreichen, gegensätzlichen und oft ziemlich heftigen Meinungsverschiedenheiten geführt haben. Aus der Literatur ist zunächst ein Fall erwähnenswert, den *Groedel* beschrieben hat:

A. M., 40 Jahre alt, erlitt im Januar 1931 einen elektrischen Unfall. Bei der Beschäftigung mit seinem Radioapparat ging er mit einer nicht isolierten Eisenzange an eine Steckdose, die er für stromlos hielt. Die Steckdose stand aber unter Strom. Es handelte sich um Drehstrom von 220 Volt Spannung. M. blieb, wie er erzählte, zunächst an der Leitung hängen. Er fiel dann nach links um, schrie auf und wurde besinnungslos. Brandwunden fanden sich hinterher nicht, auch waren weder blaue Flecken noch Prellungen am Körper nachweisbar. Nach einigen Stunden hatte er sich so weit erholt, daß er seiner Beschäftigung nachgehen konnte. Er konnte anfangs nicht gehen und zitterte stark. Er achtete nun nicht weiter auf die Angelegenheit, um so mehr, als er der Ansicht war, daß er keinen besonderen Schaden genommen habe. Nach einigen Tagen stellten sich aber Nachtschweiß, Brustschmerz, Husten und heller Auswurf ein. Die vermeintliche Nervosität steigerte sich, und 3 Wochen nach dem Unfall suchte M. schließlich den Arzt auf, der ihn sofort ins Krankenhaus schickte. Dort verblieb M. 3 Wochen und wurde unter der Diagnose „Myokarditis und Aorteninsuffizienz" behandelt. Beschwerden: M. klagte über Kurzatmigkeit bei geringen Anstrengungen sowie über etwas Husten und produzierte gelegentlich bräunlichen Auswurf. Als objektive Insuffizienzerscheinungen notierten wir Tachykardie bis zu 130 und mäßige Lebervergrößerung. Unter der Badekur und kleinen Dosen von Theobromin-Digitalis verschwanden die geringen Insuffizienzerscheinungen. Befund: Herz: Andeutung von Aortenkonfiguration, Aorta leicht verbreitert, systolisches und präsystolisches Geräusch. Wie aber die Tonkurve zeigt, handelt es sich um ein etwas kürzeres systolisches und ein die ganze Diastole ausfüllendes diastolisches Geräusch. Das Ekg. zeigt eine geringe Verbreiterung der R-Zacke, Inversion von T_1 und T_2. Das Ekg. als Ganzes gibt das Bild des sog. Linkstypes. Der Blutdruck war etwas schwankend, im Mittel betrug er diastolisch 40, systolisch 170 mm Hg. Urinbefund und sämtliche sonstige Untersuchungsresultate waren negativ.

Groedel hält diese 3 Wochen nach dem Unfall unter dem Bild einer Endomyokarditis entstandene Aorteninsuffizienz für eine Folge eines wenn auch geringen elektrischen Traumas. Er begründet seine Auffassung damit, daß eine anatomische „Läsion des Herzens" durch den elektrischen Reiz stattgefunden habe, an den sich sekundär die Entzündung angeschlossen hätte. Ich muß dem widersprechen; denn bisher ist von den Anatomen, was durch meine Sammlung von weit mehr als 300 Obduktionsfällen elektrisch tödlich Verunglückter ergänzt wird, nicht eine einzige anatomische Läsion an den Klappen oder am Endokard, abgesehen von kleinsten perivasculären Blutaustritten (vgl. Kap. IV) im Perikard, festgestellt worden. Die elektrische Einwirkung im Falle A. M., der sich ja in einem trockenen Zimmer aufhielt, gehört offenbar in den Stromstärkenbereich I (vgl. Kap. V), da anzunehmen ist, daß die die Schädigung hervorrufende Stromstärke gering gewesen ist. Der Stromweg ist nicht festzustellen. Nach Lage der Dinge ist es unwahrscheinlich, daß die Endokarditis Folge des elektrischen Traumas gewesen ist. Begegnen wir nicht sehr oft Herzerkrankungen entzündlicher Natur, Klappenfehlern oder Herzmuskelentzündungen, bei denen der zur Erkrankung führende Infekt dem Patienten verborgen geblieben ist?

Wenn wir diesen Fall kritisch betrachten und vor allem die bisher bekannten anatomischen und physiologischen Untersuchungen zur Beurteilung heranziehen, die uns die Dynamik des elektrischen Geschehens erkennen lassen, so können wir in diesem Falle die nach den Beschwerden und dem elektrokardiographischen Befund vorliegende Coronarinsuffizienz wohl im Sinne einer elektrischen hypoxämisch bedingten anerkennen, jedoch sind keineswegs Entzündungserscheinungen im Sinne einer Myo- oder Endokarditis, wie sie *Groedel* annimmt, durch den elektrischen Unfall entstanden.

Ähnliche theoretische Erwägungen, wie sie *Groedel* über die elektrische Entstehung von Herzklappenfehlern angestellt hat, sind uns in einer erheblichen Anzahl von Erkrankungen im Sinne von Klappenfehlern oder gar von typischen rheumatischen Herzmuskelentzündungen begegnet, oft allerdings ohne daß die Vorgeschichte, in einem Fall sogar nicht einmal die in der gleichen Klinik Jahre vor dem Unfall nachgewiesene Herzmuskelerkrankung berücksichtigt worden ist. An den Anfang unserer Betrachtungen sei deshalb der Fall 90 gestellt, weil wir hier auch den anatomischen Befund zur Verfügung haben.

Fall 90. Ewald, H., 35 Jahre, elektrischer Unfall 24. 1. 1937. Spannung 220 Volt, keine Strommarken, elektrischer Schlag beim Putzen von Metallteilen mit einer elektrischen Handschleifmaschine. Klinischer Befund: Herz: Grenzen nicht verbreitert, Aktion sehr stark beschleunigt, keine Geräusche über den Klappen. Ekg.: Keine Reizleitungsstörungen, Sinustachykardie. Diagnose: Tachykardie, Myokardschaden. Nach $2^1/_2$ Jahren stirbt H. an einem blutenden Zwölffingerdarmgeschwür. Obduktion: Verblutung aus einem älteren Ulcus duodeni; an der Hinterwand der linken Herzkammer mikroskopisch zahlreiche feine Schwielen. Anamnese: 1919 $1^1/_2$ Monate wegen Myokardschadens nach Anginen (Tachykardie) arbeitsunfähig, davon 14 Tage klinisch behandelt, 1920 Angina, 1922 Gelenkrheumatismus.

Der Kliniker, dem sich der Pathologe ohne Kenntnis der früheren Krankengeschichte anschließt, hält die Herzmuskelerkrankung, auf die er die Tachykardie zurückführt, ohne daß irgendwelche weitere von der Norm abweichende Befunde im Röntgenbild oder im Elektrokardiogramm festzustellen sind, für eine Folge des elektrischen Traumas, obwohl ihm die verschiedensten Infekte rheumatischer Art (Gelenkrheumatismus, Halsentzündungen) bekannt waren. Entgangen war ihm jedoch der klinische Befund in seiner eigenen Klinik, 19 Jahre vor dem Unfall. Da war H., was er dem untersuchenden Arzt sicher verschwiegen hat, bereits mehrere Wochen klinisch wegen der gleichen Tachykardie, die ebenfalls auf akute Infektionen zurückzuführen ist, behandelt worden. So hatte er es erreicht, daß ihm eine 40proz. Unfallrente zugesprochen wurde. Daß wir uns nicht immer auf die Angaben der Verunglückten verlassen können, liegt wohl in dem begreiflichen Wunsche der Patienten begründet, irgendeine Sicherstellung durch eine Rente zu erhalten.

Wesentlich einfacher liegt die Beurteilung der Erkrankung der Frau M. (Fall 86, beim Reinemachen elektrischer Schlag von 220 Volt). Bei dieser Patientin ist bereits vor dem Unfall klinisch ein rezidivierender Gelenkrheumatismus mit einer Herzmuskelerkrankung (Störung der Reizleitung im Elektrokardiogramm) festgestellt worden, der durch das geringfügige elektrische Trauma nicht beeinflußt wurde; nicht nur ihre Beschwerden, auch die klinischen Untersuchungsergebnisse sind nach dem Unfall die gleichen wie zuvor. Weiter sind uns Patienten mit schwerer Herzmuskelerkrankung, kombiniert mit schweren arteriosklerotischen Erscheinungen, begegnet, deren Unfall bis zu 20 Jahren zurückgelegen hatte. Wenn in derartigen Fällen überhaupt Anträge auf Unfallrenten gestellt werden, dann hängt das wohl damit zusammen, daß die Elektrizität für viele Menschen noch als etwas Unheimliches, als etwas Mystisches gilt, das irgendwie den Körper in gutem und schlechtem Sinne beeinflußt und das man eben als höhere Gewalt hinnehmen muß.

Bei den Herzklappenfehlern liegen die Dinge ähnlich wie bei den rheumatischen Herzmuskelerkrankungen. Auch hier ist eine gewissenhafte Prüfung angebracht. Es ist gewiß nicht Sache des Arztes, dem Patienten von vornherein zu mißtrauen und wie ein Kriminalbeamter in Akten herumzustöbern, um ihm die Unglaubwürdigkeit seiner Angaben zu beweisen: manchmal ist es leider unumgänglich, da die Patienten nun auch einmal Menschen mit menschlichen Schwächen sind. Bei der Beurteilung dieser Kranken müssen wir uns weniger auf ihre eigenen Angaben und die ihrer Mitarbeiter verlassen als vielmehr die objektiven Unterlagen wie Krankenkassen-, Landesversicherungsanstalts-, Berufsgenossenschafts- oder Fürsorgeakten einsehen, aus denen oft erstaunliche, vom Patienten verschwiegene, anamnestisch ungeheuer wichtige Tatsachen wie Klinikbehandlung, Heilmaßnahmen, Anträge auf Invalidenrenten usw. vor dem Unfall hervorgehen. Ganz besonders eindrucksvoll ist uns nach dieser Richtung hin der Unfall des W. (Fall 75) gewesen.

Fall 75. Ottomar W., 41 Jahre, elektrischer Unfall 3. 6. 1935. Spannung 10000 Volt, Stromstärke etwa 3—4 Ampere, kurze Elektrisierung beim Einschalten eines Transformators. Brandspuren am Arbeitsanzug. $^1/_2$ Jahr nach dem Unfall seien die ersten Beschwerden aufgetreten: Herzklopfen, zunehmende Atemnot, bei Anstrengungen Luftknappheit, Wassersucht in den Beinen. Vorgeschichte: 1928 und 1934 akuter Gelenkrheumatismus. Nach den Akten ist bereits im November 1929, also $5^1/_2$ Jahre vor dem Unfall, ein Herzfehler festgestellt worden. Ein weiterer Untersuchungsbefund liegt aus dem Jahre 1931 vor, bei dem ebenfalls ein Herzklappenfehler festgestellt worden ist. Befund $^1/_2$ Jahr nach dem Unfall: Kombinierter Herzklappenfehler (Mitralinsuffizienz + -stenose) (Abb. 33) mit schwerer Dekompensation. Ekg.: Vorhofflimmern.

W. kommt in dekompensiertem Zustand unter dem klinischen Bild einer Mitralstenose + -insuffizienz zu uns in die Klinik, etwa

$^1/_2$ Jahr nach dem vermeintlichen Unfall, und gibt an, bis zum Unfallstage völlig gesund gewesen zu sein und keine rheumatischen Erkrankungen überstanden zu haben. Aus unseren experimentellen, klinisch und anatomisch festgelegten Befunden heraus schien es uns unwahrscheinlich, daß ein Klappenfehler Folge eines elektrischen Traumas sein soll, worauf wir zusammenhängend noch zurückkommen. Deshalb forderte ich die Akten der Krankenkasse an, in denen sich lediglich der Hinweis befand, die Akten hätten einer Landesversicherungsanstalt vorgelegen. Aus den mir übersandten Akten dieser Landesversicherungsanstalt ging klar hervor, daß W. bereits 4 Jahre zuvor Antrag auf Invalidenrente wegen seiner Herzerkrankung gestellt hatte.

Wir wollen noch einen ähnlich gelagerten Fall anfügen von einem Manne, der kürzlich verstorben und von Prof. *Geipel*-Dresden obduziert worden ist.

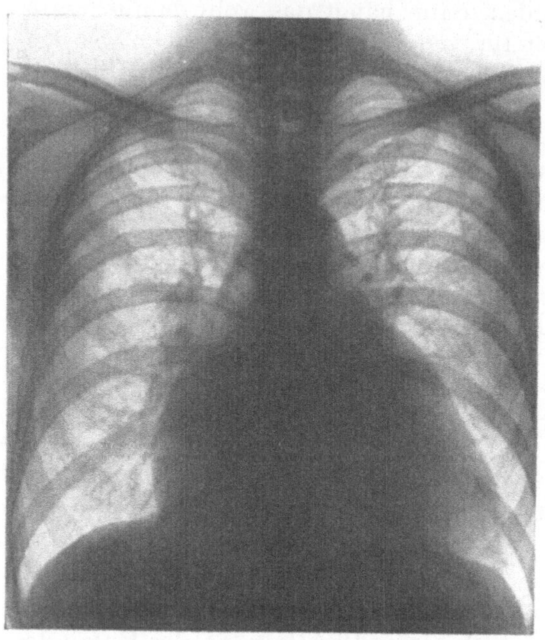

Abb. 33. Kombiniertes Mitral- und Aortenvitium mit Lungenstauung. Fall 75.

Fall 76. Fritz B., 31 Jahre, elektrischer Unfall Juni 1934. Unfallmeldung erst 5 Jahre nach dem vermeintlichen Unfallereignis. Spannung 380 Volt, angeblich elektrischer Schlag an einer Handbohrmaschine, Stromweg: Hände—Füße? Keine Strommarken, lediglich Krampfzustand mit Zuckungen des ganzen Körpers. Befund 5 Jahre nach Unfall: Herz: Nach beiden Seiten verbreitert. Spitzenstoß im 4. Zwischenrippenraum, 2 Querfinger außerhalb der Mammillarlinie. Töne mittellaut, ein gießendes systolisches Geräusch über allen Ostien. Aktion unregelmäßig, verlangsamt. Puls gut gefüllt. RR. 130/90 mm Hg. Extremitäten: Kühl, blaß. Starke Ödembildung beider Beine. Röntgenbefund: Herz nach beiden Seiten erheblich vergrößert (Spitze erreicht fast die Thoraxwand). Herztaille flach, Tonus nicht sicher vermindert. Aorta etwas verbreitert, nicht verdichtet. Stauungslunge. Ekg.: Vorhofflimmern, langsame Form. Die abnorm kleinen Ausschläge in allen Ableitungen, das Vorhofflimmern, polytope ventrikuläre Extrasystolen und die Form der Nachschwankung sprechen sämtlich für eine schwere diffuse Herzmuskelschädigung. Ausgesprochene Rechtsform. Klinische Diagnose: Mitralinsuffizienz + -stenose, Myodegeneratio cordis, Arhythmia absoluta.

Die begutachtenden Ärzte schreiben: „Da es sich in unserem Falle um eine schwere Herzmuskelschädigung mit Reizleitungsstörungen im normalen Ablauf der Herzfunktion handelt (Vorhofflimmern, Vorhofflattern, Block), ist mit an Sicherheit grenzender Wahrscheinlichkeit anzunehmen, daß diese durch die Einwirkung des elektrischen Stromes verursacht wurde. Mitbeweisend für unsere Ansicht ist dann auch noch die Tatsache, daß gerade bei elektrischen Unfällen ernste Spätwirkungen beobachtet wurden." In einem Obergutachten haben wir unsererseits einen Unfallzusammenhang abgelehnt. Durch die Anamnese ist festgestellt, daß Patient 1920 an einer doppelseitigen Lungenentzündung mit Herzschädigung (Herzbeutelerguß und Herzklappenfehler), 1932 an einem Gelenkrheumatismus mit Herzklappenfehler und 1933 an einem erneuten rheumatischen Schub erkrankt gewesen ist. Dieser Patient ist nun am 28. 11. 1939 verstorben und obduziert worden:

Obduktionsbefund: Herzbeutel ist überlagert, in ganzer Ausdehnung sind die Blätter miteinander verwachsen. Das Herz ist stark vergrößert, besonders in der Breite. Gewicht beträgt 540 g. Der rechte Vorhof ist stark erweitert; der Klappenrand der dreizipfligen Klappe ist verdickt, die Wandstärke der rechten Kammer beträgt 4—5 mm. Die Herzhöhle ist stark erweitert, der linke Vorhof ist erweitert, die zweizipflige Klappe ist sehr verengt, für eine Fingerkuppe durchgängig, die Klappenränder sowie die Segel stark verdickt und verkürzt, teilweise miteinander verwachsen, die Sehnenfäden verkürzt, teilweise miteinander zu einer sehnigen Platte verwachsen, Wandstärke der linken Kammer 10 mm, das Endokard ist stellenweise fleckig verdickt, die Herzmuskulatur von braunroter Farbe, feucht, frei von erkennbaren Schwielen.

Im Gegensatz zu dem oben zitierten Gutachten hält *Geipel* die Art des Herzleidens, also „die Erkennung der zweizipfligen Klappe und der Herzbeutelentzündung", für eine rheumatische. Er meint, „sie sei durch den bis heute noch nicht bekannten Erreger des Rheumatismus hervorgerufen worden", die Zeit, innerhalb derer sich solch ein Herzleiden bis zu dem beschriebenen Umfange entwickeln könne, betrüge mindestens ein Jahrzehnt und darüber. Er betont besonders, daß die Entstehung der Herzmuskelschwielen mit Sicherheit auf Veränderungen des Muskels durch entzündliche Herde, wie sie beim Rheumatismus auftreten, insonderheit durch die *Aschoff-Geipel*schen Knötchen, bewirkt werde. Er lehnt deshalb den Herzklappenfehler einschließlich der Herzmuskelerkrankung als elektrische Unfallfolge ab und gibt zu erkennen, daß die Erkrankung ihren schicksalsmäßigen Verlauf genommen habe; er schließt sich damit unserem Urteil, das wir noch zu Lebzeiten des B. abgaben, an.

Ein ähnlicher, ebenso charakteristischer Fall ist in diesem Zusammenhang noch erwähnenswert, und zwar der Erkrankungsfall des Ernst L. (Fall 77). Dieser Verunglückte, bei dem bereits im 16. Lebensjahre im Anschluß an einen Gelenkrheumatismus ein Herzklappenfehler festgestellt worden ist, erlitt 1926, also 35 Jahre nach dem festgestellten Herzklappenfehler, einen elektrischen Unfall; er führt das Auftreten von Herzbeschwerden, die in den Jahren 1927 bis 1930 sich bis zur Dekompensation verschlechtert haben, auf den Unfall zurück. L. erhält auf Grund mehrerer Gutachten seine Unfallrente.

Fall 77. Ernst L., 51 Jahre, elektrischer Unfall 10. 2. 1926. Spannung 550 Volt, Einwirkungsdauer 30 Sekunden, Stromweg Hand—Hand. L. kam am Ende der Lichtleitung mit der rechten Hand auf das Spannschloß des zu prüfenden Seiles, mit der linken Hand auf das Halteseil der Fahrleitung der elektrischen Bahn, die unter Spannung war; er blieb 30 Sekunden daran hängen. Starker Krampf beider Hände, Brandwunden an den Innenflächen beider Hände. 1930 klagte L. über Atembeschwerden, Angstzustände und Schlaflosigkeit. Befund: Herzerweiterung und Wasseransammlung (Mitralstenose und -insuffizienz mit Dekompensationserscheinungen) (Abb. 34). Vorgeschichte: Mit 16 Jahren akuter Gelenkrheumatismus. Der Herzklappenfehler ist bereits 35 Jahre vor dem Unfall ärztlich festgestellt worden. Keine wesentliche Verschlechterung durch den Unfall. 1936 jedoch erhebliche Verschlechterung des Herzleidens, Stauungserscheinungen; im Ekg.: Vorhofflimmern.

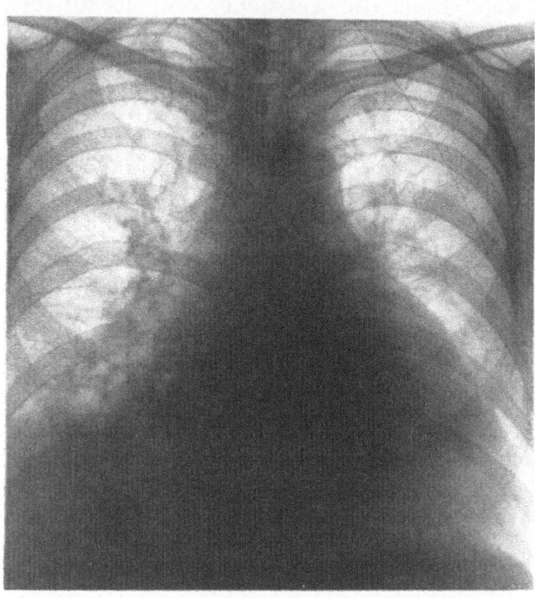

Abb. 34. Kombinierter Herzklappenfehler (Mitralinsuffizienz + -stenose). Fall 77.

Daß diese schwere Erkrankung schicksalsmäßig verlaufen ist, genau wie im Falle 76 (Fritz B.), wird in keinem Gutachten erörtert. Die Verschlechterung des Leidens wäre zweifellos auch ohne das elektrische Trauma eingetreten; niemals aber können wir als objektive Beobachter einen Herzklappenfehler als Folge des elektrischen Geschehens am Herzen bzw. Kreislauf anerkennen, worauf ich bei der zusammenfassenden Besprechung dieser Fälle noch näher eingehen werde. Die dem L. gewährte Unfallrente haben wir trotz menschlichen Mitgefühls nicht gutheißen können.

Wenn ich nun noch 2 Erkrankungsfälle in diesem Zusammenhang anführe, so geschieht es deshalb, weil gerade bei diesen Erkrankungsfällen endlose Gutachten mit vielen Seiten, oft bis zum Reichsversicherungsamt hin, über die Frage, ob Unfallfolge oder nicht, entstanden sind.

Auf die Notwendigkeit und Wichtigkeit einer exakten Unfallprüfung habe ich schon oben hingewiesen; es wird daher jedem Gutachter geläufig sein, zwischen einer Elektrisierung und einem Lichtbogen zu unterscheiden. Im folgenden Fall hat nach gewissenhafter Prüfung durch mehrere Ingenieure eine Verbrennung eines Fingers durch einen Lichtbogen stattgefunden und keine Elektrisierung; wenn wirklich eine elektrische Einwirkung stattgefunden hat, dann nur mit einer sehr niedrigen Spannung von 120 Volt, die vermutlich geflossene Stromstärke ist mit höchstens 25 mA errechnet worden.

Fall 79. Otto R., 23 Jahre, elektrischer Unfall 21. 3. 1930. R. sollte in einem Warenhaus eine Sicherung auswechseln. Anscheinend befand sich zwischen den Kupferschienen ein Fremdmetallkörper, der beim Auswechseln der Sicherung zwischen die Schienen fiel und dadurch eine Verbindung herbeiführte. Durch den hierbei auftretenden „Lichtbogen" zog R. sich die Brandverletzung am Finger der rechten Hand zu. Spannung 120 Volt Wechselstrom. Keine Bewußtlosigkeit. Angaben des R. über seine Beschwerden: Keine wesentlichen Beschwerden, er habe sich nur sehr erschreckt. Er ging zum Arzt, der ihm einen Verband anlegte, und von da aus nach Hause. Kein Erbrechen, keine Bewußtlosigkeit, nur $1\frac{1}{2}$ Stunden Flimmern vor den Augen. Zu Hause hatte er keine Kopfschmerzen, keinen Schwindel und schlief gut. Vorgeschichte: 1928 wegen eines akuten Gelenkrheumatismus im Krankenhaus behandelt. Mit 5 Jahren Gelenkrheumatismus, Herzklappenfehler, mit 11 Jahren Veitstanz. Befund: (30. 3. 1930) Herz nach links verbreitert, Aktion beschleunigt, lautes systolisches Geräusch über der Spitze. 2. P.T. akzentuiert. Herzklappenfehler, röntgenologisch bestätigt. Klinische Diagnose: Mitralinsuffizienz. 1934 Bluthusten, Einlieferung ins Krankenhaus mit schwerer Cyanose, Ödeme. Herzbefund wie oben, allgemeine Stauungsorgane. Röntgenologisch: Mitralinsuffizienz + -stenose, Stauungslunge. Klinisch Lungeninfarkt, Stauungslunge, Bronchopneumonie.

Das Interessanteste an diesem schicksalsmäßigen Verlauf eines Herzklappenfehlers ist die klinische Beobachtung, daß R. im Verlauf der Erkrankung mehrere Hirnembolien, erstmalig nach einer erheblichen körperlichen Belastung, etwa 10 Tage nach dem vermeintlichen elektrischen Unfall, der in Wirklichkeit gar nicht vorgelegen hat, erlitten hat. Obgleich R. nur ganz zufällig beim

Herausschrauben der Sicherungen einen Schreck und ganz leichte oberflächliche Verbrennungen bekommen hat, ist ein umfangreicher wissenschaftlicher Streit entstanden mit zahlreichen Begutachtungen, durch die schließlich der natürliche Ablauf des immerhin fast 20 Jahre alten Herzklappenfehlers, wie er jedem Kliniker bekannt ist, immer mehr verschleiert wurde.

Noch etwas eindrucksvoller ist der Erkrankungsfall des 79jährigen Verunglückten Michael G., Fall 85, der ein halbes Jahr nach dem Unfall einen Schlaganfall erlitt und bei dem klinisch außer einer schweren allgemeinen Arteriosklerose ein Herzklappenfehler (mehrere rheumatische Infekte in der Anamnese) festgestellt worden ist; auch dessen Erkrankung ist als Unfallfolge angesehen worden, so unwahrscheinlich auch jedem objektiven Begutachter die Anerkennung zu sein scheint. Man geht nicht fehl, wenn man behauptet, daß derjenige, der eine große Anzahl elektrischer Unfälle zu begutachten hat, oft erstaunt ist, auf welchen unwahrscheinlichen und vor allem auch jedes technische Erkennen ausschließenden Wegen gerade nach Elektrotraumen ein Unfallzusammenhang konstruiert wird, als ob die elektrische Energie etwas ganz Besonderes und Geheimnisvolles wäre, das sich dem menschlichen Zugriff entzöge. Kein ärztlicher Gutachter wird sich je etwas vergeben, wenn er einen gut vorgebildeten Techniker bei der Beurteilung des technischen Geschehens und der physikalischen Gesetzmäßigkeiten zu Rate zieht; um so mehr kann er sich bei den medizinischen Gegebenheiten ein umfassendes Urteil bilden.

Es sei noch ein Erkrankungsfall angeführt, bei dem bereits zur Zeit des Unfalles ein schwerer Herzklappenfehler vorgelegen hat und bei dem die technische Voraussetzung für eine das Herz schädigende Elektrisierung gegeben ist.

Fall 78. Kurt W., 19 Jahre, elektrischer Unfall 1. 8. 1935. W. berührte bei der Reparatur an einem Leitungsdraht mit beiden Händen Leitungen von 220 Volt, an denen er einige Minuten hängenblieb. Vorübergehende Bewußtlosigkeit, Herzaktion beschleunigt, Atmung vertieft und beschleunigt, starke Schmerzen in den Händen und der Muskulatur der Arme. Patient stirbt 12 Stunden nach dem elektrischen Unfall. Obduktion: Typische Strommarken an den Händen und am rechten Ellenbogen, rezidivierende chronische Entzündung der Aortenklappen mit Verwachsungen (klinisch Stenose). Hypertrophie und Dilatation mäßigen Grades der linken Kammer, Dilatation des linken Vorhofes. Lungenstauung mit vereinzelten bronchopneumonischen Herden in beiden Lungenunterlappen. Mikroskopisch: Lungenstauung mit frischen bronchopneumonischen Herden, Herzfehlerzellen in beiden Lungen. Anamnese: Schon immer herzkrank, als Kind schweren Gelenkrheumatismus.

Der Verunglückte W., bei dem bereits zur Zeit des Unfalles ein Herzklappenfehler im Stadium der beginnenden Dekompensation festgestellt worden ist, hat ein elektrisches Trauma erlitten, das wir in den Stromstärkenbereich II einordnen müssen; es hat also eine Elektrisierung stattgefunden, die einen Stillstand, zum mindesten eine schwere Rhythmusstörung des Herzens, herbeigeführt hat. Wenn wir uns die physiologischen Wirkungen dieses Stromstärkenbereiches vor Augen führen, ist uns verständlich, daß der Herzklappenfehler, der zur Zeit des Unfalles am Rande der Dekompensation (Herzfehlerzellen im Lungenpräparat) war, völlig ins Stadium der Dekompensation getreten ist und damit zum Nachlassen der Herzkraft bis zum Tode geführt hat. In diesem und ähnlichen Fällen ist es billig, eine Anteilswirkung des elektrischen Traumas an dem plötzlichen Tode des Menschen bei seiner Arbeit anzuerkennen, wie wir es auch in diesem Falle getan haben. Bei der Anerkennung der Verschlechterung eines Herzklappenfehlers durch ein elektrisches Trauma spielt ausschließlich der Zeitfaktor die entscheidende Rolle, worauf ich auch bei den Erkrankungen des Kapitels IX hingewiesen habe. Die elektrische Einwirkung ruft während und kurz nach der Durchströmung die bekannten Herzschäden hervor, die dann ihrerseits ein schon geschädigtes Herz in einen dekompensierten Zustand bringen können. Es ist jedoch in der weitaus größten Zahl aller Herzkranken der Herzstillstand ohne Einfluß auf den Zustand des Herzklappenfehlers geblieben. Wenn Verunglückte Wochen oder gar erst ein halbes Jahr später ihre Verschlechterung der Herzerkrankung auf den Unfall zurückführen, muß eine elektrische Ursache abgelehnt werden, wie es auch *Jellinek* getan hat; oft ist es geradezu verwunderlich, daß schwere Herzerkrankungen durch ein elektrisches Trauma nicht beeinflußt werden.

Außer diesen hier skizzierten Fällen sind noch 5 Erkrankungsfälle mit Herzklappenfehlern oder Herzmuskelerkrankungen entzündlicher Ätiologie von uns beobachtet bzw. begutachtet worden, die in der Tabelle IV (Arch. klin. Med.) zusammengestellt sind. In sämtlichen Fällen konnte nach objektiver Prüfung ein Zusammenhang zwischen Herzerkrankung und elektrischem Trauma nicht anerkannt werden.

Um nun diese Auffassung zu rechtfertigen, ist es notwendig, uns kurz das Geschehen an den Klappen oder auch im Herzmuskel selbst im Verlauf des Gelenkrheumatismus mit seinen Begleiterscheinungen, den Halsentzündungen, den Entzündungen der serösen Häute, der Gefäße usw. vor Augen zu führen, wie es uns die Pathologen *Aschoff*, *Klinge*, *Fahr*, *Graef* und deren Schüler so eindrucksvoll aufgezeichnet haben. Der Rheumatismus ist eine weit über den Körper verbreitete Schädigung des Bindegewebes und der Muskulatur. Er beginnt im Klappengewebe mit einer Homogenisierung und Quellung der obersten Schicht, auf die sich kleinste Thromben aus Plättchen, Leukocyten, Erythrocyten und Fibrin auflagern; allmählich verschmelzen sie mit dem Klappengewebe, junge Bindegewebszellen wachsen ein, eine gewisse Vascularisation von der Basis der Klappe aus beginnend vollendet die „Reparation"; das so entstandene Granulationsgewebe geht in das Narbenstadium über, wodurch wir die bekannten verdickten, nicht schlußfähigen Klappen, oft mit verkürzten Sehnenfäden im anatomischen Präparat erhalten; sie haben während des Lebens nicht mehr die ihnen zufallenden Kreislauffunktionen erfüllen können, so daß wir je nach Lage der entzündlichen Prozesse Herzklappenfehler der Mitralis, Aorta oder Tricuspidalis feststellen. Das Herz kann die Schlußunfähigkeit nur bis zu dem Zeitpunkt überwinden, bis zu welchem seine Reserven standzuhalten vermögen. Dieses Geschehen ist an einen bestimmten längeren Zeitablauf, oft von vielen Jahren, gebunden.

Ähnlich steht es auch mit den Vorgängen im Herzmuskel; es entsteht zunächst eine herdförmige, fibrinoide Verquellung des Bindegewebes der Muskulatur; durch Einwuchern von Bindegewebszellen und Leukocyten, Plasmazellen usw. entwickelt sich das Granulom, das Zellknötchen, das allmählich in die so charakteristischen zwiebelartig angeordneten Narben übergeht. Auch dieses Geschehen ist an einen Zeitablauf von Wochen und Jahren gebunden.

Wie anders bei dem elektrischen Geschehen, dessen Ablauf wir unter Zuhilfenahme des Tierversuches weitgehend analysieren können! Unter ungünstigen Bedingungen (Stromstärkenbereich II) kommt es zu einem Herzstillstand, der nur so lange anhält, als der elektrische Strom durch den lebenden Organismus fließt: er ist gekoppelt mit einer von dem Krampfzustand der quergestreiften Muskulatur abhängigen Blutdrucksteigerung, die ebenfalls nur so lange andauert, als der Strom fließt. Es handelt sich dabei nur um Sekunden; die Nachwirkung, erkenntlich an den oben beschriebenen Rhythmusstörungen, dauert vielleicht einige Minuten. Es ist also schon aus rein zeitlichen Gründen das elektrische Geschehen und der entzündliche Vorgang am Herzen etwas Grundverschiedenes.

Bei dem Herzstillstand oder der Rhythmusstörung handelt es sich um eine elektrisch bedingte Schädigung des Reizleitungssystems; das Klappensystem des Herzens wird durch den elektrischen Strom nicht beeinflußt, Zerreißungen von Klappen oder gar Entzündungen entstehen nicht, was durch umfangreiche experimentelle, aber auch durch autoptische Befunde sichergestellt ist. Man könnte vielleicht noch daran denken, daß durch die im Organismus sich bildende *Joule*sche Wärme Verquellungen von Herzklappen oder des Bindegewebes im Herzmuskel entstehen; abgesehen davon, daß morphologisch derartige Befunde nicht erhoben werden, sind derartige Veränderungen nach technischen Berechnungen nicht zu erwarten, da die entstehenden Wärmemengen zu gering sind, um Wärmeschäden hervorzurufen. Wärmemessungen am Herzen sind allerdings noch nicht durchgeführt worden; wir können aber zum Vergleich Wärmemessungen bei Kopfdurchströmungen heranziehen, die nur zu ganz geringen, das lebende Gewebe nicht schädigenden Temperaturerhöhungen selbst bei längeren Durchströmungen geführt haben. Wir müssen uns immer wieder vor Augen führen, daß sowohl im Gehirn als auch vor allem im Herzen ein ständiger Blutaustausch Temperaturunterschiede sofort wieder ausgleicht.

Man hat ferner als Erklärung für die Muskelschädigung bei den den elektrischen Unfall Überlebenden sog. perivasculäre Blutaustritte angesehen, die durch Granulationsgewebe ersetzt werden und schließlich in Narben übergehen; es ist aber bisher noch niemandem gelungen, diese Blutungen im Experiment bei Tieren, die man einige Zeit nach dem Schlag leben ließ, festzuhalten oder Narben mit Hämosiderinkrystallen nachzuweisen. Wohl findet man hin und wieder bei stärkstem Ausdruck des Elektrokrampfes, dem elektrischen Tod, perivasculäre Blutaustritte in den serösen Häuten, in den inneren Organen, auch im Herzmuskel; jedoch sind diese Blutaustritte bisher bei nicht elektrisch getöteten, aber vorher mit mittleren Stromstärken behandelten Tieren nicht gefunden worden. Deshalb müssen wir auch diese Erklärung fallenlassen. Es sei noch erwähnt, daß von den mir bekannten Herzklappen- oder Herzmuskelerkrankungen, die in Zusammenhang mit einem Elektrotrauma gebracht und obduziert wurden, sämtliche Fälle die Richtigkeit meiner Auffassung beweisen, daß nämlich rheumatische Herzklappen- bzw. Herzmuskelerkrankungen und nicht elektrische Herzschäden vorgelegen haben.

Als ein weiteres Glied in der Beweiskette unserer Auffassungen über den ursächlichen Zusammenhang eines elektrischen Unfalles mit einem Herzklappenfehler ist die schon oben erwähnte Tatsache anzusehen, daß fast alle von uns als elektrische Folge anerkannten Herzschäden in kürzester Zeit völlig abheilen bzw. klinisch oder elektrokardiographisch nicht mehr nachzuweisen sind, während ein Herzklappenfehler durch die Inanspruchnahme und Belastung allmählich sich verschlechtert und seinen schicksalsmäßigen Verlauf nimmt. Eine Ausnahme machen nur einige der älteren Verunglückten, bei denen wohl zur Zeit des Unfalles schon ein Nachlassen der Elastizität der Kranzgefäße bestanden hat.

Wenn wir gerade dieses Kapitel so eingehend erörtert haben, so wird aus dem Aufgezeichneten die Notwendigkeit klar erkennbar sein. Ein Herzklappenfehler kann eben nicht auf eine elektrische Schädigung zurückzuführen sein, zumal bei genauerer Erforschung der Anamnese in allen Fällen eine schwere rheumatische Erkrankung vorliegt; das gleiche gilt auch für die Herzmuskelerkrankungen, wenn ihre entzündliche Ätiologie so deutlich zutage tritt wie in allen unseren Fällen. Eine Verschlechterung eines Herzklappenfehlers oder einer entzündlich entstandenen Herzmuskelerkrankung ist dann anzunehmen, wenn die Verschlechterung sich unmittelbar an das elektrische Trauma, d. h. im Verlauf weniger Stunden, anschließt. Diese Forderung beruht auf den bisher bekannten und von verschiedenen Seiten bestätigten physiologischen Untersuchungsergebnissen, die wir oben geschildert haben.

7. Anhang: Gefäßerkrankungen.

Als ich vor nunmehr 10 Jahren begann, mich mit Fragen der Elektropathologie zu beschäftigen, stand im Vordergrund unserer anatomischen Untersuchungen über den elektrischen Herztod die Beschaffenheit und der Inhalt der größeren und kleineren Gefäße, die eigenartige Blutverteilung in den Capillaren, die Beschaffenheit der Lungengefäße, ferner bei Strommarken und größeren elektrischen Verbrennungen die Art der Schädigung der Gefäße im Bereich der betroffenen Haut- und Muskelpartien. Anfangs imponierte uns dabei jene schlagartige Annahme *Jellineks*, daß der elektrische Strom sich auf den Gefäßbahnen am leichtesten ausbreite, eine längst als irrig — sowohl physiologisch wie physikalisch experimentell festgestellt — abzulehnende Auffassung. Etwa gleichzeitig mit *Jellinek* [3] war die erste gründliche, auf klinischen Untersuchungen beruhende Nervenarbeit *Panses* erschienen, der als Erklärung für die Entstehung der spinalen Erkrankungen die Gefäßkrampftheorie heranzog; er nimmt an, daß für die Genese der elektrotraumatischen Vorgänge im Zentralnervensystem als Ätiologie eine primäre vasomotorische Krampfbereitschaft sich herausarbeiten läßt. Aber gerade *Panse* will seine Übersicht über die elektrischen Nervenerkrankungen erst als Grundlage für weitere Erkenntnisse verwertet wissen. Wenn wir nun unsere anatomischen Untersuchungsergebnisse wieder heranziehen, so sind sie es gewesen, die uns zu weiteren physiologischen Untersuchungen, und zwar gerade in bezug auf das Gefäßsystem, angeregt haben. Vor allem haben wir eine Erklärung für die abnorme Blutverteilung gesucht und festgestellt, daß sie lediglich auf die Muskelkrämpfe zurückzuführen ist, welche ihrerseits Druckerhöhungen in der Bauchhöhle, in der Brusthöhle und im Kammersystem des Gehirns bedingen.

Im Zusammenwirken mit der bekannten Atmungsbehinderung und damit der Störung des CO_2—O_2-Gleichgewichts im Blut können wir jetzt Erscheinungen, die uns zunächst unerklärt blieben, deuten, zumal wir seit *Rein* Einblick in die Blutverteilungsregelung in Abhängigkeit vom Blutsauerstoff bzw. der Kohlensäure gewonnen haben.

Lorenz vom Physiologischen Institut in Leipzig untersuchte bei elektrischen Gefäßreizungen den Umfang der Gefäße und stellte fest, daß sich Gefäße, insbesondere die Arterien der Carotis, nach elektrischen Reizen kaum feststellbar zusammenziehen und keine ausgesprochenen Gefäßkrämpfe entstehen, die etwa einen anhaltenden Verschluß oder eine hochgradige Verengung oder eine Gefäßkrampfbereitschaft hervorrufen könnten. In etwas größerem Umfang haben wir sodann photographische Untersuchungen an der freigelegten Carotis (teilweise auch Registrierung des Druckes in der Carotis) mit dem gebräuchlichen 50periodischen Wechselstrom und Strömen der Tonfrequenzreihe von 50—10 000 Perioden durchgeführt und dabei beobachtet, daß wohl geringgradige Verengerungen der Gefäßlumina — maximal 1 mm — festzustellen waren, daß es aber nicht im geringsten zu irgendwelchen etwa als Dauerzustand zu bezeichnenden Gefäßkrämpfen kommt. Ja, es ist sogar auffallend, daß die Kontraktionen der Gefäße nur mit Mühe zustande kamen und daß auch nur sehr langsame Kontraktionen beobachtet wurden.

Aus diesen Versuchen, die technisch zweifellos als unvollkommen anzusehen sind und die eine Nachprüfung mit modernen Untersuchungsmethoden verlangen, geht aber bereits das hervor, daß das Gefäßsystem nicht im Sinne von Gefäßkrämpfen auf elektrische Reize anspricht, eine Beobachtung, die uns dazu angeregt hat, auch über die spinalen und cerebralen Nervenstörungen weitere experimentelle Untersuchungen anzustellen, worüber ich im Kapitel der Nervenerkrankungen nach elektrischen Unfällen noch eingehend zu berichten habe.

Die Erkrankungen der Gefäße, die zu schier endlosen theoretischen Erwägungen geführt haben, gehören entweder in das Gebiet der Thrombangitis obliterans bei Jugendlichen oder in das der arteriosklerotischen Gangrän bei älteren Menschen. *Jäger* hat das Krankheitsbild der juvenilen Extremitätengangrän eingehend anatomisch untersucht und dabei die gerade für uns so wichtige und hervorzuhebende Tatsache aufgezeigt, daß die gleichen Krankheitsvorgänge (Intimapolster, Thrombose-Füllgewebe) wie an den Gliedmaßenarterien auch an den Arterien innerer Organe (Gehirn, Herz, Nieren, weniger wichtig: Leber, Milz, Magen, Hoden, vielleicht auch Lungen) vorgefunden werden, wo sie bei ungenügender Seitenbahnbildung zu Infarkten führen. Das Leiden ist also nicht auf die Gliedmaßenschlagadern beschränkt, sondern kann sich auf das gesamte Arteriensystem erstrecken.

Es wird uns, wenn wir uns diese Tatsache klar vor Augen führen, erheblich leichter möglich sein, nun an die Beurteilung der angeblich häufigen „Gefäßleiden" nach elektrischen Unfällen heranzugehen. Es ist sehr unwahrscheinlich, daß einmalige oft belanglose Elektrisierungen, wie sie täglich unzählige Monteure, Forscher, Laboranten usw. erhalten, ein derartiges Krankheitsbild erzeugen, welches als eine Erkrankung des gesamten Gefäßsystems mit einer besonderen Reaktionsform der Intima bekannt ist.

Fall 1 IVb_2. Unfall: Robert M. Unfalltag ist nicht angegeben; eine Unfallmeldung ist erst nach Bestehen der Erkrankung erfolgt. Alter: 40 Jahre, Beruf: Elektromonteur. Bereits seit mehreren Jahren erhält er beim Montieren von elektrischen Leitungen kurze elektrische Schläge. Klinische Aufnahme 30. 9. 1937. Beschwerden: Seit etwa einigen Jahren hat er das Gefühl, als ob an den Händen und Armen etwas absterbe. Seit Sommer 1936 große Schmerzen im linken Bein, welche auf die Venenentzündung zurückgeführt wurden. Bei der Aufnahme: Linker Unterschenkel besonders rot verfärbt, kalt, starke Berührungsschmerzhaftigkeit, keine aktive Beweglichkeit der Zehen. Fußrücken und Gegend der Achillessehne geschwollen. Kein Fußpuls, keine Pulsation in der Kniekehle fühlbar. Klinische Diagnose: Endarteriitis obliterans.

Fall 2 IVb. Unfall: Johannes G. Unfalltag: 5. 12. 1935. Alter: 35 Jahre. An einem Brikettband beim Einschalten die Steckdose berührt, dabei bekam er einen heftigen Krampf im rechten Arm, so daß er fortgeschleudert wurde. Es war ihm, als ob ihm die Luft abgeschnitten wurde. Der Arm sei am nächsten Tage blau und dick gewesen und habe ziehende Schmerzen ausstrahlend bis in die Schultern verursacht. Spannung 500 Volt, keine Strommarken. Objektiver Befund: 23. 6. 1936 vielleicht eine ganz geringgradige Atrophie der Muskulatur rechts, passive Beweglichkeit nicht eingeschränkt, aktive Beweglichkeit rechts ein wenig herabgesetzt, etwas mehr blaurot verfärbt als links. Auf Grund dieses Befundes wird eine elektrisch bedingte Gefäßstörung im Sinne von Gefäßkrämpfen von Vorgutachtern angenommen. Die objektive Nachuntersuchung zeigt, daß von Gefäßstörungen kaum die Rede sein kann und daß die geringgradige Atrophie auf das Schonen der rechten Hand (Übertreibung liegt sicher vor) zurückzuführen ist. Es mag sich vielleicht um eine durch den Krampf bedingte Muskelstörung gehandelt haben. Keine Erwerbsminderung.

Fall 3 IVb. Unfall: Paul W. Unfalltag: 19. 1. 1939. Alter: 36 Jahre. Unfall an einer Schalttafel, infolge Berührens einer Prüfklemme. Spannung: Gleichstrom 660 Volt. Stromweg: Rechte Hand, Füße, Erde. Kurzer Schlag. $^1/_4$ Jahr später Beschwerden im rechten Arm, die in geringgradigen Schmerzen und angeblicher aktiver Bewegungseinschränkung bestehen. Unfallfolge wird erst im Juli 1939 erstattet. Objektiv ist eine geringgradige rötlichere Verfärbung der rechten Hand gegenüber der linken zu beobachten. Rohe Kraft rechts etwas herabgesetzt. Neurologisch kein pathologischer Befund. Diese geringgradige Durchblutungsstörung des rechten Unterarmes und der Hand wird als Gefäßstörung nach elektrischem Trauma aufgefaßt. Bei einer Nachuntersuchung habe ich mich nicht zu dem gleichen Befund entschließen können, da ein tatsächlich unterschiedlicher Befund in der Verfärbung bzw. der Blutversorgung der Unterarme und Hände nicht festzustellen war.

Betrachten wir diese 3 Erkrankungsfälle, so sehen wir in dem ersten das typische Bild einer Thrombangitis obliterans, einer, wie schon kurz skizziert, generellen Erkrankung der Gefäße, die zweifellos nicht unfallbedingt, sondern schicksalsmäßig sich entwickelt hat. Das Unfallereignis ist ungenau festgestellt, ähnlich wie in einem später zu besprechenden Erkrankungsfall, den ich im Kapitel Blutkrankheiten (Fall 1, IVh) beschrieben habe. Beides sind schicksalsmäßig entstandene Erkrankungen und nicht auf angeblich erlittene kurze elektrische Schläge zurückzuführen; es sind dies Ereignisse, die im Beruf eines Elektromonteurs immer wieder teils aus Unachtsamkeit, teils aus Unvorsichtigkeit vorkommen. Diese Schläge sind aber in der Regel, wenn sie nicht gemeldet werden, so unwesentlich, auf der anderen Seite aber auch so häufig, daß zweifellos, wenn überhaupt ein Unfallzusammenhang angenommen werden muß, diese Erkrankungen ·nach elektrischen Unfällen noch häufiger sein würden. Es ist aber nach unseren physiologischen Untersuchungen absolut unwahrscheinlich, daß Gefäßerkrankungen im Sinne einer erhöhten Krampfbereitschaft entstehen.

Die beiden anderen Fälle, bei denen eine exakte Diagnose nicht vorliegt und bei denen auch objektiv bei kritischer Beurteilung keine Befunde festzustellen sind, die auf eine Durchblutungsstörung hindeuten, sind auch nicht unfallbedingt. Es ist eben unwahrscheinlich, daß Durchblutungsstörungen infolge anhaltender Gefäßkrämpfe sich nach so kleinen oberflächlichen Schlägen entwickeln. Auf der anderen Seite ist es aber eine bequeme Art, Befunde zu deuten, die praktisch gar nicht vorhanden sind. Es ist interessant, daß die Verunglückten 2 und 3 nicht nur wieder voll arbeitsfähig geworden sind, sondern sogar als Soldaten an der Front stehen.

Einen letzten Fall muß ich nun noch erwähnen, bei dem die schicksalsmäßige Gefäßerkrankung mit ihren so einschneidenden Folgen absolut zutage tritt und die ebenfalls auf einen ganz geringgradigen elektrischen Schlag zurückgeführt worden ist.

Fall 4 IVb$_2$. Unfall: Gustav B. Unfalltag: 2. 5. 1939. Alter: 64 Jahre. Bei der Reparatur einer fehlerhaften Lampe angeblich ganz kurzen elektrischen Schlag erhalten. Spannung 220 Volt, Stromweg angeblich von Hand zu Hand, stand auf einer trockenen Holzbank, also fast vollkommen isoliert. Interessant ist, daß die Unfallanzeige erst am 27. 7. 1939 erstattet worden ist. Seit dem 3. 5. steht er wegen einer Nagelbetteiterung der linken großen Zehe in ärztlicher Behandlung. Eine ähnliche Eiterung hat sich 8 Tage nach dem Unfall an der rechten kleinen

Zehe entwickelt, die nicht abheilte und zu einer Gangrän des rechten Fußes geführt ·hat. Anschließend Amputation und Nachamputation. Die Röntgenbilder zeigen eine hochgradige schwerste Arteriosklerose der Beinarterien, ein Bild, das wir auch von ähnlichen Krankheitsfällen kennen.

Es ist von außerordentlicher Wichtigkeit, derartige Fälle gründlich zu besprechen. Der Vorgutachter glaubt nämlich auf Grund der Tatsache, daß B. die schadhafte Lampe mit der rechten Hand angefaßt hatte, der elektrische Schlag habe eine erhöhte Krampfbereitschaft des rechten Beines verursacht und diese Krampfbereitschaft habe nun wiederum die rechtsseitige Gangrän verursacht. Betrachten wir das Unfallereignis selbst, so ist festzustellen, daß eine Elektrisierung des rechten Beines ebensowenig vorgelegen hat wie die des linken; wenn beispielsweise der Mann auf feuchter Erde gestanden hätte, wäre der Strom sowohl über das rechte wie über das linke Bein geflossen. Das Unfallereignis selbst ist, da der Mann gerade auf einer isolierten Grundlage stand, sicherlich sehr gering gewesen, d. h. die Stromstärke, die während der Elektrisierung aufgetreten ist, ist minimal gewesen. Zum anderen müssen wir aber, ohne damit dem Verunglückten eine falsche Angabe zu unterstellen, das Unfallereignis mit schärfster Kritik betrachten. Nachdem die Amputation bereits stattgefunden hat, hat B. sich dieses Unfalles erinnert und nun seine schicksalsmäßige Erkrankung auf den Unfall zurückgeführt. Irgendwelche Zeugen sind überhaupt nicht vorhanden gewesen; es konnte auch eine Unfalluntersuchung nicht stattfinden, da faktisch nichts zu untersuchen war. Interessant ist nun, daß schon am Tage nach dem Unfall eine Nagelbetteiterung an der linken großen Zehe vorlag, eine Erkrankung, die sehr oft bei arteriosklerotischer Gangrän, aber auch bei diabetischer Gangrän auftritt. Wenn auch auf der linken Seite die Eiterung abgeheilt ist, so ist die nun auf der rechten Seite nach dem Unfall sich entwickelnde Eiterung sicherlich keine Folge einer elektrischen Einwirkung gewesen, ganz abgesehen davon, daß Strommarken ausdrücklich nicht nachgewiesen worden sind. Mir ist es nur immer unverständlich, daß in einem so eindeutig liegenden Krankheitsfall, der schicksalsmäßig einen Menschen betroffen hat, Ärzte aus rein subjektiven Gefühlsmomenten und eigenen theoretischen Gedankengängen, worauf ich auch schon oben hingewiesen habe, der elektrischen Einwirkung die merkwürdigsten und in keiner Weise zu beweisenden physiologischen Eigenschaften zusprechen. Wenn wir die Handbücher der Gutachtenpraxis durcharbeiten, so leuchtet in ihnen doch immer wieder die Mahnung an den begutachtenden Arzt auf, in der Unfallpraxis mit irgendwelchen vagen theoretischen Erwägungen vorsichtig zu sein; immer wieder wird davor gewarnt, Unfallereignisse, die erst nach längerer Zeit gemeldet werden, wenn die schicksalsmäßige Erkrankung den Menschen aus dem Gleichgewicht gebracht hat, als feststehende Tatsachen hinzunehmen. Leider sehen wir aber immer wieder, daß alle diese wissenschaftlich fundierten Mahnungen und Begründungen nicht beachtet werden. Was nützt denn dem Verunglückten die einmalige Anerkennung einer derartigen Erkrankung durch einen Arzt als Unfallfolge? Der Verunglückte wird nur erst auf einen nutzlosen Rentenkampf aufmerksam gemacht und verbohrt sich allmählich zu seinem eigenen Schaden immer mehr in die Gedankengänge, daß das Unfallereignis seine Erkrankung ausgelöst haben muß. Ich glaube nicht fehlzugehen, wenn ich gerade an Hand der Gefäßkrankheiten die Mahnung besonders unterstreiche, mehr Gewissenhaftigkeit bei der Untersuchung der Zusammenhänge: „elektrischer Unfall — Gefäßerkrankungen", aber auch bei anderen inneren Erkrankungen walten zu lassen. Wir wollen doch das Maß der unzufriedenen Rentenjäger, soweit es nur im Rahmen der Sozialversicherung möglich ist, auf ein Minimum herabschrauben.

c) Lungenerkrankungen.

Auf die Schwierigkeiten der Beurteilung innerer Erkrankungen nach Gewalteinwirkungen hinsichtlich ihres ursächlichen Zusammenhanges mit äußeren Krankheitsursachen hat *Siebeck* in einem Vortrag der Berliner Med.-Gesellschaft mit gutem Recht hingewiesen. Wenn er auch bei seinem Vortrag elektrische Traumen nicht vor Augen hatte, so gilt gerade für diese sein Rat, möglichste Vorsicht und Zurückhaltung in der Beurteilung walten zu lassen. Schon in der Einleitung wurde von mir die Tatsache angeführt, daß von Laien, aber manchmal auch von Ärzten, die Elektrizität als eine ganz besondere, als eine mystische oder magische Kraft angesehen wird, die die Eigenschaft habe, fast sämtliche Organe zu ergreifen, ohne daß man im einzelnen Falle eine Erklärung dafür geben könne. Dabei wird fast immer auf Auffassungen *Jellineks* zurückgegriffen, der in den Vordergrund seiner Beweisführungen für den ursächlichen Zusammenhang beispielsweise einer Lungentuberkulose und eines elektrischen Unfalles kleinste, aber auch größere perivasculäre Blutungen stellt, die er bei tödlichen Unfällen beobachtet hat. Ich habe bereits im anatomischen Teil mitgeteilt, daß diese kleinsten perivasculären Blutaustritte beim elektrischen Tod vorkommen, als dem stärksten Ausdruck des elektrischen Reizes, jedoch nicht bei elektrischen Unfällen, die nicht tödlich verlaufen. Es kann aber hier noch erwähnt werden, daß selbst das Reichsversicherungsamt in einem mir bekannten Falle nicht dem Gutachten mehrerer Lungenfachärzte, die auf das Wesen der Lungentuberkulose eingegangen sind, gefolgt ist, sondern dem Gutachten eines Gerichtsmediziners, der den Kranken nicht einmal gesehen, geschweige denn klinisch beobachtet hatte.

Für die Anerkennung des Zusammenhanges einer Lungentuberkulose mit einem elektrischen Unfall gelten naturgemäß die gleichen Richtlinien wie für andere Unfälle, wobei wir uns im wesentlichen der Auffassung von *Reichmann,* aber auch den Ausführungen von *Stern* und *Lochtkemper* anschließen können. *Stern* zitiert u. a. eine Reichsversicherungsamtsentscheidung, die besagt:

„Es ist berechtigt, strenge Anforderungen an den Nachweis einer ursächlichen Beziehung zwischen Unfall und Lungentuberkulose zu stellen, weil es sich bei der Lungenschwindsucht um ein Leiden handelt, das so häufig ist und erfahrungsgemäß so oft sich ohne jede nachweisbare äußere Ursache entwickelt, daß auch dann, wenn es erst nach einem Unfall in die Erscheinung tritt, stets mit der Möglichkeit eines bloß zufälligen zeitlichen Zusammentreffens zu rechnen ist."

Vor allem müssen wir bei elektrischen Unfällen als Vergleich die im Weltkrieg gesammelten Erfahrungen über die Schußverletzungen der Lungen heranziehen, nach denen die Lungentuberkulose als Folge von Stich- und Schußwunden äußerst selten ist. Wenn bei den relativ zahlreichen Schußverletzungen des Weltkrieges die Lungentuberkulose schon äußerst selten ist, dann ist es wohl kaum berechtigt, eine vermutliche kleinste perivasculäre Lungenblutung als Ausgang einer fortschreitenden Lungentuberkulose anzunehmen (vgl. Fall 1 IV c).

Zwei Fragen sind in den Vordergrund unserer Betrachtungen über die Entstehung der Lungentuberkulose nach elektrischen Unfällen zu stellen:

1. Kann durch ein elektrisches Trauma eine ruhende inaktive Lungentuberkulose mobilisiert werden?

2. Kann eine zur Zeit des Unfalles bestehende Lungentuberkulose durch das elektrische Trauma verschlechtert werden?

Die Literatur über den Fragenkomplex „elektrischer Unfall — Tuberkulose" ist außerordentlich spärlich. Wir finden weder in Hand- noch in Lehrbüchern, worauf auch schon *Behrendt* hinweist, irgendwelche Erörterungen weder in positivem noch in negativem Sinne über den ursächlichen Zusammenhang zwischen elektrischen Unfällen einerseits und Entstehung oder Verschlimmerung einer Tuberkulose andererseits. Als einziger hat *Behrendt* 1930 einen derartigen Fall behandelt, den ich kurz hier zitieren möchte:

Es handelt sich um einen 41jährigen Elektromonteur, bis zum Unfalltag gesund, keine Tuberkulosebelastung. Der Unfall hat sich an einem Transformator beim Anfassen einer Relaiszugstange zugetragen, Wechselstrom 2×10000 Volt, durch Lichtbogen erhebliche Verbrennungen an der rechten und linken Hand, rechtem Unter- und linkem Oberarm, 2 Minuten bewußtlos, glatter Heilverlauf der Brandwunden. $2^1/_2$ Monate nach dem Unfall beim ersten Arbeitsversuch Auftreten von Blutspucken. Die nun vorgenommene Untersuchung ergab ein Infiltrat im linken Unterlappen mit Verschattung des linken Mittelfeldes, auch Verschattungen im rechten Mittelfeld. 5 Wochen später offene akute doppelseitige Lungentuberkulose nodös cirrhotisch.

Behrendt sagt nun in seiner Arbeit, daß das elektrische Trauma — und dem ist absolut zuzustimmen — nicht als Ursache der Tuberkulose anzusehen, sondern daß lediglich die Frage zu behandeln ist, ob es sich bei dem elektrischen Unfall um ein sog. mobilisierendes Trauma handle, insofern als eine bestehende latente inaktive Tuberkulose durch den elektrischen Unfall aktiv und manifest geworden ist. Diese Frage verneint *Behrendt*; er führt aus, daß X. zweifellos längere Zeit hindurch lungentuberkulös krank war, was aus dem Krankheitsbericht, insbesondere dem Röntgenbild, anzunehmen sei. Und nun sei rein zufällig erst $2^1/_2$ Monate nach dem Trauma beim ersten Arbeitsversuch, also bei der ersten größeren Anstrengung nach langer Ruhepause, Blutspucken aufgetreten. *Behrendt* führt ferner aus, daß, wie es ja vom Reichsversicherungsamt verlangt wird, eine der Gewißheit nahekommende Häufung von Wahrscheinlichkeitsgründen nicht vorliegt, und meint, daß der Unfall nicht von wesentlichem Einfluß auf die Entwicklung des Leidens gewesen ist. Der Verlauf der Krankheit würde sich ohne Dazwischentreten des Unfalles nicht wesentlich anders gestaltet haben, als es tatsächlich der Fall gewesen ist. Es sei bekannt, daß gerade die Lungentuberkulose ein sehr häufiges und erfahrungsgemäß oft ohne jede äußere nachweisbare Ursache auftretendes Leiden ist und daß bei dieser Erkrankung stets mit der Möglichkeit eines rein zufälligen Zusammentreffens zu rechnen ist. So kommt *Behrendt* zur Ablehnung des Unfallzusammenhanges, da die geforderten Beweismittel für die Anerkennung nicht vorgelegen haben.

Eine interessante andere Frage wirft *Behrendt* noch auf: Handelt es sich bei einem elektrischen Unfall vielleicht um ein inneres

Trauma, das einem physiologischen Trauma gleichzustellen ist? Auch diese Frage verneint er und weist darauf hin, daß gerade bei seinem Kranken, der ständig gewohnt war, mit lebensgefährlichen Stromspannungen und -stärken zu arbeiten, eine gewisse Strombereitschaft vorgelegen hat; somit habe der elektrische Schlag kaum ein wesentliches psychisches Trauma auslösen können.

Er führt noch einen 2. Fall an, der von einer Berufsgenossenschaft bis zum Reichsversicherungsamt durchgefochten wurde, bei dem ebenfalls der ursächliche Zusammenhang zwischen der Lungentuberkulose und dem Trauma abgelehnt wurde. Es handelt sich dabei um einen bis zum Unfalltag gesunden 21 jähr. Arbeiter, der einen elektrischen Schlag von angeblich 380 Volt und 22 A erlitt und etwa 4 Sekunden durchströmt wurde. Direkt nach dem Unfall sei Blutspucken aufgetreten und die Erkrankung habe in relativ kurzer Zeit, in $1^1/_2$ Jahren, zum Tode geführt. Ich halte es für notwendig, gerade in diesem Zusammenhang das von *Behrendt* angeführte Urteil des Reichsversicherungsamtes kurz zu skizzieren:

„Darin, daß der Verletzte, als er infolge Berührens einer elektrisch betriebenen Maschine etwa 4 Sekunden den Einwirkungen des elektrischen Stromes ausgesetzt war, bereits an einer Lungentuberkulose litt, auch wenn ihm dies selbst nicht bekannt war, stimmen sämtliche im Laufe des Verfahrens gehörten ärztlichen Sachverständigen überein. Die meisten von ihnen nehmen auch an, daß infolge dieser Erkrankung jederzeit, auch ohne äußeren Anlaß, durch Zerreißen eines erkrankten Blutgefäßes eine Lungenblutung eintreten konnte. Bei dieser Sachlage, und da nach den Ermittlungen des RVA. Fälle, in denen ein durch den Körper gehender elektrischer Strom ein solches Zerreißen verursacht hat, der Literatur und der Statistik so gut wie unbekannt sind, ist der Senat dem im Ergebnis übereinstimmenden wissenschaftlich begründeten Gutachten unbedenklich gefolgt, wonach im vorliegenden Fall das noch am Unfalltag aufgetretene Lungenbluten des Verletzten nicht auf die Einwirkung des elektrischen Stromes zurückzuführen, sondern im natürlichen Fortschreiten des bereits bestehenden Lungenleidens, ohne wesentlich ursächliche Mitwirkung des elektrischesn Schlages, entstanden ist."

Ich selbst habe unter meinem großen Unfallmaterial nur 4 Erkrankungsfälle an Lungentuberkulose gehabt, bei welchen ein elektrisches Trauma ursächlich bzw. verschlimmernd in Betracht gezogen wurde:

Fall 1 IVc. Johannes U. Unfalltag 30. 9. 1928, geb. 3. 5. 1888. Unfallhergang: Bei Untersuchung eines Ölschalters, bei dem versehentlich die Trennmesser nicht gezogen waren, stützte er sich mit der linken Hand gegen die feuchte Wand des Transformatorenhauses, während er mit der rechten Hand das äußere Relais nachsah. Hierbei ist er offenbar an stromführende Teile gekommen (2 × 10 kV). Verbrennungen am rechten Ellenbogen und beiden Handflächen. Im Dezember 1928 nach Abheilen der Brandwunden Blutspucken. Brandwunden an beiden

Händen heilen völlig reizlos und schmerzfrei aus, keine Bewegungseinschränkung des rechten Ellenbogens bzw. der Hand. Jetzt wird eine Lungentuberkulose festgestellt. Röntgenologisch Infiltration des linken Unterlappens, diffuse Verschattung des linken Mittelfeldes, geringe Verschattung rechts. Klinische Diagnose: Nodös cirrhotische Tuberkulose, Pulmonalis duplex, Auswurf positiv. Die Lungenheilstätte, in die U. im März 1929 eingewiesen wird, beurteilt das Krankheitsbild folgendermaßen: U. leidet an einer beiderseitigen offenen aktiven überwiegend produktiven, im Fortschreiten begriffenen Lungentuberkulose mit Kaverne im linken Oberfeld. Es wird ein Unfallzusammenhang, aber auch eine Verschlimmerung der Lungentuberkulose durch den Unfall als mobilisierendes Trauma abgelehnt. Bei diesem Unfall ist es nun zu sehr interessanten Diskussionen gekommen. Sämtliche Kliniker, insbesondere die der Heilstätten, lehnen einen Unfallzusammenhang, aber auch eine Verschlimmerung der Erkrankung ab mit der Begründung, daß die Erkrankung „Cirrhotische Lungentuberkulose" mit Sicherheit längere Zeit vor dem Unfall bereits vorhanden gewesen ist. Ein Gerichtsmediziner allein erkennt den Unfallzusammenhang an, mit der Begründung, daß bei dem elektrischen Unfall „frische anatomische Verletzungen" durch den Strom „höchst wahrscheinlich" vorhanden waren. Zu erwähnen ist noch, daß der bekannte Pathologe *Schridde* den gleichen Standpunkt wie der Kliniker einnimmt, in dem er einen Zusammenhang des elektrischen Unfalles mit der vorwiegend cirrhotischen Lungentuberkulose mit Sicherheit ablehnt, ebenso auch eine Verschlechterung des Leidens, da unmittelbar nach dem Unfall Lungenblutungen oder andere alarmierende Symptome der Tuberkulose nicht aufgetreten sind. Dem Gutachten des Gerichtsmediziners ist das RVA. gefolgt.

Fall 5 IVc. Unfall Werner B., Unfalltag 18. 11. 1927, Alter 25 Jahre (Obduktionsprotokoll 96). Spannung wahrscheinlich 220 Volt: Akut elektrischer Herztod. Als Nebenbefund an den Lungen eine doppelseitige cirrhotische inaktive Lungentuberkulose mit alten, ziemlich umfangreichen Verwachsungen festgestellt.

Fall 2 IVc. Alfred R., Unfalltag 9. 12. 1924. 21 jähriger Mann erleidet an einer Schweißmaschine einen elektrischen Schlag von 280/380 Volt Wechselstrom, Durchströmung etwa 4 Sekunden, keine Bewußtlosigkeit. R. befreite sich selbst, am Tage des Unfalls Auftreten von Blutspucken. Es wird eine doppelseitige produktive Lungentuberkulose mit Kavernenbildung festgestellt, die in $1^1/_2$ Jahren zum Tode führt. Unfallzusammenhang wird abgelehnt.

Fall 3 IVc. Fritz K., Unfalltag 17. 10. 1923, 20 Jahre alt. K. erhielt bei Reparatur der elektrischen Lichtleitung (220 Volt Wechselstrom) einen elektrischen Schlag. K. blieb angeblich einige Minuten hängen, Stromweg von Arm zu Arm, dann bewußtlos. Nach 14 Tagen wieder arbeitsfähig. Allmählich habe sich eine Verschlechterung des Allgemeinzustandes mit Unsicherheit in beiden Beinen und Beschwerden wie Stiche in den Lungen mit Schwitzen, Husten und Auswurf eingestellt. Deshalb 1928 Aufnahme in Heilstätte: offene Tuberkulose des rechten Oberlappens mit Einschmelzung im Obergeschoß; röntgenologisch außer Veränderungen der rechten Lunge auch solche in linker Lunge bis Clavicula: diffus fleckig. Wird als gebessert aus der Heilstätte entlassen. Die Unfallmeldung erfolgt erst im Oktober 1933, zusammen mit Rentenansprüchen. Unfallzusammenhang wird abgelehnt.

Fall IVc. Willi K., Unfall Mitte Dezember 1924, 23 Jahre alt. Angeblich elektrischen Schlag beim Auswechseln einer elektrischen Birne (220 Volt Wechselstrom) erhalten, bis angeblich 1924 immer gesund. Anfang Dezember Gewichtsabnahme, Appetitlosigkeit, Nachtschweiß, Husten, Auswurf. März 1925 rechtsseitige Lungentuberkulose mit Kavernenbildung, stirbt April 1926. Obduktion:

Produktiv-exsudative, käsige Pneumonie rechter Lungenlappen, keine sonstige produktive Tuberkulose. Rechter Oberlappen mit Kavernenbildung. Unfallzusammenhang wird abgelehnt.

Außer den kurz skizzierten 4 Erkrankungsfällen haben wir bei einem Erkrankungsfall einer funktionellen Angina pectoris electrica eine alte inaktive abgeheilte Tuberkulose im Durchleuchtungsbild als Nebenbefund festgestellt, die weder klinische Erscheinungen hervorgerufen noch zu Rentenansprüchen geführt hatte; in einem tödlichen elektrischen Unfall (Obduktion Nr. 96, Fall 5) wird unabhängig vom elektrischen Trauma eine abgeheilte inaktive Lungentuberkulose mit einem etwa linsengroßen kalkinkrustierten Herd beobachtet; diese beiden Fälle mögen nur die bekannte Tatsache unterstreichen, daß oftmals gerade eine Lungentuberkulose ohne klinische Erscheinungen von dem betreffenden Patienten überstanden wird.

Es ist hier nicht der Ort, auf das Wesen der Lungentuberkulose näher einzugehen. Wir wissen, daß gerade der Beginn, aber auch schon fortgeschrittene Formen dieser Erkrankung oft nur zufällig, bei Reihendurchleuchtungen oder Schirmbildreihenuntersuchungen entdeckt werden, ohne daß sie dem Träger irgendwelche Beschwerden verursacht hätten; wir wissen, daß bei kaum einer anderen Krankheit die Reaktionsbereitschaft, die ererbte Disposition, das jeweilige Milieu, die allergische Reaktion des Organismus (*Ickert*) und andere Faktoren den Verlauf dieser Erkrankung bestimmen. Wir wissen, daß sie eine relativ häufige und weitverbreitete Infektionserkrankung ist; wenn elektrische Einwirkungen dabei eine Rolle spielen sollten, wäre vermutlich ein Zusammenhang viel öfter beobachtet worden. Wir dürfen uns bei der Beurteilung dieser Erkrankung nicht von irgendwelchen Gefühlsmomenten oder von dem Mitgefühl mit den Erkrankten leiten lassen, sondern müssen den medizinischen Tatsachenbestand objektiv und exakt nachprüfen und der wissenschaftlich begründeten Wahrheit die Ehre geben. Es ist in jedem Kulturstaat gerade für diese Gruppe von Erkrankten in jeder Beziehung sowohl hinsichtlich der Behandlung und Fürsorge für den Patienten selbst wie hinsichtlich der Versorgung und Betreuung seiner Familie hinreichend gesorgt.

Es darf nicht dahin kommen, daß wir aus sozialen Gründen die wissenschaftliche Klärung des elektrischen Unfalls umbiegen oder abbiegen, wenn zufällig eine Lungenblutung in einem gewissen scheinbar zeitlichen Zusammenhang mit dem elektrischen Unfall auftritt, wozu die Versuchung nahe liegt. Gerade die Lungenblutung, anatomisch gesehen: ein Übergreifen des produktiv sich entwickelnden und ausbreitenden Tuberkuloseprozesses auf ein Lungengefäß, ist ein sehr häufiges Ereignis, welches oft erst zur Aufdeckung der Erkrankung führt und hierdurch Schlüsse auf den weiteren schicksalsmäßigen Verlauf erlaubt. Das Argument, das wir oft in den oben angeführten Beispielen finden und das oft durch die Aussage eines Arztes (Sprechstunde) gedeckt wird: vor dem Unfall habe die Erkrankung keine Beschwerden oder klinische Erscheinungen hervorgerufen, ja sei sie nicht einmal festgestellt worden, ist nicht haltbar. Als Voraussetzung für die Anerkennung einer Lungentuberkulose als elektrische Unfallfolge muß gefordert werden, daß röntgenologische Befunde unmittelbar vor dem Unfall vorgelegen haben, die keinen Anhaltspunkt für eine beginnende Lungentuberkulose erkennen ließen.

Wie ist nun zu erklären, daß es überhaupt zu einer ärztlichen Anerkennung dieser Erkrankung nach einem elektrischen Trauma kommen kann? Da stützen sich die Gutachter auf die im anatomischen Teil von den verschiedensten Autoren beschriebenen perivasculären Blutaustritte bei tödlichen Unfällen (Lungenhämorrhagien nach *Jellinek*) und auf die von *Jellinek* beschriebenen Zerreißungen bzw. Verletzungen der Alveolen (traumatisches Lungenemphysem nach *Jellinek*). In diesen angeblichen Lungenverletzungen soll sich eine Tuberkulose entwickeln können.

Ich bin bereits im anatomischen Teil auf diesen Punkt näher eingegangen, zumal mir außer meinen eigenen Obduktionsfällen elektrischer Todesfälle auch die Sammlung *Alvensleben*, insgesamt 227 Obduktionsfälle, zur Verfügung stand. (*Alvensleben* ist gern bereit, diese Sammlung auch anderen Forschern zur Einsicht vorzulegen.) Irgendwelche Zerreißungen oder gar größere Blutungen sind in keinem einzigen Obduktionsfalle erwähnt, also nicht einmal bei dem stärksten Ausdruck des Elektrokrampfes, dem elektrischen Tod; wohl sind öfter kleine perivasculäre Blutaustritte, unter anderen auch in den Lungen, beschrieben worden, die durch die bei jeder elektrischen Einwirkung auftretende Blutdruckerhöhung bedingt sind. Diese Blutdrucksteigerung ist nicht etwa der Ausdruck eines durch den elektrischen Strom veranlaßten Gefäßspasmus, sondern sie ist die Folge des sehr erheblichen Krampfzustandes der gesamten quergestreiften Muskulatur, veranlaßt durch die tödliche Stromeinwirkung.

An Hand eines Versuches sei diese Beobachtung bewiesen (Abb. 15): Während einer elektrischen Einwirkung, schon bei etwa 10 mA beginnend, entsteht ein Blutdruckanstieg mit rhythmischer Herztätigkeit, die Atmung ist durch einen Krampfzustand der Atmungsmuskulatur bis zum völligen Stillstand gelähmt, um gleich nach Stromöffnung wieder zu beginnen, kompensatorisch ist sie sodann beschleunigt und vertieft. Lähme ich nun die quergestreifte Muskulatur durch Curare — bei diesem Versuch ist eine Registrierung der Atmung nicht möglich, da das Versuchstier durch Lähmung der Atmungsmuskulatur ersticken würde —, so tritt nicht die geringste Blutdrucksteigerung ein, ein Beweis, daß bei elektrischen Reizen die Blutdrucksteigerung durch den Muskelkrampf und nicht durch Gefäßkrämpfe bedingt ist. Bei höheren Stromstärken über etwa 25 mA werden auch Störungen der Herztätigkeit beobachtet. (Vgl. Kap. IV b, 1 S. 33.)

Auch bei der Analyse der funktionellen und organischen Angina pectoris electrica habe ich bereits darzulegen versucht, daß es durch den elektrischen Reiz nicht zu Spasmen der Coronararterien kommt, sondern daß es durch das Zusammenspiel von Atmungsstillstand und Blutdrucksteigerung zu einer Störung des Sauerstoff-Kohlensäure Gleichgewichts im Blut kommt, die dann ihrerseits zu einer akuten ungenügenden Blutversorgung des Herzens und damit zu dem Symptomenkomplex der hypoxämischen Coronarinsuffizienz führt. So müssen wir auch für die Erklärung der perivasculären Blutaustritte das Moment der Gefäßkrämpfe fallen lassen und sie auf die oben beschriebene Blutdrucksteigerung zurückführen, die maximal nur bei tödlichen Elektrisierungen entsteht. Ich habe nachweisen können, daß bei Elektrisierungen ohne nachfolgenden momentanen Tod keine perivasculären Blutaustritte entstehen.

Wenn es also schon unwahrscheinlich ist, daß es nach elektrischen Unfällen, die nicht tödlich verlaufen, zu perivasculären Blutaustritten kommt, so ist es ebenso unwahrscheinlich, daß es nach derartigen Unfällen zu Zerreißungen des Lungengewebes kommt, die von *Jellinek* auf übermäßig forcierte Wiederbelebungsversuche zurückgeführt werden. Auch gibt *Jellinek* keine genauen Zahlenangaben, wie oft er denn nun im Vergleich zu seiner Gesamtobduktionszahl Lungenzerreißungen beobachtat hat. Wie schon erwähnt, habe ich sie weder selbst beobachtet noch in einem Protokoll der *Alevensleben*schen Sammlung beschrieben gefunden.

Wie schon zuvor bemerkt wurde, müssen wir bei der Lösung dieser Frage die Erfahrungen des Weltkrieges heranziehen (zit. nach *Stern*), nach denen eine Lungentuberkulose als Folge von Stich- und Schußverletzungen außerordentlich selten ist; das heißt also: es ist sehr unwahrscheinlich, daß sich auf dem Boden einer so seltenen Lungenverletzung eine Lungentuberkulose entwickelt. Praktisch bedeutet diese Tatsache, daß die Entwicklung einer Lungentuberkulose als Folge eines elektrischen Unfalles nahezu ausgeschlossen ist.

Auch *Lochtkemper* ist der Ansicht. daß ein mechanisches Trauma immer nur ausnahmsweise die Ursache einer Lungentuberkulose ist;

er weist darauf hin, daß die meisten Unfälle bei Tuberkulose ohne neue Herdentzündungen und ohne Verschlimmerung der alten Tuberkulose verlaufen.

Auffallend ist, daß bei den mir vorliegenden Fällen die Gutachter, die sich für einen Zusammenhang der Tuberkuloseerkrankung mit dem elektrischen Unfall ausgesprochen haben, gar nicht auf den bei jeder Tuberkulose so außerordentlich wichtigen Zeitfaktor eingegangen sind. Es ist naturgemäß sehr schwierig, exakt das Alter einer Tuberkulose festzulegen. Wir wissen aber, daß für die Bildung cirrhotischer oder strangartiger Prozesse oft Jahre notwendig sind, um sich zu entwickeln. Wenn nun nach einem elektrischen Unfall rein zufällig sofort oder etwa 2—4 Monate später (Fall 1, 2 und 4) eine produktive cirrhotische einseitige, ja sogar doppelseitige Lungentuberkulose festgestellt wird, so kann man diese unmöglich als Ursache ansprechen, zumal die Röntgenbilder, die wir nun einmal als Kronzeugen fordern, eine klare und unwiderlegbare Sprache sprechen.

Wir haben also gesehen, daß ein elektrisches Trauma als Ursache für die Entstehung einer Lungentuberkulose nicht angenommen werden darf; ebenso können wir auch die beiden oben aufgestellten Fragen dahin beantworten, daß durch das elektrische Trauma weder eine ruhende inaktive Lungentuberkulose mobilisiert noch eine bestehende verschlechtert werden kann. Hierin stimmen immer wieder, abgesehen von *Jellinek*, die Gutachter in den vorliegenden Fällen überein. Die Begründung hierfür entnehmen wir einerseits den uns jetzt zur Verfügung stehenden anatomischen Untersuchungsergebnissen, andererseits den Erfahrungen aus der Klinik der Lungentuberkulose. Wenn überhaupt eine Verschlimmerung anerkannt werden soll, so muß sie sich nach spätestens 2—3 Wochen einstellen (*Reichmann, Zollinger, Lochtkemper*), was in unseren Fällen nicht beobachtet werden konnte. *Lochtkemper* steht ferner auf dem Standpunkt — und dem ist absolut beizustimmen —, daß eine seelische Erschütterung das Aufflackern eines alten tuberkulösen Herdes kaum bewirken kann.

Noch besonders erwähnenswert ist der Fall 2, bei dem am Tage des Unfalles eine Lungenblutung aufgetreten ist. Vor weiteren Erörterungen sei bemerkt, daß alle Gutachter übereinstimmend die Lungenblutung als Unfallfolge abgelehnt haben mit der Begründung, sie sei zufällig zeitlich mit dem Unfall zusammengefallen, vor allem habe die Lungenblutung den Verlauf der Lungentuberkulose nicht beeinflußt. Die Unfallmeldung besagte jedoch folgendes: Bei der Reparatur einer elektrischen Schweißmaschine erhielt K. einen ungefähr 4 Sekunden dauernden elektrischen Schlag; gleich darauf mußte er Blut speien, und nach 10 Minuten setzte ein Blutsturz ein.

Wenn wir uns das physiologische Geschehen während der 4 Sekunden dauernden Durchströmung vor Augen führen, so hat auch bei unserem Verunglückten eine vorübergehende Blutdrucksteigerung (Stromweg wahrscheinlich rechte — linke Hand — Erde) vorgelegen, die wohl ein bereits von tuberkulösem Granulationsgewebe ergriffenes Gefäß zum Bluten gebracht haben kann, zumal in diesem Falle das Blutspucken unmittelbar nach dem Unfall aufgetreten ist. Ob jedoch die Blutung eine Verschlechterung des Krankheitszustandes eines Verunglückten bedingt hat, hängt von der Schwere der Blutung ab. Eine Entscheidung ist naturgemäß von Fall zu Fall zu treffen. Wir dürfen also auf Grund der uns bekannten und durch zahlreiche Tierversuche erwiesenen physiologischen Erkenntnisse eine sofort im Anschluß an einen elektrischen Unfall auftretende Lungenblutung als Folge elektrischer Reizwirkung bei einer bestehenden Lungentuberkulose anerkennen: Lungenblutungen aber, die erst Stunden oder gar Tage nach dem Unfall bei einer bestehenden Lungentuberkulose sich einstellen, sind nicht Folge der Elektrisierung.

Völlig abzulehnen sind jene Rentenansprüche (Fall 3 IVc), bei denen erst Jahre nach der Feststellung einer Lungentuberkulose die Unfallmeldung erfolgt, da objektive Feststellungen über den Unfall fehlen; gerade elektrische Unfälle, oft nur unwesentliche, angeblich nicht kontrollierbare Schläge, werden gern noch nachträglich von den Verunglückten selbst oder deren Angehörigen als Ursache für die Entwicklung irgendeines Krankheitsprozesses herangezogen; es ist darum *Reichmann* zuzustimmen, wenn er fordert, daß alle nachträglich gemeldeten Unfälle bei der Erörterung einer Verschlimmerung der Lungentuberkulose nicht in Betracht kommen.

So haben wir gesehen, daß nach elektrischen Unfällen des öfteren Erkrankungen von Lungentuberkulose auf das Unfallereignis zurückgeführt worden sind. Nach den bisher bekannten anatomischen und physiologischen Untersuchungen ist es unwahrscheinlich, daß ein elektrischer Unfall als Ursache dieser Erkrankung angesehen werden kann; auch eine Verschlechterung durch ein elektrisches Trauma ist vielleicht, abgesehen von ganz besonders gelagerten Fällen, bei denen schwerste Verbrennungen eine schwere allgemeine körperliche Schädigung hervorgerufen haben, abzulehnen. Eine Lungenblutung kann aber bei einer bestehenden

Lungentuberkulose, wenn sie direkt im Anschluß an den Unfall auftritt, infolge des während der Elektrisierung auftretenden Blutdruckanstiegs ausgelöst werden.

Anhang.

Es ist noch ganz interessant, einen Fall zu erörtern, der ebenfalls zu erheblichen gutachtlichen Meinungsverschiedenheiten geführt hat und bei dem sich ein Lungenabsceß im Anschluß an eine elektrische Verbrennung entwickelt hat.

Fall 6 IV c. Unfall Franz K., Unfalltag 11. 4. 1935, Alter 58 Jahre. Unfallhergang: Elektrischer Schlag an schadhafter elektrischer Handlampe, Spannung 220 Volt. Stromeinwirkung angeblich 15 Minuten. Keine Bewußtlosigkeit. Verbrennung 3. Grades am Daumen, 2. und 1. Grades an den anderen Gliedern der übrigen 4 Finger. Typische Beschreibung des elektrischen Unfallgeschehens, ebenfalls des Krampfzustandes der Atemmuskulatur. Eiterung der Weichteilnekrosen am linken Daumen, so daß er in die chirurgische Klinik in O. eingewiesen werden mußte. Bei der Entlassung aus der Klinik am 27. 7. 1935 vollständige Abheilung des linken Daumens, Narben noch druckempfindlich. Am 27. 8. 1935 bei einer ärztlichen Nachuntersuchung noch sehr erhebliche Schmerzen im Daumen, Angabe des Pat. dem Arzt gegenüber: „Es tobe in dem Finger." Im Oktober 1935 gibt er an, daß er immer noch nicht arbeiten könne, weil er sich schwach und kraftlos fühle; Beschwerden, die immerhin schon etwa 4 Wochen lang an Intensität zunehmen. Ein pathologischer Befund wird bei der Untersuchung nicht erhoben. Es wird aber in den Gutachten darauf hingewiesen, daß eine Gewichtsabnahme und allgemeine Beschwerden wie Kopfschmerzen, Durchfälle u. a. bei. K. bestanden hätten. Eine internistische Lungenuntersuchung ist nicht vorgenommen worden. Er wird nun im Januar 1936 in schwer krankem, fast hoffnungslosem Zustand in die Klinik in O. eingewiesen und einer Operation unterzogen. In der Krankengeschichte wird bereits vermerkt, daß er im Oktober 1935 Husten gehabt hätte, der allmählich zu Auswurf geführt und einen stinkenden Geruch angenommen habe.

Lungenabscesse können auftreten auf dem Boden einer grippalen Bronchopneumonie oder in den abgestorbenen Geweben eines Infarktes, was beides für unseren Fall nicht zutrifft; sie können aber auch entstehen nach Operationen, besonders der Mandeln und der Schilddrüse, nach Entfernung abdominaler Organe, wie Uterus und Adnexe, nach Operationen und Eiterungen an den Extremitäten; *Chipimann* hat bei 12 000 Operationen in 1,5% der Fälle Lungenabscesse beobachtet, *Moro* bei 3000 Operationen sogar etwas über 6%.

Es ist die Frage zu entscheiden: Hat die elektrische Verletzung des Daumens irgend etwas mit dem 6 Monate nach dem Unfall beginnenden Lungenabsceß zu tun? Kann diese Verletzung, deren Heilung mehrere Monate in Anspruch genommen hat, irgendeinen Zusammenhang zu dem Lungenabsceß haben?

Die elektrische Verletzung ist zweifellos mischinfiziert gewesen, d. h. in die elektrische Wunde sind eitererregende Bakterien gelangt, die die Entzündung von nahezu $3^1/_2$ Monaten unterhalten hatten; eine ambulante Behandlung hatte zu keinem Erfolg geführt, deshalb mußte K. in ein chirurgisches Krankenhaus eingeliefert werden. Der Intervall zwischen dem Auftreten der ersten Erscheinungen des Lungenabscesses und dem Abklingen der Eiterung beträgt etwa 2 Monate, vielleicht ist er sogar noch kürzer, wenn man die Angaben des Patienten zugrunde legt.

Jellinek vertritt die Auffassung, daß elektrische Wunden keine Neigung zu Mischinfektionen haben und daß sie in der Regel steril seien. Diese Auffassung habe ich bereits 1933 in Virchows Archiv widerlegt und an Hand von zahlreichen experimentellen Untersuchungen nachweisen können, daß ausgedehnte Eiterungen mit schweren Mischinfektionen auch nach elektrischen Verbrennungen entstehen können.

Irgendwelche anderen Ursachen für die Entstehung des Lungenabscesses sind auf Grund der Vorgeschichte und der Akten nicht festzustellen. Vom 11. 4. 1935 bis Oktober 1935 hat K. keine Erkrankungen durchgemacht, die zu einem Lungenabsceß hätten führen können, wie Lungenentzündungen, Operationen eitriger Mandeln usw. Deshalb können wir als Ätiologie für diesen Lungenabsceß die Eiterung an den Fingern ansehen, und zwar in dem Sinne, daß sie als Eitermetastase sich langsam in der Lunge entwickelt und ausgebreitet hat.

d) Magenerkrankungen.

Wie schon in der Einleitung erwähnt, gibt es kaum ein inneres Leiden, das nicht schon einmal mit dem elektrischen Unfall in ursächlichen Zusammenhang gebracht worden wäre. Auch das Magen- und Zwölffingerdarmgeschwür macht keine Ausnahme. Wenn wir nur in der Literatur der Frage nachgehen, ob die Entstehung eines Ulcus ventriculi durch ein einmaliges elektrisches Trauma möglich ist oder nicht, so finden wir hier weit auseinandergehende Ansichten. Ohne im einzelnen dazu Stellung zu nehmen, machen wir uns die Auffassung *Veldes* zu eigen, der vor einer allzu leichten Anerkennung solcher Zusammenhänge warnt. Hat doch auch *Siebeck* in dem schon mehrmals von mir erwähnten Vortrag das Beispiel des Ulcuskranken seiner Betrachtung vorangestellt, um zu zeigen, daß gerade bei diesen Kranken die Disposition zum Ulcus ganz besonders beachtet werden muß, die in der Regel bereits schon vor der äußeren Ursache an den verschiedensten

Symptomen bei genauer Erforschung der Anamnese zu erkennen ist. Auch *A. W. Fischer* meint, die tägliche Erfahrung lehre, daß Unfalleinflüsse bei der Entstehung des Magengeschwürs keine wesentliche Rolle spielen.

Führen wir uns kurz die Genese des Ulcus vor Augen, so begegnen uns im wesentlichen 3 Theorien, die sich mit der Entwicklung des Ulcus auseinandersetzen: die Gefäßtheorie, von *Virchow* begründet und von *v. Bergmann* und *Rössle* als neurogen-spasmogene Theorie weiterentwickelt, die „mechanische" Theorie, von *Aschoff* und seinen Schülern vertreten, und die gastritische Theorie, als deren Begründer *Konjetzny* anzusehen ist. Es ist hier nicht der Ort, über die einzelnen Theorien zu diskutieren; es ist auch verständlich, daß die beiden letztgenannten Theorien bei der Erörterung der elektrischen Genese von den Gutachtern nicht herangezogen worden sind, sondern einzig und allein die neurogenspastische Theorie. Es ist so bequem und leicht, alles, was mit Elektrizität zusammenhängt, mit Gefäßkrämpfen zu erklären; kaum ein Gutachter macht sich aber die Mühe, das bisher bekannte physiologische Geschehen während und vor allem n a c h der elektrischen Durchströmung sich vor Augen zu führen. Betrachten wir den Tierversuch oder auch die zahlreichen elektrischen Unfälle des täglichen Lebens, die ohne Bewußtlosigkeit einhergehen, so wissen wir, daß bei Stromschluß ein starker Krampfzustand der quergestreiften Muskulatur eintritt, durch welchen eine erhebliche Blutdrucksteigerung bedingt ist; parallel der Blutdrucksteigerung geht eine Steigerung des Bauch- und Brusthöhlendruckes, aber auch des Liquordruckes einher; sofort bei Stromöffnung, also nach Aufhören des elektrischen Reizes, ist der Krampfzustand der Muskulatur beendet, die Blut-, Liquor-, Bauch- und Brusthöhlendrucke sind wieder regelrecht.

Kommt nun diese Blutdrucksteigerung durch einen Gefäßreiz zustande, und in welchem Maße sind die Gefäße an dem Krampfzustand beteiligt? Wir haben festgestellt, daß nach Curaresierung eines Versuchstieres (Registrierung des Blutdruckes in der Carotis bei künstlicher Atmung mit der *Starling*schen Pumpe), also nach Lähmung der Nervenendplatten, eine Änderung der Blutdruckverhältnisse n i c h t eintritt, da der sonst übliche Krampfzustand der quergestreiften Muskulatur nicht ausgelöst worden ist. Hieraus können wir schließen, daß die Gefäße an dem allgemeinen Krampfzustand nicht beteiligt sind. Und wenn wir direkte Reizungen an freigelegten Gefäßen (z. B. Carotis) durchführen, so sehen wir, daß es weder gelingt, sie durch den elektrischen Reiz in einen Krampfzustand zu versetzen noch zu langsamen Zusammenziehungen anzuregen. Die sehr unexakten Untersuchungsergebnisse von *Lorenz* aus dem *Gildemeister*schen Institut, nach denen es zur deutlichen Verengerung der Carotisgefäße kommen soll, nachdem Tiere durch elektrischen Strom getötet sind, sind keineswegs bestätigt, nach meinen bisher vorliegenden Untersuchungen auch nicht erwiesen.

Soweit wir also heute an Hand der physiologischen Untersuchungsergebnisse Schlüsse auf das physiologische Geschehen am Gefäßsystem machen können, müssen wir jene rein theoretischen Erwägungen, es komme durch den elektrischen Reiz zu sog. „Gefäßkrämpfen‟, ablehnen, weil weder während noch nach der elektrischen Einwirkung im Tierversuch die direkten und indirekten Beobachtungen der Gefäße einen Anhaltspunkt für die obenerwähnte Theorie experimentell ergeben haben. Es wird Aufgabe weiterer physiologischer Untersuchungen sein, diese noch völlig unklaren und sich widersprechenden Versuchsergebnisse, auf die hier im einzelnen einzugehen nicht möglich ist, näher zu analysieren; verlangt doch auch gerade die Klinik vieler Erkrankungen eine weitere Analyse der so beliebten, aber auch bequemen „Gefäßkrämpfe‟ als Ursache verschiedenster Krankheitsbilder, besonders der Gefäße. Jedenfalls so viel müssen wir aus dem kurz Skizzierten entnehmen, daß wir bei der Zusammenhangsfrage: „Ulcus ventriculi — elektrisches Trauma‟ die Gefäßkrampftheorie als Ursache für das Ulcus nicht heranziehen können.

Damit hängt auch die vielfach in Gutachten gefundene Behauptung zusammen, es käme durch einen Gefäßkrampf zu kleinsten Blutungen, aus welchen sich, etwa in den Magenwänden oder in der Schleimhaut, ein Ulcus entwickeln könnte. Ich selbst habe bei meinen umfangreichen anatomischen Untersuchungen auch Blutaustritte beobachten können, sogar um die kleinsten Gefäße der Magenschleimhaut herum; aber, worauf schon oben hingewiesen worden ist, nur beim elektrischen Tod als dem stärksten Ausdruck des elektrophysiologischen Geschehens, bei welchem entsprechend der tödlichen Stromstärke auch der ausgiebigste Muskelkrampf mit höchstmöglichster Blutdrucksteigerung auftritt. Jedoch sind Blutaustritte nicht bei Tieren festzustellen, die wir geringeren Stromstärken ausgesetzt haben, die nicht tödlich wirken (unter etwa 80 mA); bei diesen fanden wir keine Blutaustritte, auch keine Spuren einer in Resorption begriffenen Blutung (Hämosiderinkrystalle, Eisenfärbung), so daß bei elektrischen Unfällen, die nicht tödlich verlaufen, die Annahme, daß Blutungen auftreten,

nicht aufrechterhalten werden kann. Somit können die perivasculären kleinsten Blutaustritte nicht mehr als Ursache einer
anatomisch erkennbaren Verletzung angesehen werden, aus welcher
sich ein Ulcus ventriculi, eine Ulcuskrankheit, entwickeln kann.

Gerade bei diesen Erkrankungen müssen wir der Anamnese
besondere Aufmerksamkeit schenken und werden dann ihre Anfänge weitgehend zurückverfolgen können. Ja, wenn wir von dem
Verunglückten selbst keine ausreichenden Angaben über seine
früheren Erkrankungen erhalten, ist es möglich, an Hand schrift-
licher Fixierungen, z. B. der Krankenkassenakten, festzustellen,
daß der betreffende Ulcuskranke wegen abdomineller Beschwerden
schon des öfteren arbeitsunfähig gewesen ist. Es ist bedauerlich,
daß wir Ärzte uns gerade bei derartigen Begutachtungen nicht
immer auf die Angaben der Verunglückten verlassen können; wir
müssen nun einmal mit menschlichen Schwächen und besonders
mit dem begreiflichen Wunsch des Kranken nach einer Rente
rechnen. Es ist eine verantwortungsvolle Aufgabe des Arztes dem
Volksganzen gegenüber, mit Hilfe der wissenschaftlichen Erkenntnisse jeden Simulanten oder Rentenbegehrer rücksichtlos zu ent-
larven; in einem Sozialstaat, wie es Deutschland ist, hat nur der
ein Recht auf Inanspruchnahme der Sozialversicherung, der durch
ein Unfallereignis tatsächlich getroffen worden ist, nicht der, der
aus dem Unfallereignis etwas „herausholen" möchte. Wer schicksalsmäßig erkrankt, wird ohne weiteres von den Krankenkassen
bis zu seiner Wiederherstellung betreut und braucht nicht nach
zusätzlichen Renten zu jagen.

Ein Beispiel eines Ulcuskranken, der rein zufällig einen elektrischen Schlag erlitten hat, wodurch der Ablauf seiner Erkrankung
nicht beeinflußt worden ist, sei kurz skizziert:

Fall 1 IVd. Eduard H., Unfalltag 24. 11. 1937, Alter 33 Jahre. Elektrischer
Unfall 220 Volt, keine Strommarken. Beim Putzen von Metallteilen einer elektrischen Handschleifmaschine kurzen elektrischen Schlag erlitten. Vorgeschichte:
1934 in ärztlicher Behandlung wegen Gallenbeschwerden, 1935 in ärztlicher Behandlung wegen Gallen- und Magenbeschwerden, im Juni 1939 Krankenhausaufnahme wegen Magenbeschwerden, röntgenologisch Zwölffingerdarmgeschwür,
Magenblutung, Exitus trotz zweimaliger Transfusion. Obduktionsbefund: Verblutung aus einem älteren Geschwür des Duodenums dicht unterhalb des Magenpförtners, sehr große Eröffnung der Arteria gastroduodenalis, Verengung des
Magenpförtners durch narbige Schrumpfung in der Umgebung des Geschwürs.
Sehr starke Erweiterung des Magens, Magenkatarrh. Einbruch des Geschwürs in
den Kopfteil der Bauchspeicheldrüse.

An Hand dieses Krankheitsfalles können wir auch noch die
Frage besprechen, inwieweit die Blutung eines Ulcus ventriculi
oder duodeni unfallbedingt sein kann. Der Verunglückte H. hat

erst 2 Jahre nach dem Unfallereignis eine Blutung seines auch röntgenologisch festgestellten Ulcus duodeni gehabt. Es erscheint beinahe müßig, über die Unfallzusammenhänge zu diskutieren, und doch ist die Möglichkeit des Zusammenhanges dieser Blutung im Sinne einer Gefäßkrampfbereitschaft nach dem elektrischen Unfall diskutiert worden. *A. W. Fischer* erkennt an, daß es durch ein Unfallereignis, das mit Druckerhöhungen im Gefäßsystem einhergeht, zu einer Blutung des bestehenden Ulcus ventriculi oder duodeni kommen kann. Gerade bei elektrischen Unfällen ist, wie bereits gezeigt, oft eine ziemlich erhebliche Blutdrucksteigerung zu beobachten, aber nur solange der elektrische Strom den Krampfzustand der Muskulatur unterhält. Eine Blutung, die unmittelbar nach dem elektrischen Trauma auftritt, ist also als Unfallfolge im Sinne einer Verschlimmerung des bestehenden Leidens anzuerkennen; von der Schwere der Blutung ist der Grad der Unfallschädigung abhängig. Tritt jedoch die Blutung erst Tage nach dem elektrischen Unfall auf, so ist sie nicht mehr unfallbedingt. Auch *A. W. Fischer* verlangt von anderen Unfallereignissen, daß ein Trauma, das Tage zurückliegt, nicht nachträglich als Ursache anerkannt werden kann.

Zusammenfassend können wir somit folgendes festlegen: Ein Ulcus ventriculi oder duodeni kann nicht in ursächlichem Zusammenhang mit einem elektrischen Trauma stehen; eine elektrische Einwirkung löst auf den lebenden Organismus nicht eine Gefäßkrampfbereitschaft aus, die im Sinne der neurogen-spasmogenen Theorie zur Entwicklung eines Ulcus führen könnte.

Eine Blutung eines Magen- oder Zwölffingerdarmgeschwürs kann nur, wenn sie unmittelbar nach dem elektrischen Unfall auftritt, durch die bekannte während der Elektrisierung auftretende Blutdrucksteigerung bedingt sein; eine Blutung, die erst nach Stunden oder Tagen entsteht, hat nichts mehr mit dem Unfallereignis zu tun.

Unsere zusammenfassenden Schlußfolgerungen bekommen besonders durch die von *Eppinger* über die Ulcusgenese gemachten reichen klinischen Erfahrungen eine weitgehende Stütze. Er weist nach, daß das Magengeschwür bzw. das Duodenalgeschwür keine Erkrankungen des Magens bzw. des Duodenums allein, sondern der Ausdruck „eines allgemeinen Leidens" seien. Das Ulcus sei nicht eine „Krankheitseinheit", da die Ursachen sehr verschiedene sein könnten: Schädigung der Gefäße mit Anämisierung bestimmter Schleimhautpartien, Schädigung der Magenschleimhaut ex ingestis, Schädigung der Magenschleimhaut hämatogen oder durch mechanische Störungen. Gerade der hämatogenen Gastritis als Ursache für das Ulcus hat *Eppinger* im Anschluß an seine Untersuchungen über die seröse Entzündung besonderen Wert beigelegt. Er hat sogar nachweisen können, daß sich im Bereich der Magenschleimhaut die Charakteristica einer akuten Gastritis ganz besonders schön darstellen lassen: ausgetretenes Plasma mit Arrosion der Düsenverbände, Ödem, in dem die „Zellen förmlich flottieren", sodann infarktartige Bezirke innerhalb der Schleimhaut und schließlich Ulcerationen, die Zeichen eines beginnenden Magengeschwürs darbieten; das „Um und Auf" dieses Gesehehens ist nach seiner Auffassung die Durchlässigkeit der Capillaren für Plasmaeiweiß. Als Ursachen der Capillarläsion, die mannigfach sein können, sieht *Eppinger* u. a. das Histamin, das Allylamin, das Serum von Menschen, insbesondere von Menschen, die an Infektionserkrankungen leiden, ferner Eiweißzerfallstoffe und anaphylaktische Intoxikationen.

Die von *Fischer-Wasels* gemachten Einwände gegen den Begriff „seröse Entzündung", interessieren uns bei unserer Problemstellung nicht; unter Abwägung gerade seiner interessanten und zu beachtenden Ausführungen und im Bewußtsein, daß die Definition des Entzündungsbegriffes von *Eppinger* vielleicht nicht ganz im Sinne der Anatomen liegt, können wir doch das, was von *Eppinger* unter der serösen Entzündung so trefflich demonstriert wird, als besonders aufschlußreich und wertvoll für die Genese des menschlichen Magengeschwürs anerkennen.

Wenn wir uns diese von *Eppinger* nur kurz skizzierten Entstehungsursachen des Ulcus ventriculi und duodeni noch einmal vor Augen führen — zumal *Eppinger* auch über eine große Erfahrung dieses Krankheitsbildes verfügt — so wird uns erst recht klar, wie vorsichtig wir bei der Beurteilung des elektrischen Geschehens im Zusammenhang mit der Ulcusentstehung sein müssen, wobei wir noch bedenken müssen, daß ein einmaliges elektrisches Trauma kaum als Ursache für ein „allgemeines Leiden" in Frage kommt. Es ist aber nicht von der Hand zu weisen, daß gerade bei Sammlung weiterer klinischer Erfahrungen neue Probleme auftauchen werden, z. B. das, ob durch den elektrischen Reiz eine Störung der gegenseitigen Beziehungen des Sympathicus und Parasympathicus, die *Eppinger* mit einem Waagebalken vergleicht, veranlaßt wird. Ist es nicht doch vielleicht möglich, daß durch einen elektrischen Unfall der Waagebalken aus dem Gleichgewicht gebracht werden kann? Diese Andeutung möge zunächst genügen; bisher allerdings habe ich noch nicht Gelegenheit gehabt, einen typischen erstmalig nach dem elektrischen Unfall erkrankten Ulcuskranken zu sehen.

Die Verbrennungen nach elektrischen Unfällen seien nur kurz gestreift; sie können ebenso wie die Verbrennungen anderer Art durch die Eiweißzerfallstoxikose nicht selten zu einer Gastritis (*Kaufmann*) führen oder sogar ein Ulcus ventriculi bzw. duodeni nach sich ziehen (*Eppinger*). Die elektrischen Verbrennungen sind eben, worauf ich auch in den anderen Kapiteln dieser Arbeit immer wieder hingewiesen habe, was aber gerade bei Begutachtungen oft nicht beachtet wird, strengstens von den kurzfristigen elektrischen Schlägen, die sich bekanntlich in Krampfzuständen der peripheren Muskulatur äußern, zu trennen.

e) Diabetes mellitus und der elektrische Unfall.

Die Zuckerharnruhr, eine häufige Erkrankung, die wir oft rein zufällig in der poliklinischen Sprechstunde, bei Reihenuntersuchungen oder bei militärärztlichen Untersuchungen, nicht minder in der Klinik selbst entdecken, ist bekanntlich eine Erkrankung, die sich in einer Störung des Kohlehydrat- bzw. Eiweißstoffwechsels äußerst und auf ein Versagen der inneren Sekretion der Bauchspeicheldrüse zurückzuführen ist. Auch andere hormonale Störungen, insbesondere von der Hypophyse, der Schilddrüse oder Nebenniere ausgehend, können den Kohlehydratstoffwechsel beeinflussen. Sie ist eine Erkrankung, bei der, wie es *Noorden* einmal formuliert hat, die hereditäre Belastung zweifellos eine besondere Rolle spielt; er meint sogar: „Wer nicht mit diabetischem Erbgut geboren wird, wird nicht zuckerkrank." In der Anerkennung eines Unfallzusammenhanges dieser Erkrankung ist man wohl längere Zeit hindurch ziemlich großzügig gewesen. Es mehren sich aber die Stimmen, daß eine traumatische Ursache doch wohl nur in ganz seltenen Fällen für die Entwicklung der Erkrankung maßgebend ist. Es ist natürlich unmöglich, auf die gesamte Literatur, die sich mit dem Problem „Traumatischer Diabetes" beschäftigt, einzugehen, weshalb ich auf die Ausführungen *Reinweins* in „Das ärztliche Gutachten im Versicherungswesen" hinweisen möchte. Was uns hier interessiert, ist, daß auch *Reinwein* vor einem bejahenden Urteil warnt, wenn nicht in ganz besonderen Fällen ganz besondere Gründe für einen Unfallzusammenhang sprechen. Auch er weist darauf hin, daß der sog. neurotraumatische Diabetes abzulehnen ist; denn sonst müßte gerade nach dem Weltkriege ein Anstieg der Erkrankungszahl von Zuckerleidenden eingetreten sein. *Umber* verlangt, daß ein Unfall irgendwelcher Art bei einem Menschen mit nachweislich normalem vollwertigem Inselapparat nur dann Diabetes ursächlich erzeugen kann, wenn durch den Unfall das Pankreas zum größten Teil zerstört wird, wie das glücklicherweise nur selten vorkommt. Verschlimmerungen sind gleichfalls selten und können leicht durch sachgemäße Therapie abgefangen werden; sie ändern so gut wie nichts an dem schicksalsmäßigen Verlauf der Erkrankung und sind erst dann entschädigungspflichtig, wenn sie wesentlich und dauernd sind.

Auffallend ist die Tatsache, daß ich unter meinem klinischen Material nur 2 Fälle beobachtet habe, bei denen ein Zusammenhang der Erkrankung mit dem Unfall angenommen werden konnte. In diesen Fällen, die ich kurz skizziere, habe ich mich aber nicht für die Annahme eines Unfallzusammenhanges entscheiden können, weil das Intervall zwischen Feststellung der Erkrankung und dem elektrischen Trauma weit größer war, als es *Reinwein* u. a. für solche Fälle anerkennen wollen, in denen in der Tat einmal ein Unfall Ursache für einen Diabetes gewesen ist; dieses Zeitintervall, meinen die Autoren, darf nicht größer als maximal 1 Woche sein. Ferner ist zu beachten, daß gerade die erblichen Verhältnisse bei diesen Erkrankten besonders berücksichtigt werden müssen, wobei auch, worauf *Joslein* hinweist, der Feststellung nachzugehen ist, ob aus irgendwelchen Gründen ein Berufswechsel vorgenommen ist; er legt ferner Wert auf eine exakte Anamnese, da ja Rentenpatienten gern Symptome, wie Abmagerung, schlechte Wundheilung, Zeichen eines vermehrten Durstgefühls u. a. verschweigen.

Man könnte vielleicht glauben, daß es durch den elektrischen Krampf während der Elektrisierung zu kleinsten Blutaustritten, wie wir sie beim elektrischen Tod auch in der Bauchspeicheldrüse sehen, kommt. Aber diese bedingen noch keineswegs eine so große Zerstörung des Pankreas, daß ein Diabetes entstehen kann (vgl. meine anatomischen Untersuchungen S. 23); auch vermögen sie keineswegs die innere Sekretion der Bauchspeicheldrüse zu beeinflussen; ist es doch bekannt, daß selbst bei Zerstörung der Bauchspeicheldrüse durch Sturz nur ein Zehntel der Drüse erhalten zu bleiben braucht, ohne daß es zu einer Zuckerharnruhr kommt.

Fall 1 IVe. Unfall Friedrich G., Unfalltag 14. 1. 1933, Alter 55 Jahre. Bei Malerarbeiten Berührung von Außenleitungen (220 Volt): Verbrennungen an beiden Händen, linker Unterarm 1. und 2. Grades, rechter Unterarm 3. Grades. Bei der Aufnahme in die Klinik wird rein zufällig ein mittelschwerer Diabetes festgestellt: Blutzucker 225 mg%, Urinzucker 2%, Aceton schwach positiv; unabhängig vom Unfall, keine Beeinträchtigung der Erwerbsfähigkeit. Klinische Einstellung des Diabetes.

Fall 2 IVe. Unfall Emil L., Unfalltag 28. 11. 1938, Alter 39 Jahre. Beim Arbeiten in einem Keller Berührung einer elektrischen Leitung, Spannung 220 Volt.

Er erleidet heftigen elektrischen Schlag, wobei er sich den Daumen verbrennt. $3^1/_4$ Jahr nach dem Unfall wird ein Diabetes mellitus festgestellt, welcher auf den Unfall zurückgeführt wird: Blutzucker 185 mg%, Urinzucker 2,5%, Aceton schwach positiv. Unfallzusammenhang des Diabetes mellitus mit dem elektrischen Schlag wird aus zeitlichen Gründen abgelehnt.

Wenn ich nun meine Sammlung von nahezu 650 Fällen (elektrischen Erkrankungen, Sturzfolgen einschl. Verbrennungen aller Art und Todesfällen nach elektrischen Unfällen) übersehe und nicht in einem einzigen Falle unfallbedingten Diabetes, abgesehen von den beiden geschilderten Erkrankungsfällen, beobachten konnte, so ist die Wahrscheinlichkeit dafür, daß nach elektrischen Unfällen diese Stoffwechselerkrankungen auftreten, sehr gering.

Es ist in jedem Fall zu prüfen: 1. ob ein Diabetes innocens = extrainsuläre Reizglykosurie anzunehmen ist, 2. ob ein manifester oder latenter Diabetes vor dem Unfall vorgelegen hat, 3. ob durch den Unfall gegebenenfalls große Teile des Inselapparates zerstört sind (bei gelegentlichen Stürzen von Hochspannungsmasten) und 4. ob eine wesentliche Verschlimmerung eines latenten oder manifesten Diabetes (!) gegeben ist.

Die extrainsuläre Glykosurie (renaler Diabetes), die wir als Fehlsteuerung der Glykopoese durch Reizung der vegetativen Zentren im Boden des 4. Ventrikels ansehen, kann wohl schon einmal durch ein elektrisches Trauma ausgelöst werden, entweder durch elektrische Reizung des Sympathicus oder durch ein Kopftrauma nach Sturz von einer Leiter u. ä. im Anschluß an einen elektrischen Krampf; sie ist keine Krankheit, sondern eine Stoffwechselanomalie von harmlosem Charakter; jedoch ist klinische Beobachtung erforderlich, bei welcher normale Blutzuckerkurven auch nach Belastung in Unabhängigkeit der Zuckerausscheidung von der Kohlehydratzufuhr aufzunehmen sind und auch eine etwaige Insulinresistenz zu beachten ist. Ähnlich verhält es sich mit dem Diabetes insipidus, einer Erkrankung, die einhergeht mit abundanter Polyurie, sekundärer Polydipsie, Störungen des Wasseraustausches zwischen Blut und Geweben, oft auch tiefgreifenden Störungen des Salzhaushaltes, insbesondere der Chloride. Sie kann durch mechanische oder thermische Einflüsse im Bereich des Hypophysenzwischenhirnsystems entstehen.

f) Schilddrüsenerkrankungen.

Die Beantwortung der Frage, ob Schilddrüsenerkrankungen im Sinne von Überfunktionszuständen nach elektrischen Unfällen als Folge des Traumas angesehen werden können, ist mit den denkbar größten Schwierigkeiten verbunden. Man findet die widersprechendsten Meinungen anerkannter Kliniker; unter ihnen überwiegen diejenigen, die zu einer Ablehnung des Zusammenhanges: „elektrischer Unfall — Schilddrüsenerkrankung" kommen.

Es ist recht aufschlußreich, in den Gutachten zu beobachten, daß dem eigentlichen elektrischen Trauma wenig Beachtung geschenkt worden ist, daß man einfach die Tatsache, der Betreffende habe einen elektrischen Schlag bekommen, als gegeben hinnimmt und sich gar nicht die Mühe macht zu untersuchen, ob dieses Trauma zu Erscheinungen geführt haben kann, die mit Recht auf einen seelischen Shock zurückgeführt werden können, der dann seinerseits ein so schweres Krankheitsbild ausgelöst hat.

Man muß immer bedenken, daß die Schilddrüsenüberfunktionserkrankungen, die wir in ihrer Symptomgesamtheit als Basedowsche Erkrankung bezeichnen, eine abnorme degenerative Drüsenerkrankung bei einem dafür disponierten Individuum ist (Basedowdiathese), die bereits vor dem Unfall latent bestanden hat. Wenn vor dem Unfall keine nennenswerten Symptome vorgelegen haben, kann gewiß ein Trauma die Rolle des auslösenden Anstoßes zum Manifestwerden des Basedow gegeben haben. Als auslösende Momente werden anerkannt: äußere Verletzungen (z. B. Kopf und Wirbelsäulenverletzungen) und psychische Traumen (Schreck, Angst u. ä.); erstere können bei elektrischen Unfällen als Folge von Herabstürzen von Leitern, hohen Gerüsten u. a. auftreten und sind nach den allgemeinen Grundsätzen der Unfallehre zu behandeln; letztere sind schon wesentlich schwieriger zu beurteilen, ihre Möglichkeit kann nach schweren elektrischen Unfällen ohne weiteres zugegeben werden.

Wenn also das elektrische Trauma eine Basedowsche Erkrankung auslösen soll, dann muß auch wirklich ein derartiges Ereignis bei einem Patienten vorgelegen haben, daß es als seelische Auslösung der Erkrankung aufgefaßt werden kann. Wie sieht es damit nun in der Praxis aus?

Fall 1 IVf. Unfall Richard K., Unfalltag 1. 12. 1932, Alter 39 Jahre. Unfallhergang: An einem versehentlich nicht ausgeschalteten Ölschalter (Drehstrom 15000 Volt) erlitt K. bei Entfernung von Relaisstangen einen elektrischen Unfall, wobei er sich Brandwunden an der Brust und beiden Armen zuzog. Im Februar des Jahres 1933 klagt K. über Beschwerden wie häufiges Herzklopfen, Beklemmungsgefühl in der Herzgegend, starkes Schwitzen, allgemeine Schwäche und Unruhe, Appetitlosigkeit. Kurzer Befund: Herz: Außer einer beschleunigten Herzaktion kein krankhafter Befund, röntgenologische und elektrokardiographische Untersuchungen o. B. Blutdruck: RR. 125/80 mm Hg. Puls erheblich beschleunigt: 120, in Ruhe 100 Schläge. Neurologisch: Sehnenreflexe seitengleich, sehr lebhaft, keine pathologischen Reflexe, bei Ausstrecken der Hände feinschlägiges

Zittern, mäßiges Nachröten der Haut, wiederholte Grundumsatzbestimmung in Ruhe +33,8%, 22,5%. Die Erkrankung wird als Thyreotoxikose aufgefaßt und als Unfallfolge angesehen. Interessant ist, daß Nachbegutachtungen eine Thyreotoxikose mit Sicherheit ausgeschlossen wissen wollen, da insbesondere die Steigerung von +22% nicht als pathologisch im Sinne einer Thyreotoxikose angesehen werden kann. Eine große Anzahl Nachbegutachtungen und gegensätzlicher Gutachten bis in das Jahr 1935 hinein sind um die Streitfragen geführt worden: a) Liegt überhaupt eine Thyreotoxikose vor oder nicht? b) Ist diese Thyreotoxikose unfallbedingt? Es wäre also richtig gewesen, wenn insbesondere der erste Gutachter, der bei K. körperliche und seelische konstitutionelle Mängel festgestellt hat, die Diagnose Thyreotoxikose vorsichtiger gestellt hätte. Zu erwähnen ist nämlich, daß bei diesem Unfall K. eine Elektrisierung mit einem Krampfzustand des Organismus nicht gehabt hat, sondern, wie oft, durch den Lichtbogen Verbrennungen erlitten hat. Es soll aber nicht bestritten werden, daß K. einen sehr erheblichen Schreck bekommen hat und auch ganz kurze Zeit vorübergehend, wie es ja oft bei diesen Unfällen ist, bewußtlos gewesen ist. In den ersten Wochen hat er wohl etwas Kopfschmerzen gehabt; erst später, in etwa $1^{1}/_{2}$—2 Monaten, sind jene Beschwerden aufgetreten, die zu der Diagnose Thyreotoxikose geführt haben.

Fall 2 IVf. Hans K., Unfalltag im Januar 1935, Alter 36 Jahre. Beim Prüfen von Sicherungen elektrischen Schlag erhalten, Berührung mit den Fingern der linken Hand. Im Moment des Schlages heftige Herzschmerzen, keine Bewußtlosigkeit. Keine Strommarken, hat weiter gearbeitet. 3 Monate später, wie er selbst angibt, zu Ostern 1935, ist er in Bad Orb mit einem Elektroingenieur zusammen gewesen, der ihn überhaupt erst darauf aufmerksam gemacht hat, daß seine Beschwerden auf den Unfall zurückzuführen seien. Deshalb nachträglich Unfallanmeldung im Juli, nachdem er fast $^{1}/_{2}$ Jahr zum Arzt gegangen ist. Erste klinische Behandlung im März 1936. Beschwerden: Kurzatmigkeit bei Anstrengung, Pulsbeschleunigung, Aussetzen des Herzens. Druck in der Herzgegend, Mattigkeit, Schwindel, unruhiger Schlaf. Durchfälliger Stuhl mit viel Blähungen. Diagnose: Morbus Basedow. Mit Recht wird die Erkrankung, die etwa $^{1}/_{2}$ Jahr nach dem Unfall aufgetreten ist, nicht als Unfallfolge angesehen, zumal sämtliche Brückensymptome fehlen. Ganz interessant ist nun eine Begutachtung, die diese Erkrankung als unfallbedingt ansieht: „Der angebliche elektrische Schlag habe sich über die Strombahn namentlich auf den Nervenwegen ausgebreitet und so eine traumatische elektrische Schädigung der Schilddrüse entweder direkt oder wahrscheinlich auf dem Umweg über das Nervensystem hervorgerufen." Eine Reihe weiterer Gutachten sollen kurz erwähnt werden: Die Basedowsche Erkrankung als Unfallfolge wird abgelehnt, da nach dem Unfall nicht einmal eine basedowoide Unfallreaktion eingetreten sei und die Erkrankung nachweislich erst im Juli begonnen habe und im November 1935 überhaupt erst diagnostiziert worden sei. Der zeitliche Zusammenhang wird abgelehnt. Unter besonderem Eingehen auf das Wesen der Basedowschen Erkrankung ein weiterer Gutachter: „Unfallfolge wird bejaht mit der Begründung, der Beginn einer nicht akuten inneren Erkrankung sei niemals genau anzugeben, deshalb bedeute ärztliche Inanspruchnahme niemals Krankheitsbeginn. Es wird die Möglichkeit der Entstehung der Basedowschen Erkrankung durch Reizung des Nervensystems erwogen und mit hinreichender Wahrscheinlichkeit Unfallzusammenhang angenommen." Noch ein Gutachten: „Die Tatsache, daß ein Basedow nicht auf ein Trauma zurückzuführen ist, geht aus der Erfahrung des Weltkrieges hervor. Auch im Ausland wird nur unter ganz bestimmten Voraussetzungen ein Zusammenhang zwischen Trauma und Basedow anerkannt. Bei der verhältnismäßigen Häufigkeit auch elektrischer Unfälle müßte wesentlich öfter ein Basedowleiden nach diesen Unfällen entstehen. Die Basedowsche Erkrankung komme in den allermeisten Fällen spontan und entstehe ohne äußere Ursache." Dieses Gutachten, das 5 Jahre nach dem Unfall abgegeben wurde, gipfelt in dem Satz, daß jetzt eine Erwerbsminderung, die auf das Unfallereignis zurückzuführen ist, nicht mehr besteht, daß aber eine gewisse Labilität, die schon vor dem Unfallereignis bestanden hat, auch jetzt noch vorliegt. Es wird zugegeben, daß die bei K. jetzt wieder abgeklungene Basedowsche Erkrankung Unfallfolge sein kann.

In den beiden vorliegenden Erkrankungsfällen ist nun merkwürdigerweise das elektrische Trauma so gering gewesen, daß es praktisch die Patienten nicht beeindruckt hat. Ja in dem einen Fall hat sogar überhaupt nur ein kleiner elektrischer Schlag, bei dem vermutlich der Strom zwischen 2 Fingern der einen Hand geflossen ist, vorgelegen, ein Ereignis, das jedem Monteur, ich möchte beinahe sagen täglich, wenn nicht stündlich begegnet. Bedenkt man ferner noch die weitverbreitete Unsitte, mit 2 Fingern Spannungen zu prüfen, so ist die Möglichkeit, elektrische Schläge zu erhalten, reichlich gegeben. Wenn man diesen Gedankengängen bis ans Ende nachgeht, müßte es kaum noch einen Elektromonteur geben, der nicht schilddrüsenkrank ist. Namentlich bei elektrophysiologischen oder -physikalischen Untersuchungen, wo laboratoriumsmäßig natürlich nicht sämtliche Leitungen, Drähte usw. wie in einem von der Industrie hergestellten Apparat abgeschirmt bzw. geschützt sind, ist es nicht zu vermeiden, daß die Experimentierenden sehr oft elektrische Schläge bekommen. Diese Tatsachen wird uns jeder Physiker, insbesondere der auf dem Gebiete der Elektrotechnik forschende, bestätigen.

Geht es denn an, daß ein Mensch, der zufällig an einer Hyperthyreose erkrankt ist, diese Erkrankung ohne irgendwelche Unterlagen auf den elektrischen Unfall zurückführt? Oft ist es so, daß sich 2 Elektromonteure, beispielsweise in einem Heilbad, über ihre Krankheit unterhalten, wobei dann der eine den anderen auf den Einfall bringt, seine Erkrankung könne mit dem elektrischen Unfall zusammenhängen. Diese subjektive Auffassung haben sich später auch die begutachtenden Ärzte zu eigen gemacht und die Betroffenen in ihrem Glauben, die Krankheit sei unfallbedingt, bestärkt. Es wäre zweifellos richtiger gewesen, wenn die Begutachter dieses Krankheitsfalles den Unfallhergang, am richtigsten natürlich unter Hinzuziehung eines elektrotechnisch bewanderten Ingenieurs, näher untersucht und das Ergebnis dieser Untersuchung bei ihrer Diagnose mit berücksichtigt hätten.

Gerade die Kriegserfahrungen lehren, daß ein klassischer Basedow selbst bei Truppen, die lang andauerndem Trommelfeuer,

Granatexplosionen und Kämpfen in der vordersten Linie, also seelischen Erschütterungen schwersten Grades, ausgesetzt waren, höchst selten beobachtet worden ist. So muß auch der elektrische Unfall, wenn er als auslösende Ursache der Basedowschen Erkrankung anerkannt werden soll, ein sehr schwerer gewesen sein, was wir einzig und allein der Unfallschilderung des Verunglückten oder den Zeugenaussagen entnehmen müssen.

Auch die übrigen Forderungen, die *Reinwein* in Anlehnung an *Lininger* und *Molineus* stellt, müssen bei der Erörterung der Wahrscheinlichkeit eines Unfallzusammenhanges mit der Basedowschen Erkrankung erfüllt sein:

1. Die betreffende Person darf vor dem Unfall nicht schon an entsprechenden Krankheitssymptomen gelitten haben.

2. Der Unfall muß mit einer sehr starken seelischen Erschütterung verknüpft sein.

3. Die Erscheinungen müssen in engem zeitlichen Zusammenhang mit dem elektrischen Unfall stehen. *Reinwein* fordert in Anlehnung an *Götsch*, daß ein Zeitintervall von 1—2 Wochen, höchstens aber 3 Monaten, *Kaufmann* höchstens 2—3 Monaten, *Klose* sogar höchstens 1 Monat vorliegt, wobei aber in allen Fällen sog. Brückensymptome vorhanden sein müssen.

Zum ersten Punkt bemerke ich, daß gerade derartige Kranke, wie ich es immer beobachtet habe und wie es menschlich wohl verständlich ist, bewußt oder unbewußt wichtige Krankheitssymptome verschweigen. Meistens hilft uns ein Auszug aus dem Krankheitsregister der Krankenkassen, aus dem wir dann ersehen, daß unser Patient wegen nervöser Beschwerden bei einer mehr oder minder großen Anzahl von Ärzten in Behandlung gewesen ist. Man erlebt gerade bei der Durchsicht von Krankenregistern der Krankenkassen oft die erstaunlichsten Befunde, so daß ich immer wieder rate, diese mit heranzuziehen, wenn sie auch in der Regel keine exakte klinische Diagnose enthalten. Aber die neuropathische bzw. überempfindliche bzw. übererregbare Konstitution des zu Begutachtenden wird man aus ihnen leicht entnehmen können.

Bei dem zweiten Punkt möchte ich hinzufügen, daß schon die elektrischen Unfälle, bei denen der elektrische Strom über den Brustkorb geflossen ist, seelische Erschütterungen hervorrufen, die die Verunglückten noch lange Zeit hindurch beeindrucken. Ich habe in meiner monographischen Zusammenfassung der Herzerkrankungen in den Ergebnissen der Inneren Medizin derartige Bespiele beschrieben, bei denen Patienten ohne Bewußtseinsstörungen den Unfall geschildert haben. Sie fühlten die starke

Atmungsbehinderung durch den Muskelkrampf bis zur Erstickung; sie merkten, daß plötzlich der Herzschlag aussetzte, daß Angstschweiß auf die Stirn trat und sie Furcht vor Erstickung bzw. vor dem Tode befiel. Anschließend klagten sie über Herzklopfen, Herzunregelmäßigkeiten, Schlafstörungen, Aufgeregtsein u. a., alles Symptome, die in der Tat Brückensymptome auch zu der Basedowschen Erkrankung sein können. (Unter den 109 mir bisher bekannten Unfällen mit nachfolgenden Herzbeschwerden keine Basedowsche Erkrankung!) Das Interessante ist, daß die Patienten in den beiden von mir in diesem Zusammenhang skizzierten Fällen überhaupt nicht ein elektrisches Trauma dieser Art erlitten, sondern nur geringfügige elektrische Schläge erhalten haben, so daß von einer seelischen Erschütterung gar nicht die Rede sein kann; denn eine schwere seelische Erschütterung, die zu obengenannten Symptomen führt, wird erfahrungsgemäß von jedem Verunglückten seinem behandelnden Arzt angegeben.

Was nun noch den dritten Punkt anbetrifft, so kann ich nur immer wieder sagen, daß ich keinen einzigen Fall beobachtet habe, in dem man mit Fug und Recht einen Unfallzusammenhang zwischen Basedowscher Erkrankung und elektrischem Unfall annehmen könnte, und daß ich in all den Fällen, die mir vorgelegen haben, wegen Fehlens der von *Reinwein* geforderten Voraussetzungen die Unfallzusammenhänge ablehnen mußte. Deshalb mahne ich auf Grund meiner Erfahrungen zur größten Vorsicht bei der Anerkennung des Zusammenhanges eines elektrischen Unfalles mit einer Basedowschen Erkrankung. Auch für diese Erkrankung gilt, daß wir gerade in einer Zeit, in der jeder einzelne sein Letztes hergeben muß, alle Gefühlsmomente ausschalten und unser Urteil allein auf wissenschaftlichen Erkenntnissen und Erfahrungen aufbauen müssen, wodurch wir einerseits langwierige Rentenkämpfe vermeiden, andererseits aber dem verunglückten Volksgenossen durch rechtzeitige und richtige Aufklärung einen Dienst erweisen, der wertvoller ist als eine Rente und der zugleich der Gesamtheit zugute kommt.

Nur kurz sei die Frage gestreift, ob die elektrische Energie ihr eigene charakteristische Schäden an der Schilddrüse hervorrufen kann. Die Antwort kann nur so lauten, daß bei der in allen elektrischen Unfällen so kurzen elektrischen Einwirkung eine spezifische elektrische Wirkung sehr unwahrscheinlich ist; überdies haben unsere physiologischen Untersuchungsreihen bestätigt, daß eine Gefäßkrampfbereitschaft ebenso unwahrscheinlich ist wie eine Reizung des sympathischen bzw. parasympathischen Systems, die ihrerseits zu einer Überfunktion der Schilddrüse führen kann.

g) Nierenerkrankungen.

Nierenerkrankungen nach elektrischen Unfällen, die mit schweren Verbrennungen einhergehen, sind nicht gerade selten, und zwar handelt es sich dabei um Erkrankungen im Sinne von Nephrosen, bedingt durch den toxischen Eiweißzerfall, wie wir es beispielsweise in den Fällen Alfred D. und Paul H. sehen:

Fall 1 IVg. Unfall Alfred D., Unfalltag 30. 5. 1934, 41 Jahre. Elektrischer Unfall an einem Trennschalter einer Schaltstation. Sehr schwere Verbrennungen der 3 Finger der linken Hand und am Ellenbogen, anschließend starker Wundinfekt mit reichlicher Eiterabsonderung. Temperaturstörungen, Störungen des allgemeinen Befindens. Im Urin Eiweißreaktion positiv (9$^0/_{00}$), im Sediment weiße und rote Blutkörperchen. Ein Jahr nach dem Unfall Eiweiß im Urin positiv, desgleichen im Sediment Erythrocyten und Leukocyten, 2 Jahre nach dem Unfall klinische Nachuntersuchung: Urin-Eiweißreaktion negativ, im Sediment einzelne Leukocyten, amorphe Salze. Nierenfunktionsprüfung zeigt bei guter Ausscheidung gute Verdünnung und gute Konzentration. Klinische Diagnose: Zustand nach abgeheilter Nephrose infolge elektrischer Verbrennungen.

Fall 2 IVg. Unfall Paul H., Unfalltag 16. 6. 1930, Alter 48 Jahre. Bei Reparatur eines Relais mit der rechten Hand infolge Unwohlseins spannungsführende Teile berührt, wurde bewußtlos aufgefunden. Befund bei der Aufnahme: Kräftiger Mann, Organbefund o. B., ausgedehnte Verbrennungen der Hände und Füße. Therapie: Dermatol-Kochsalz-Salbenverband. Am 19. 6. Amputation des rechten Unterschenkels. Wird am 23. 8. in ambulante Nachbehandlung entlassen (siehe Abb. 35). Im Urin Eiweißreaktion positiv (12$^0/_{00}$); im Sediment: Zylinder, vereinzelt Erythrocyten. Klinische Diagnose: Toxisch bedingte Nephrose bei schweren Verbrennungen der Hände und Füße.

Klinisch treten vielfach starke Albuminurien zwischen 1, 10 bis 15$^0/_{00}$ Eiweiß (nach *Esbach*) bei gleichzeitig anhaltendem Fieber auf. Auch eine Beimengung von roten Blutkörperchen kann hier und da vorliegen. Diese Krankheitsbilder sind uns von den gewöhnlichen Verbrennungen her bekannt und bedürfen deshalb kaum einer besonderen Erörterung. Die Dauer und Schwere der Erkrankung ist abhängig von der Art und Schwere der Verbrennung; wir sehen leichte, akute völlig abgeheilte Nephrosen, wir sehen aber auch chronische Lipoidnephrosen, wie sie *Volhard* in klassischer Form beschrieben hat. Es ist anzunehmen, daß durch die schweren toxisch wirkenden Abfallprodukte eine Nierenepithelschädigung entsteht; die Albuminurie ist der Ausdruck der Eiweißverarmung des Organismus. Diese Erkrankung kann längere Zeit unbeachtet bleiben und wird erst durch das Auftreten von Ödemen bemerkt, weshalb stets Untersuchungen nach dieser Richtung hin gemacht werden müssen, was bei klinischer Behandlung selbstverständlich ist. Die Erwerbsminderung richtet sich nach der Schwere der Nierenschädigung.

Vom Gutachterstandpunkt interessant ist die Frage, ob es nach elektrischen Unfällen auch zu entzündlichen Erkrankungen der Nieren im Sinne einer Glomerulonephritis kommen kann. Wenn diese Frage überhaupt zur Diskussion gestellt wird, so deshalb, weil *Neureiter* anatomisch das Bild der Glomerulonephritis bei

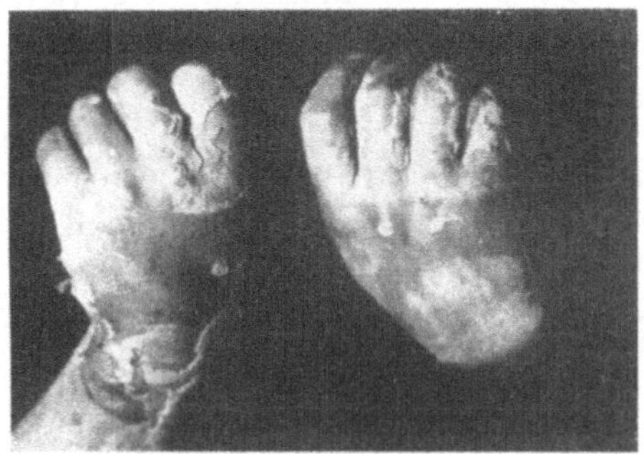

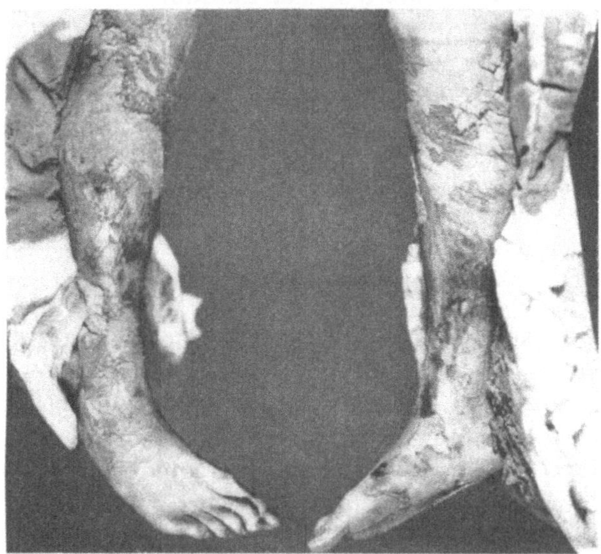

Abb. 35. Frische schwere elektrische Verbrennungen, Fall Paul H.

akuten elektrischen Todesfällen beschrieben hat, worauf ich schon im anatomischen Teil (S. 23) eingegangen bin. Mit *Wegelin* kann man wohl sagen, daß die anatomische Diagnose auf einer falschen Beobachtung beruht, da die anatomischen Befunde als Blutüberfüllung und nicht als entzündliche Hyperämie zu deuten sind. Sowohl mein umfangreiches klinisches Material nach elektrischen

Unfällen wie *Alvenlebens* Sammlung elektrisch Verunglückter haben nicht einen einzigen Fall einer Glomerulonephritis aufgedeckt, was ja auch, betrachten wir das Wesen und die Ätiologie der Erkrankung, nicht zu erwarten ist.

Wie bereits bei den anderen Erkrankungen gesagt worden ist, so ist auch gerade für alle Erkrankungen der Niere größte Zurückhaltung erforderlich unter Zugrundelegen der klinischen Erkenntnisse über die Ätiologie und Pathogenese der Nierenerkrankungen. Wir legen die *Volhard*sche Einteilung der Nierenerkrankungen unserer Betrachtung zugrunde und müssen untersuchen, ob die in Zusammenhang mit dem elektrischen Unfall gebrachte Nierenerkrankung nicht eine schicksalsmäßig entstandene Erkrankung ist. Ein klarer, erschöpfender Befundbericht, oft gerade des erstbehandelnden Arztes, nach dem elektrischen Unfall ist unerläßlich. Bei Fehlen dieser Befunde wird die Urteilsbildung so stark erschwert, daß manchmal eine sichere Entscheidung nicht zu fällen ist. Es muß verlangt werden, daß die klinischen Erscheinungen der Albuminurie, Hämaturie, Blutdrucksteigerung, Ödeme u. a. nicht nur festgelegt werden, sondern auch in ihren Einzelheiten erforscht sind. Es muß nach Möglichkeit auch eine Nierenfunktionsprüfung angeschlossen werden; denn je frühzeitiger und je sorgfältiger die Diagnose der Nierenerkrankung gestellt ist, um so exakter können wir sie für die Beurteilung unserer Gutachten heranziehen. Es ist vielleicht noch notwendig, was für alle übrigen Erkrankungen immer gefordert wird, daß auch bei diesen Erkrankungen der Anamnese eine ganz besondere Aufmerksamkeit zu widmen ist.

Da elektrische Unfälle oft mit Herabstürzen von Leitern, Transformatoren oder Gerüsten verbunden sind, können einseitige oder auch doppelseitige Nierenverletzungen entstehen, die mit Eiweiß-Blut-Zylinderausscheidungen einhergehen können; es handelt sich dabei um eine herdförmige Nierenparenchymschädigung, die sehr schnell ohne jede Funktionsstörung ausheilen kann. Für die Prognose ist wichtig festzustellen, ob es sich um eine einseitige oder doppelseitige Erkrankung handelt, da letztere eine ernstere Bedeutung hat.

Fall 3 IVg. Unfall Walter L., Unfalltag 15. 3. 1934, 30 Jahre alt. Beim Bau einer Ortsnetzleitung Berührung mit einer stromführenden Leitung, die versehentlich nicht abgeschaltet war. Er hing etwa 1 Minute an der Leitung, keine Bewußtlosigkeit, Atemnot und Stiche im Brustkasten, nach dem Schlag stürzte er von dem 8 m hohen Mast und fiel auf den Rücken. Der erste Urin nach dem Unfall hat bereits rötlich ausgesehen. Einlieferung in das Krankenhaus, dort anfänglich zahlreiche rote Blutkörperchen im Urin, kein Eiweiß; bei Entlassung aus dem Krankenhaus nach 3 Wochen keine Blutkörperchen mehr im Urin. Klinische Beobachtung: 2 Monate nach dem Unfall: Urin, Eiweiß negativ, mikroskopisch Schleim, einige Leukocyten, vereinzelt Erythrocyten. Bei Kontrolle Urin frei von Erythrocyten. Nierenfunktionsprüfung, gute Verdünnung und gute Konzentration bei guter Ausscheidung. Blutdruck R R 115/75 mm Hg. Diagnose: Herdförmige Nierenparenchymschädigung als Sturzfolge, nach 2 Monaten bereits nicht mehr feststellbar. Kein Anhaltspunkt für eine Glomerulonephritis.

Bei L. handelt es sich lediglich um eine ganz leichte einseitige herdförmige Nierenparenchymschädigung als Folge des Sturzes von der Leiter. Es ist von den behandelnden Ärzten auf Grund des Sedimentbefundes eine Glomerulonephritis angenommen worden, die jedoch nach den klinischen Beobachtungen nicht vorlag. Die Richtigkeit unserer Auffassung ist durch das Fehlen von Eiweiß, durch die fehlende Blutdruckerhöhung, durch die völlig normale Nierenfunktionsprüfung und durch den weiteren Verlauf der Erkrankung, die bereits kurze Zeit nach Bettruhe vollständig behoben war, erwiesen worden.

Vor kurzer Zeit hatte ich einen Krankheitsfall zu beurteilen, bei dem der Patient am 31. 12. 1939 plötzlich an den Folgen einer Gehirnblutung im Alter von 52 Jahren verstorben ist. 28 Jahre zuvor hat er einen elektrischen Unfall mit Verbrennungen 2. und 3. Grades erlitten, die vollständig abgeheilt sind und auch im Verlauf der klinischen Behandlung im Jahre 1912 wie auch bei späteren Beobachtungen keinen pathologischen Befund im Urin haben erkennen lassen.

Fall 4 IVg. Unfall Richard G., Unfalltag 14. 7. 1912, geb. 24. 4. 1887. Beim Reinigen erleidet G. in einem 10 000 Volt-Sammelschienenraum einen elektrischen Unfall mit Verbrennungen 2. und 3. Grades im Gesicht, am rechten Arm, an den Beinen und am Gesäß. Klinische Behandlung. Urinuntersuchung: kein pathologischer Befund. G. stirbt am 31. 12. 1939 plötzlich an den Folgen einer Gehirnblutung. Die Obduktion zeigt eine Arteriosklerose der Nieren, eine schwere Herzmuskelerkrankung und eine frische Hirnblutung. Es hat sich zweifellos zu Lebzeiten des G. eine maligne Sklerose mit allen entsprechenden Komplikationen (Hochdruckkrankheit, Myodegeneratio cordis), zuletzt auch noch eine Apoplexie, als Folge entwickelt. Die Erkrankung ist eine schicksalmäßige und nicht mit dem Unfall in Zusammenhang zu bringen.

Einige Zeit vor dem Tode des G. wird nun eine Nierenerkrankung festgestellt, die Unfallfolge sein soll. Ganz abgesehen davon, daß der Zeitpunkt mit der Erkennung dieser Erkrankung 28 Jahre auseinanderliegt, so daß schon aus diesem Grunde ein Unfallzusammenhang nicht wahrscheinlich ist, muß klinisch eine Nephrosklerose im Sinne *Volhards* anerkannt werden, welche auch in der Tat durch den plötzlich erfolgten Tod bestätigt wird. Die Obduktion ergibt nämlich eine schwere Arterio- und Arteriolosklerose der Nieren (Obduzent Dr. *Buchally*-Chemnitz), die zu der schon während des Lebens festgestellten Hypertension verbunden mit Herzhypertrophie und -dilatation und letzten Endes auch zu der tödlichen Gehirnblutung geführt hat; es liegt also eine rein schicksalsmäßige Erkrankung vor, die mit dem elektrischen Trauma nicht in Zusammenhang gebracht werden kann. Wenn ich einen solchen Fall hier überhaupt erwähnt habe, der klinisch so klar und so eindeutig in seinem Verlauf und in seiner Ätiologie zu erkennen ist, daß nur ein Befangener die Erkrankung als unfallbedingt ansieht, so geschieht das, um allen Möglichkeiten vorzubeugen. Mag uns das Schicksal der Familie dieses so plötzlich aus dem Leben gerissenen Mannes menschlich nahegehen, einen Unfallzusammenhang können wir aus diesem Grunde weder zugeben noch gar konstruieren.

h) Erkrankungen der blutbildenden Organe.

Bluterkrankungen nach elektrischen Unfällen sind, soweit mir bekannt ist, bisher nicht zur Diskussion gekommen. Dessen ungeachtet möchte ich aber hier die Blutschäden zur Sprache bringen, die wir infolge toxischer Schädigungen bei ausgedehnten Verbrennungen beobachten. Diese Schäden liegen in gleicher Richtung wie die, die wir in den seinerzeit angestellten Blutuntersuchungen bei Tieren gefunden haben, die wir des öfteren mit elektrischen Strömen behandelt haben, wobei nicht zu vermeiden war, daß Hautschäden sogar mit aufsteigenden Entzündungen, Muskelnekrosen und Gefäßstörungen eintraten. Diese Ergebnisse seien deshalb noch einmal kurz zusammengefaßt: Die Zahl der roten Blutkörperchen nimmt im Laufe der Versuchsreihe stets ab, das Hämoglobin bleibt annähernd gleich. Auffallend ist die Zunahme der vitalgranulierten Erythrocyten. (Vermehrung fast ums Doppelte). Die Leukocytenzahlen und die Differenzierung des Blutbildes unterlagen Schwankungen, worüber bei der verhältnismäßig geringen Untersuchungszahl noch kein abschließendes Urteil abgegeben werden kann. Bei den Blutausstrichen der Hunde ist eine geringe relative Lymphocytose zu beobachten. Die Blutungs- und Gerinnungszeit nimmt bei Kaninchen und Hunden stets ab. Das Gesamt-Serumeiweiß bzw. Gesamt-Plasmaeiweiß, der Gesamtstickstoff, ferner das Globulin (bei letzterem ist der Ausschlag nicht allzu groß) ist vermehrt bei Abnahme des Plasmavolumens. Diese Tatsache spricht ganz im Sinne einer Bluteindickung. So hat uns also die chemische Blutuntersuchung, zusammen mit der Bestimmung der Blut- und Gerinnungszeit, gezeigt, daß bei chronischer

Elektrizitätsschädigung eine erhöhte Gerinnungsbereitschaft des Blutes vorhanden ist, daß ferner auf die blutbildenden Organe ein Reiz ausgeübt wird, der sich in einer Erhöhung der Vitalgranulierten auswirkt.

Zusammenfassend sehen wir also als Folge der Hautschäden, die durch wiederholte elektrische Einwirkungen entstanden sind:

1. Die Zahl der vitalgranulierten Erythrocyten vermehrt bei gleichbleibendem Hämoglobingehalt und geringer Abnahme der Erythrocyten.

2. Das Gesamtserum bzw. Plasmaeiweiß, den Gesamtstickstoff und das Globulin vermehrt.

3. Die Gerinnungszeit verkürzt.

Wie verhalten sich nun die Ergebnisse zu der Beurteilung folgenden Falles?

Fall 1 IVh. Unfall Hans K., Alter 36 Jahre, Unfalltag unbestimmt. Nach dem Tode des K. wird von seinen Angehörigen Unfallrentenantrag gestellt, mit der Begründung, K. habe beim Reparieren von Schreibmaschinen wiederholt elektrische Schläge erhalten (an den Motoren 110/220 Volt Wechselstrom). Letztmalig bei Arbeiten, die etwa $1/4$ Jahr vor dem Beginn seiner Erkrankung ausgeführt wurden. Strommarken sind nicht vorhanden. Eine Unfalluntersuchung hat ebenfalls nicht stattgefunden. Erst nach seinem Tode wird überhaupt das sehr eigenartige Krankheitsbild in Zusammenhang mit elektrischen Schlägen gebracht. Bei der Aufnahme in das Krankenhaus bot K. das Bild einer multiplen Sklerose, differentialdiagnostisch wurde noch ein Hirntumor erwogen. Unter zunehmenden Kopfschmerzen und klonischen Zuckungen der linken Körperhälfte allmählich eintretende Bewußtlosigkeit, dann volle Bewußtlosigkeit; bereits 12 Tage nach der Krankenhausaufnahme kommt K. ad exitum. Das Interessante ist, daß das Krankheitsbild nicht eindeutig geklärt werden konnte, die Symptome sprechen für eine typische multiple Sklerose: spastische Parese, fehlende Bauchdeckenreflexe rechts, vollkommen normale Druckverhältnisse und keine Zellvermehrung bei leichter Linkszacke im Liquor. Auch die Euphorie sprach für diese Erkrankung. Die Obduktion ergibt folgenden Befund: Frischere Thromben des rechten Sinus sigmoideus und transversus, des Sinus longitudinalis superior, der Piavenen über beiden Hemisphären und über dem rechten Kleinhirn. Große subcorticale Stauungsblutung vom linken Hirn bis in den Parietallappen. Multiple kleine Blutungen in beiden Stirnpolen, flächenhafte der Leptomeninx. Hyperämie des Gehirns. Hyperämie und Ödem des Rückenmarks, besonders im Halsteil. Pigmentierter Erweichungsherd und pigmentierte Narbe im rechten Hinterhauptspol. Frische Thrombose der rechtsseitigen Wadenmuskulatur. Lungenödem mit fraglicher hypostatischer Pneumonie. Hochgradige akute Hyperämie aller inneren Organe, besonders der Milz, mit fraglicher entzündlicher Hyperplasie. Trübe Schwellung der Leber. Kleine hämorrhagische Erosionen des Magens. Colitis mucosa. Narben und Retentionspfröpfe der Tonsillen. Geringgradige Arteriosklerose der Aorta und der Kranzarterien des Herzens. Pleuraverwachsung links, Anthrakose der Hiluslymphdrüsen. Verkalkter fraglicher Parasit der Leber.

Bei diesem Falle stand nur zur Erörterung, ob dieses eigenartige, auch anatomisch nicht ganz geklärte Krankheitsbild, aufgefaßt als eine Thrombosebereitschaft, Folge wiederholter elektrischer Schläge, wie sie Monteure beim Legen von Leitungen erhalten, sein kann. Ich halte die Möglichkeit eines Zusammenhanges für sehr unwahrscheinlich. Hätten wiederholte elektrische Schläge größere oder kleinere Schädigungen der Haut und des Muskelgewebes mit Zerfall des betroffenen Gewebes verursacht, so könnte man wohl eine erhöhte Thrombosebereitschaft annehmen; da jedoch etwas Derartiges nicht der Fall ist, kann man den Unfallzusammenhang nicht anerkennen. Mir sind irgendwelche auch nur ähnliche Krankheitsbilder aus der elektropathologischen Literatur nicht bekannt. Ob jemals das Geheimnis dieses Krankheitsfalles geklärt werden kann, mag dahingestellt bleiben. Ich bin gespannt, ob mir bei meinen doch ziemlich zahlreichen Krankheitsbildern nach elektrischen Unfällen wiederum ein ähnliches Bild begegnen wird.

Wenn ich hierauf noch einmal hinweise, so geschieht es deshalb, um mit Nachdruck hervorzuheben, daß Blutschäden eben nur sekundäre Folge der elektrischen Einwirkung, d. h. Folge der durch die sich an der Übergangsstelle der Elektroden zum lebenden Gewebe entwickelnde Wärme sind und so jene Blutveränderungen bedingen können. Es sei auch erwähnt, daß gerade bei derartigen Schäden sekundäre Anämien durch umfangreiche Blutungen entstehen können. Diese Unfallzusammenhänge liegen in der Regel eindeutig und klar vor uns, ihr Unfallzusammenhang ist anzuerkennen und je nach Schwere der festzustellenden Blutveränderung zu entschädigen. Sie sind mit Ablauf der Gewebsschädigung in der Regel behoben. Andere Bluterkrankungen, Anaemia perniciosa, essentielle aplastische Anämie, Polyglobulie oder gar Leukämie sind von mir nach elektrischen Unfällen nicht beobachtet und meines Wissens auch in der Literatur nicht erwähnt worden.

In diesem Zusammenhang sei noch auf eine Schädigung des Blutes hingewiesen, die wir jedoch nicht bei den elektrischen Durchströmungen, wohl aber bei Röntgenbestrahlungen sehen. Bekanntlich findet man bei diesen anfänglich leichten Hyperleukocytosen und Erythrocytosen Neigung zu niedrigen Leukocytenzahlen und Verminderung der Blutplättchen, die später sogar zu schweren Anämien führen. Die sog. Aleukien, die gerade in ihrem Anfangsstadium nicht sehr leicht zu erkennen sind, können wir bei therapeutischen Bestrahlungen sehen; manchmal bilden sie sich auch bei Ingenieuren und Ärzten, die mit Gammastrahlen arbeiten, und führen zu schweren Schäden des Blutes. Sie sind aber heute so weitgehend Allgemeinerkenntnis der damit umgehenden Menschen und dank der für die Unfallverhütung gemachten Vorschriften auch des technischen Hilfspersonals, das dabei mitarbeitet, geworden, daß sie praktisch eine nur noch untergeordnete Rolle spielen.

i) Nervenerkrankungen.

Bis vor nahezu 10 Jahren war es außerordentlich schwierig, sich ein Bild über jene Erkrankungen am Zentralnervensystem zu machen, die auf dem Einfluß der an sich so segensreichen elektrischen Energie beruhen sollen. Es ist das unbestreitbare Verdienst von *Panse*, nicht nur die in der gesamten Weltliteratur zerstreuten Einzelberichte über elektrische Späterkrankungen bis in das Jahr 1936 zusammengestellt, sondern auch eigene Beobachtungen und Krankheitsfälle aus der Sammlung *Alvensleben* kritisch betrachtet und somit erstmalig, wie er selbst sagt, der Förderung unserer Einsichten über diese Erkrankungen neue Anregung gegeben zu haben. *Panse* trennt in seinen Arbeiten die große Gruppe der sog. spinal-atrophischen Erkrankungen heraus, bei denen als Folge des elektrischen Schlages Lähmungen einer oder mehrerer Extremitäten mit atrophischen leichten reparablen bis schwersten irreparablen Ausprägungen aufgetreten sind. Diesen Fällen stellt er bewußt die Erkrankungen gegenüber, die wohl als Erkrankungen durch die während der Elektrisierung auftretende Wärmeeinwirkung entstanden sind. Bei den letztgenannten Erkrankungsfällen werden oft umfangreiche Verbrennungen beobachtet.

Panse vermag allerdings, wie schon erwähnt, lediglich auf Grund der klinischen Untersuchungsergebnisse eindrucksvoll zu zeigen, daß es sich bei diesen Schäden um vasomotorische Vorgänge handelt und stützt sich dabei unter anderem auch auf anatomische Befunde vieler Autoren; auch unsere eigenen experimentellen und anatomischen Untersuchungen (*Koeppen* [2]) hat er herangezogen. Wir fanden nämlich in umfangreichen Versuchsreihen von Tieren, die kurz nach oder noch während der Stromeinwirkung gestorben waren, kleinste capillare Blutaustritte, Füllung der größeren Venen mit Blut und ein Ödem des Gliagewebes, das wohl wiederum abhängig ist von dem Füllungszustand des Gefäßsystems.

Im Verfolgen unserer im Anschluß an diese Befunde durchgeführten anatomischen Untersuchungsbefunde haben wir nun gesehen, daß mit Hilfe des elektrischen Stromes Gefäßkrämpfe nicht beobachtet werden konnten, sondern daß infolge des außerordentlich starken Muskelkrampfes der quergestreiften Muskulatur hohe Blutdrucksteigerungen in Abhängigkeit von den während der

Elektrisierung auftretenden Stromstärken entstanden, die beim stärksten Ausdruck des Elektrokrampfes, dem elektrischen Tod, zu den oben beschriebenen Veränderungen führten. Diese Annahme wird experimentell durch unsere Curareversuche bestätigt, nach welchen Blutdrucksteigerungen irgendwelcher Art nicht beobachtet wurden, wenn die gesamte periphere Muskulatur (die Atmung wurde durch die *Starling*sche Pumpe aufrechterhalten) gelähmt war. Wir müssen also nach diesen Untersuchungen der Gefäßkrampftheorie, so einleuchtend und klar sie uns die Erklärung der spinalen Erkrankungen nach elektrischen Unfällen zu zeigen schien, eine sehr starke Kritik entgegenbringen, ohne allerdings trotz der jahrelangen Untersuchungen exakt sagen zu können, wie es zu den spinalen atrophischen Erkrankungen kommt. Aber darüber sei erst bei der Besprechung der, wie wir sie nun einmal bezeichnen wollen, ungeklärten Nervenschädigungen nach elektrischen Unfällen ausführlich eingegangen.

Es ist noch ganz interessant darauf hinzuweisen, daß von meinen 41 Erkrankungsfällen, die im Zusammenhang mit einem elektrischen Trauma stehen sollen, nur 2 spinal-atrophische Erkrankungsfälle sich befinden, von denen auch der eine aller Wahrscheinlichkeit auf Wärmeeinwirkung zurückzuführen ist.

Es soll durch diese Untersuchungen aber auch keineswegs die Arbeit von *Panse* geschmälert werden, sondern es soll lediglich versucht werden, an Hand der experimentellen Untersuchungsergebnisse eigene, selbst beobachtete Fälle zu besprechen, zumal, wie es auch gerade *Dohmen* in einem kürzlich veröffentlichten Fall zeigt, die Auffassungen über die elektrischen Unfallerkrankungen außerordentlich auseinandergehen. Gerade ich, der ich nun schon fast ein Jahrzehnt mich mit diesen Erkrankungsfällen beschäftigte, habe viele Gutachten verschiedenster Kliniker, seien es Neurologen oder Psychiater oder Internisten, kritisieren müssen und dabei die Beobachtung gemacht, daß kaum ein übereinstimmendes Urteil in einem Nervenfall zu erzielen war. Besonders interessant wird die Sache, wenn nun einmal schicksalsmäßig der eine oder andere dieser Patienten stirbt und neuro-histologisch eingehend untersucht wird. So zeigt auch gerade *Dohmen* bei einem Erkrankungsfall, der einmal als multiple Sklerose, sodann als Folgezustand einer Encephalitis epidemica und schließlich als extrapyramidale Erkrankung gedeutet wurde, daß es sich bei der Obduktion des genannten Erkrankungsfalles um ein Krankheitsbild handelte, das in die Gruppe der entzündlichen zentralen Rückenmarkskrankheiten, wie sie *Hallervorden* beschrieben hat, gehört. Damit hat wieder eine als Elektrotrauma angesehene Nervenerkrankung ihre wissenschaftliche Erklärung gefunden, und wir werden auch noch weiter unten einige Fälle besprechen können, die nach umfangreichen klinischen Beobachtungen histologisch untersucht worden sind. Hier möchte ich etwas vorwegsagen, was wir bisher noch nicht veröffentlicht haben, worüber wir aber nach Abschluß anderer Untersuchungen endgültig berichten werden. Das sind Untersuchungen des Zentralnervensystems, die wir zusammen mit *Hallervorden* vorgenommen haben. Wir haben einmal Gehirne elektrisch Verunglückter, zum anderen aber auch elektrisch getöteter Versuchstiere einer eingehenden histologischen Untersuchung unterzogen und etwa die gleichen Befunde erhoben, wie wir sie in Virchows Archiv 1933 beschrieben haben. Wir dachten an irgendwelche Schädigungen von Ganglienzellen und des Gliagewebes, wie sie unter anderem auch von *Langworthy, Kouvenhoven* oder *Jellinek* beschrieben worden sind; wir haben aber nach dieser Richtung nichts feststellen können, sondern müssen ähnlich gelagerte, von den erwähnten Autoren beschriebene Befunde für postmortale Veränderungen der Ganglienzellen ansehen. Auch *Wegelin* warnt vor der Überbewertung histologischer Veränderungen, als da sind Ganglienzellen bzw. Gliawucherungen, ein Standpunkt, dem wir uns nunmehr voll und ganz anschließen. Die eigenartige Blutverteilung, die auch *Hallervorden* bei den Gehirnen der elektrisch Verstorbenen gesehen hat, ist auf die abormen obenerwähnten Blutdruckverhältnisse beim elektrischen Tod zurückzuführen.

Eine Arbeit sei noch erwähnt, und das ist die von *Link*. Es handelt sich dort um eine typische amyotrophische Lateralsklerose, die von dem Genannten als unfallbedingt im Sinne der sog. elektrotraumatischen Encephalomyelose angesehen wird; er hält es für möglich, daß auf dem Wege einer elektrolytischen Veränderung der Wasserstoffionenkonzentration der Zellen Störungen im Wasserhaushalt auftreten, die zu degenerativen Folgezuständen führen. Die von ihm abgebildeten Rückenmarksschnitte zeigen das typische Bild der amyotrophischen Lateralsklerose. Ich halte es, um dies schon hier vorwegzunehmen, für sehr fraglich, daß in dem vorliegenden Fall ein Unfallzusammenhang mit dem elektrischen Unfall besteht. Der Unfallhergang selbst ist nichts Außergewöhnliches, sondern ein Unfall, wie wir ihn in der elektrischen Unfallpraxis sehr oft sehen, ein elektrischer Schlag von kurzfristiger Dauer, etwa 10 Sekunden, höchstens 20 Sekunden bei einem Stromkreis von rechter und linker Hand. Das Krankheitsbild, das sich nach dem Unfall entwickelte, wurde zunächst als eine Art kombinierter Systemerkrankung angesehen und der Unfall selbst auf Grund einer klinischen Beobachtung als unfallbedingt angesprochen. Der Obduktionsbefund ist schon oben erwähnt worden. Ich halte es für unwahrscheinlich, daß diese amyotrophische Lateralsklerose durch die elektrische Schädigung ausgelöst ist. Wenn auch der folgende Hinweis nicht als Beweis für den Unfallzusammenhang angesehen werden möchte, so ist er vielleicht doch erwähnenswert: Da unsere Elektromonteure oft nicht nur einen, sondern zahlreiche ähnliche elektrische Schläge erleiden, müßte dieses Krankheitsbild wesentlich öfter zu beobachten sein.

Aus der neuesten Literatur möchte ich aber auch noch die Versuche der Elektrokrampfbehandlung nennen, die von *v. Braunmühl*, *Binger* und *Meggendorffer* im Anschluß an die interessanten Untersuchungen von *Bini* und *Cerletti* durchgeführt worden sind. *Paetzold* hat bei der Besprechung der physikalischen Grundlage dieser Versuche gezeigt, daß maximal etwa 500 mA bei etwa 200 Volt, in der Regel aber wesentlich niedere Stromstärken, zwischen 150 und 400 mA, bei den entsprechenden niedrigeren Spannungen nötig sind, um die sog. Elektrokrampferzeugung bei der Behandlung von Geisteskrankheiten durchzuführen. Die genannten Autoren zeigen übereinstimmend, daß diese epileptischen Krampfanfälle ohne eine erkennbare Schädigung des Zentralnervensystems einhergegangen sind, und erhoffen von diesem Verfahren gegenüber anderen Krampfverfahren (Cardiazol, Insulin) erhebliche Vorteile.

Bei diesen Versuchen ist die Einwirkungsdauer wohl etwas niedriger als bei dem elektrischen Unfall von *Link*. Sie beträgt etwa $^1/_{10}$—$^6/_{10}$ Sekunden, aber auch bei den meisten elektrischen Unfällen ist in der Regel die Einwirkungsdauer nicht wesentlich länger, weil sonst sofort Kurzschluß auftritt; jedoch fällt die sich in der Strombahn bildende Wärme immerhin ins Gewicht. Aber darüber sei erst an Hand der Experimentaluntersuchungen eingegangen.

Wir haben also gesehen, daß trotz der grundlegenden Arbeit *Panses* und der Bemühungen jüngerer Forscher die Erkenntnisse bezüglich der elektrischen Nervenerkrankungen noch ziemlich im unklaren liegen, so daß ich es für gerechtfertigt hielt, weitere experimentelle und klinische Untersuchungen anzustellen. Vielleicht können wir durch diese Befunde schon etwas genauere Schlußfolgerungen und Beurteilungen abgeben; erforderlich ist jedoch gerade die spezifisch elektrischen, spinal-atrophischen Krankheitsbilder weiterzusammeln und zu erforschen. Auch in der schwedischen Literatur sind von *Eckerström* 2 Fälle, ferner von *Adler-Mönnich* und *Hegglin* je 1 Fall beschrieben worden; es soll einer späteren Untersuchung vorbehalten bleiben, diese Krankheitsbilder zu kritisieren; denn sie werfen nur hypothetische, unbewiesene Anregungen auf. Im Rahmen dieser Arbeit sollen eben nur anerkannte und zur Grundlage für weitere Beurteilungen geeignete und verwertbare Erkenntnisse unter Ausschaltung bisher falsch gedeuteter und hypothetischer Auffassungen angeführt werden.

Die Bedeutung der elektrischen Spätschäden in der Unfallmedizin ist auch auf der Chirurgentagung 1940 zum Ausdruck gekommen. Die beiden Hauptreferenten *Sommer* und *Konjetzny* haben sich allerdings im wesentlichen auf das Wesen und die Behandlung der Verbrennungen beschränkt. Sie brachten jedoch zum Ausdruck, daß auch andere Nacherkrankungen, wie die des Herzens und des Nervensystems, nach elektrischen Unfällen auftreten und sowohl in Hinsicht auf die Unfallverhütung als auch in Hinsicht auf die Behandlung von großer Wichtigkeit sind. Gerade nach elektrischen Unfällen treten häufiger als nach anderen Unfällen Symptome auf: wie Kopfschmerzen, allgemeine Unruhe, Schlaflosigkeit, unbestimmte Angstgefühle, Übererregbarkeit, Aufschrecken vor Geräuschen und andere nervöse Beschwerden, die in der Natur des elektrischen Traumas begründet sind. Der oftmals auftretende starke Krampf der Extremitätenmuskeln, der Atmungskrampf, der während der Elektrisierung stark ansteigende Blutdruck, sind eben Folge der Elektrisierung. Oft ist auch Bewußtseinsverlust mit Erloschensein der conjunctivalen und cornealen Reflexe, mit Fehlen der Sehnenreflexe, mit Auftreten von Schaum vor dem Mund, Harn- und Stuhlabgang und bei Tieren Aufhebung der Sprung- und Liftreaktion verbunden. Ich habe diese Anfälle bereits in früheren Arbeiten als „elektrische Anfälle" bezeichnet zum Unterschied von den „epileptischen Anfällen", die anderer Natur sind.

Während der Drucklegung dieser Arbeit erschien in der Klin. Wschr. ein Aufsatz von *Sturm*, den ich im Zusammenhang mit den elektrischen Schäden des Zentralnervensystems noch besprechen muß. *Sturm* will bei einem 57jähr. Menschen eine Blutdrucksteigerung von 180 mm Hg als elektrischen Unfallschaden des Stammhirns anerkannt wissen.

Elektrischer Unfall am 13. 5. 1939, W. Ku., 57 Jahre alt. Anamnese bis zum Unfall o. B. (auch keine rheumatischen Erkrankungen). Unfallhergang: Am 13. 5. 1939 erlitt K. bei Arbeiten an einem elektrischen Kabel, als er das von einem Wechselstrom von etwa 380 Volt durchflossene Kabel in der rechten Hand hielt und mit der linken Hand einen mit Draht umwickelten Luftschlauch anfaßte, einen elektrischen Schlag. Er blieb mit der rechten Hand am Kabel hängen, schrie vor Schmerz auf und brach zusammen. Bis die Arbeitskameraden die Stromleitung unterbrechen konnten, soll es mindestens 1 Minute gedauert haben. Als dann das Kabel stromlos war, lag K. für einen kurzen Augenblick bewußtlos am Boden, konnte dann aber, unterstützt von Arbeitskameraden, zum Sanitäter gehen. Er empfand hierbei sofort ein starkes Stechen im Rücken, war empfindlich gegen die geringste Berührung am ganzen Körper und konnte aus eigener Kraft sich nicht aufrichten. Gleichzeitig zitterte er am ganzen Körper. Er wurde sofort in eine chirurgische Klinik eingeliefert. Hier fanden sich oberflächliche Stromverbrennungen in der rechten Hohlhand und an der Beugeseite des 2. und 3. Fingers rechts. Es bestand der Zustand eines erheblichen Kreislaufkollapses. Puls war klein und frequent. K. klagte über Atemerschwerung, über Druck in der Brust, über stichartige Schmerzen im Rücken. Da sich K. im Laufe des nächsten Tages rasch erholte, wurde er bereits am Tage nach dem Unfall aus der Chirurgischen Klinik nach Hause entlassen. Erst zu Hause sollen sich die eigentlichen Unfallfolgen in Form von sehr starken Schmerzen im ganzen Körper, besonders im Rücken, eingestellt haben. K. konnte zunächst nicht mehr gehen, hatte Schwindelzustände, Herzklopfen und ein furchtbares Druckgefühl auf der Brust, dazu kamen Schmerzen im Kreuz. K. hatte das Gefühl, als wenn er sich überhoben hätte, als ob die Luft schwinde. Bei Witterungswechsel verstärkten sich die Beschwerden erheblich. In den Händen litt er unter dem Gefühl von Ameisenkribbeln. Den linken Arm konnte er vor Schmerz gar nicht mehr heben. Ständig bestand starkes Kopfweh, nachts konnte er nicht schlafen. Als er nach etwa 2 Wochen wieder aufstehen konnte, bestand sehr starkes Herzklopfen und Müdigkeitsgefühl. In den folgenden Monaten setzten Schwindelanfälle so plötzlich ein, daß er mit einem Ruck zusammenstürzte. Es ist ihm dies mitten auf der Straße oder auf der Treppe passiert. K. getraute sich daher nur mehr in Begleitung auszugehen. Kopf- und Rückenschmerzen hielten in unverminderter Stärke an. Bei einer vom behandelten Arzt veranlaßten elektrokardiographischen Untersuchung wurde ein schwerer Herzmuskelschaden festgestellt. Als K. bei einer kurzen Nachuntersuchung in einer Chirurgischen Klinik am 9. 3. 1940 beim Auskleiden sehr starke Schmerzen äußerte, wurde eine Aggravation angenommen, nachdem besondere Bewegungseinschränkungen in den Armen und in der Wirbelsäule nicht beobachtet werden konnten. Das chirurgische Gutachten erklärte, daß eine wesentliche Einschränkung der Erwerbsfähigkeit durch Unfallfolgen, soweit sie chirurgischer Beurteilung unterliegen, nicht besteht.

Befund: Herz: normale Größe. Blutdruck 180/90 mm Hg, Pulszahl schwankt zwischen 65 und 90 Schlägen pro Minute; bei Kreislaufbelastung durch Treppensteigen setzte eine erhebliche Atemnot und eine lang anhaltende Pulsbeschleunigung ein. Elektrokardiogramm: QRS in allen 3 Ableitungen breit aufgesplittert mit Überwiegen der linken Kammeraktion, QS 0,14 sec. ST in Ableitung I deutlich gesenkt, in Ableitung II nur angedeutet gesenkt, in Ableitung III bogenförmig gehoben, PQ 0,18 sec. P- und T-Zacken normal entwickelt: Rechtsseitiger Schenkelblock.

Das Röntgenbild der Wirbelsäule zeigt eine keilförmige Kompression des 4. Brustwirbelkörpers, der auf über die Hälfte der normalen Höhe erniedrigt ist. Durch die Mitte des Wirbelkörpers zieht angedeutet eine verdichtete Linie. Die Konturen des Kompressionswirbels sind scharf und konkav. Die übrigen Wirbelkörper im Filmbereich sind auffällig kalkarm und zum Teil durch Knochenspornbildungen entstellt.

Die zum Teil in der Nervenklinik Jena durchgeführte neurologische Untersuchung ergab eine leichte Druckschmerzhaftigkeit im 1. und 2. Ast des Nervus trigeminus, eine leichte diffuse Klopfempfindlichkeit des ganzen Schädels, eine Herabsetzung der Berührung- und Schmerzempfindung am linken Arm, Überempfindlichkeit für Berührung und Schmerz in Höhe des 10. und 11. Brustsegmentes, leichte Konvergenzschwäche des rechten Auges, linke Pupille deutlich weiter als rechts bei sonst normalen Pupillenreaktionen. Mundfacialis links eine Spur besser als rechts, geringfügiges Abweichen der Zunge beim Herausstrecken nach rechts. Lebhafte, aber normale Reflexe an Sehnen und Knochenhaut. — Die Lumbalpunktion ergab völlig normale Verhältnisse im Liquor, Mastixkurve o. B. WaR. im Liquor negativ.

Sturm nimmt an, indem er dabei *Wegelin* zitiert, daß der Gewebsschaden des Stammhirns als hämorrhagische Gewebsveränderung, bedingt durch den elektrischen Schlag, anzusehen sei und durch *Jellinek* u. a. eine „ausreichende und sichere morphologische Grundlage" erhalten hätte. Meines Erachtens sind hier die klaren Ausführungen *Wegelins* über die elektrischen Schäden am Zentralnervensystem nicht richtig zitiert worden; denn gerade *Wegelin* sagt in dieser von *Sturm* angeführten Arbeit: „Ich zweifle nicht daran, daß viele von den angegebenen Veränderungen tatsächlich Folgen des elektrischen Traumas sind, sei es nun, daß sie direkt durch Wärmewirkung oder indirekt durch Zirkulationsstörungen, z. B. Gefäßkrämpfe, hervorgerufen werden. Dennoch ist bei der Beurteilung große Vorsicht am Platze. Denn es ist schwer verständlich, daß sich bei sofortigem Tode eine Vermehrung der Gliazellen mit Neuronophagie einstellen soll, und wenn man sehr zahlreiche Gehirne von Menschen, die auf die verschiedenste Weise gestorben sind, mikroskopisch untersucht hat, so wird man sich immer zunächst die Frage vorlegen, ob nicht solche Veränderungen schon vor dem Trauma vorhanden waren, was ich für wahrscheinlich halte. Jedenfalls kann ich *Jellinek* und *Pollak* nicht beipflichten, wenn sie Pseudokalkkonkretionen, die sie im Globus pallidus 1 Tag nach einem elektrischen Unfall fanden, mit der Elektrizitätseinwirkung in Zusammenhang bringen, denn es scheint mir ausgeschlossen, daß solche Bildungen in so kurzer Zeit entstehen und überdies sind sie gerade in dieser Gegend ein gar nicht seltener Zufallsbefund." Weiter sagt *Wegelin:* „Freilich sind derartige posttraumatische Erkrankungen des Zentralnervensystems verhältnismäßig selten, ein Beweis, daß Gehirn und Rückenmark, wenn sie nicht direkt vom Strom getroffen werden, meistens nicht leiden und auch nicht durch vasomotorische Störungen dauernd beeinflußt werden." Ich selbst habe (*Koeppen* 2) bei Hunden zahlreiche Gehirne an zahlreichen Schnitten eingehend histologisch untersucht. Ich habe in meinen Tierversuchen, die bei sofortiger

Fixierung in Alkohol bzw. Formalin irgendwelche Fäulniserscheinungen nicht zuließen, auch kleinste Blutaustritte um die Gefäße herum beobachtet, aber alle die zahlreichen Ganglienzellveränderungen, die nicht nur von *Jellinek*, sondern beispielsweise auch von *Langworthy* und *Koovengoven* beschrieben worden sind, nicht feststellen können. Weist diese Beobachtung nicht schon darauf hin, daß man in der Beurteilung auch der von *Sturm* wieder zitierten Hirnschäden außerordentlich vorsichtig sein muß? Ich habe nun mit dem bekannten Neurohistologen *Hallervorden* eine Anzahl elektrisch Verunglückter (10) untersucht, wobei *Hallervorden* in dankenswerter Weise sehr exakte und umfangreiche histologische Studien der Gehirne angeschlossen hat. (Wir werden zu gegebener Zeit eingehend über diese Befunde berichten.) Ich kann heute schon sagen, daß der größte Teil der pathologischen Befunde an den Ganglienzellen Veränderungen sind, die zweifellos vor dem Trauma dagewesen sind oder sehr oft sogar als postmortale Veränderungen (Fäulnis) angesehen werden müssen. Es ist bekanntlich die Neurohistologie ein sehr schwieriges Gebiet, in dem, wie gerade *Wegelin* es hervorhebt, bei der Anerkennung von Unfallzusammenhängen größte Vorsicht am Platze ist.

Schriddes Arbeit hat schon ihre Berechtigung, wenn er in ihr vor allzu schnellen Schlüssen bei kleinsten morphologischen Veränderungen insbesondere den Blutungen warnt. Auch die Arbeit von *Nieberle*, der umfangreiche Hirnuntersuchungen bei der elektrischen Betäubung von Schlachttieren in Parallele zu der Betäubung durch Bolzenschuß und der Tötung durch Schächten angestellt hat und nicht nur bei der elektrischen Betäubung, sondern auch gerade bei dem Schächten kleinste perivasculäre Blutaustritte beschrieben hat, stützt die oben vertretene Ansicht. Diese Tatsachen, wie unsere Beobachtung, daß bei Tieren, die mit einem elektrischen Schlag behandelt und anschließend durch vorsichtiges Entbluten in tiefer Narkose getötet worden sind, keine Blutaustritte eingetreten sind, sprechen eben für eine besonders zurückhaltende Beurteilung aller histologischen Gehirnveränderungen nach elektrischen Unfällen. Wir bezeichneten seinerzeit (*Koeppen* 2) die Blutaustritte beim tödlichen elektrischen Schlag als gefäßbedingt, und zwar als Ausdruck des stärksten elektrischen Reizes, des Herzgefäßtodes. Diese Behauptung war aufgebaut auf der Beobachtung der eigenartigen Blutverteilung im Gefäßsystem. Durch physiologische Untersuchungen haben wir nun zeigen können, daß diese Blutverteilung in dem Gefäßsystem bedingt ist durch den peripheren Muskelkrampf, den wir oben eingehend vor und im Curareversuch beschrieben haben, bei gleichzeitigem Herzstillstand.

Da wir bisher noch keine umfangreichen Erfahrungen haben sammeln können, was für morphologische Veränderungen nach nicht tödlich wirkenden elektrischen Schlägen auftreten, so ist immer noch größte Vorsicht in der Anerkennung derartiger Schäden angebracht. Gerade *Wegelin* macht darauf aufmerksam, daß Veränderungen im Gehirn und Rückenmark durch direkte Wärmewirkungen bedingt sein können; das bedeutet nichts anderes, als daß eine Hirndurchströmung erforderlich ist. Dasselbe Postulat stelle ich aber auch auf bei jenen Erkrankungen, die vielleicht indirekt durch Zirkulationsstörungen nach elektrischen Unfällen auftreten können. Also muß man schon eine Gehirndurchströmung verlangen. Wir müssen uns aber bewußt sein, daß bisher nicht einmal bei der elektrischen Narkose, die, wie wir zeigen konnten, auch mit 50 periodischem Wechselstrom ausgeführt werden kann, Beschwerden oder Folgeerkrankungen im Sinne von Stammhirnschäden u. a. beobachtet worden sind. Bei dem von *Sturm* beschriebenen elektrischen Unfall hat der Verunglückte einen elektrischen Schlag von 380 Volt Wechselstrom erlitten, Stromweg rechte zur linken Hand; bei wohlwollender Beurteilung würde ich die Schädigung des Reizleitungssystems und des Schenkelblockes als Coronardurchblutungsstörung anerkennen, wenn auch bekanntermaßen ohne elektrischen Unfall Hypertonien mit Schenkelblock gerade in dem vorliegenden Alter als rein schicksalsmäßige Erkrankungen nicht selten beobachtet werden. Aber die Hypertonie des 57 jähr. Mannes als Erkrankung des Stammhirns aufzufassen, würde ich mir bei meinem doch erheblich größeren elektrischen Unfallmaterial nicht getrauen. Nur nebenbei sei bemerkt, daß die von *Sturm* erwähnte Kompressionsfraktur des 4. Brustwirbels nach Auffassung des Chirurgen *Sommer* — so geistert im Schrifttum eine Beobachtung von *Jellinek:* „Knochenzertrümmerung des Oberarms nach belanglosem elektrischen Schlag" (*Sommer*) — als Rißfraktur oder durch Sturz bedingt aufzufassen ist; die von *Jellinek* behauptete Knochenschisis ist technisch unwahrscheinlich und medizinisch, wie *Wegelin* nachweist, umstritten (wahrscheinlich Wärmeeinwirkung bei elektrischen Verbrennungen). Gerade aus den Tierbetäubungen sind uns derartige Frakturen hinreichend bekannt, bedingt durch die ruckartige plötzliche Muskelwirkung.

Um Erkenntnisse über die verursachten Schäden durch technische Elektrizität zu sammeln, führten wir 3 Versuchsreihen durch, die in diesem Zusammenhang nur kurz geschildert seien:

1. Kopfdurchströmungen mit dem gebräuchlichen Wechselstrom,

2. Kopfdurchströmungen mit Tonfrequenzströmen bei Stromstärken bis etwa 80 mA,

3. Wärmemessungen im Gehirn bei Kopfdurchströmungen sowohl mit gebräuchlichem Wechselstrom wie mit Tonfrequenzströmen.

Die Ergebnisse der Versuchsgruppen 1 und 2 können wir an Hand der Abb. 37—39 zusammenfassen: Lage der Elektroden: rechts Schluß an linker Schläfe, Spannung 220 Volt Wechselstrom. Mit Stromschluß tritt eine sehr starke Verkrampfung des gesamten Körpers ein, wobei nach einem tiefen In- oder auch Exspirium noch krampfartige, ganz oberflächliche oder gar keine Atembewegungen festzustellen sind. Die Stromstärken, die wir sehr hoch gewählt haben, lagen zwischen 500 mA und 2 A. Diese Elektrisierungen führen selbst bei einer Einwirkungs-

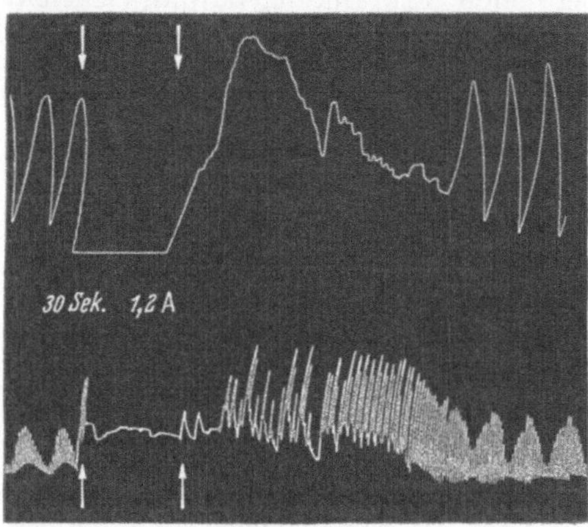

Abb. 36. Kopfdurchströmung, 1,2 Ampere, 30 Sekunden, oben Registrierung der Atmung, unten des Carotisdruckes. Vorübergehende Wärmewirkung. Wärmeschädigung der Atmung bei gleichzeitiger Beeinflussung des Kreislaufes während der Durchströmung.

dauer von 30—60 Sekunden nicht zum Tode, obwohl schwere Rhythmusstörungen des Herzens (Abb. 36) zu verzeichnen sind: Blutdrucksteigerung mit Herzstillstand, unregelmäßiger Herzschlag, Verlangsamung des Herzschlages, der erst allmählich, nach etwa 20 Sekunden, etwas schneller wird und nun auffallend große Blutdruckamplituden zeigt. Nach der Elektrisierung sinkt dann der Blutdruck langsam zur Norm ab, wobei auch die Herzaktion wieder regelmäßig wird. Gleich nach Stromöffnung ist die Atmung fast wie vor der Elektrisierung.

Wenn wir jedoch die Kopfdurchströmung (Abb. 38) sehr lange (1 Minute) ausdehnen, so sinkt der Blutdruck allmählich unter Kleinerwerden der Amplituden ab, um etwa nach 1 Minute zum Herzstillstand zu führen. Auch hierbei war, obwohl in diesem Ver-

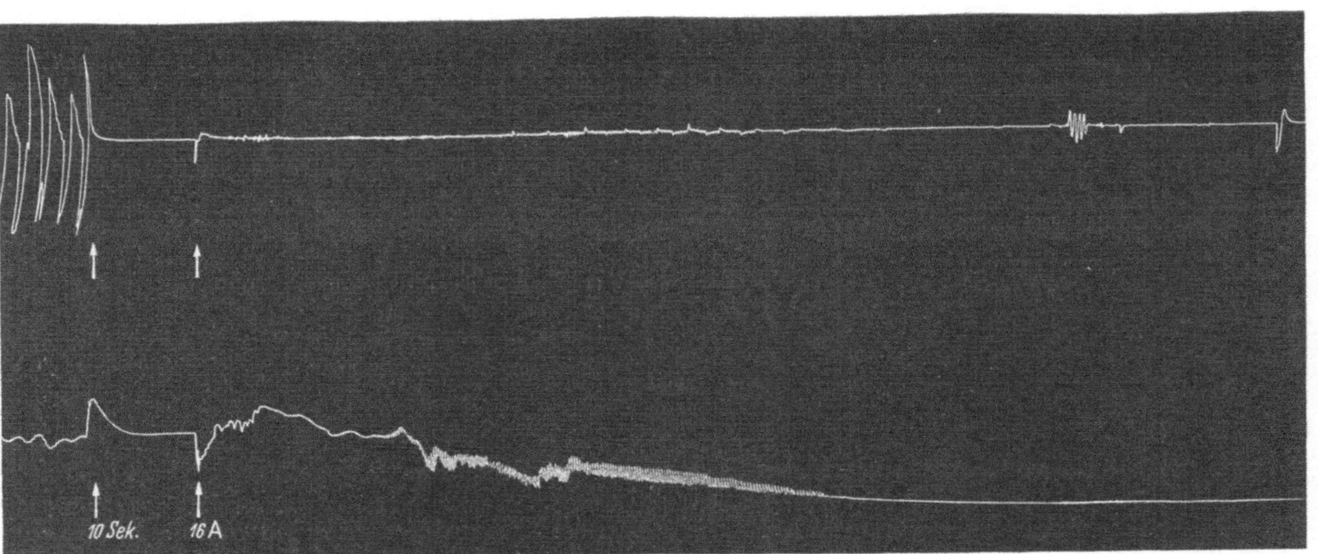

Abb. 37. Gehirntód nach Einwirkung hoher Stromstärken. Elektrodenlage rechts. Registrierung oben der Atmung, unten des Kreislaufs. Man sieht, daß nach Aufhören der Durchströmung der Kreislauf sich wieder erholt und erst langsam mit einem Kleinerwerden der Blutdruckamplituden zum Erliegen kommt.

suche nur 100 mA gemessen worden sind, eine unregelmäßige Herzschlagfolge mit vorübergehendem Herzstillstand zu beobachten. Die Atmung zeigte bei Stromschluß ein sehr tiefes Exspirium sowie vereinzelte, krampfartige, oberflächliche und völlig ungenügende Atmungsbewegungen und ist während der ganzen Elektrisierung von 1 Minute gelähmt. Bei sehr hohen Stromstärken 16 A (4000 Volt), tritt bereits nach kurzer Zeit (in unserem Fall bereits nach 10 Sekunden) infolge der hohen Wärmewirkung der Gehirntod ein (Abb. 37).

Im Anschluß an letzteren Versuch sei gleich ein Versuch mit sog. Tonfrequenzen herangezogen, um einen Vergleich der lediglich durch Hitzewirkungen hervorgerufenen Tötung des Tieres mit der durch Erstickung (Abb. 17), d. h. durch Krampfzustand der Atmungsmuskulatur hervorgerufenen Todesart, zu zeigen: Lassen wir längere Zeit die Atmung elektrisch verkrampft, so tritt, wie zu erwarten, infolge der Asphyxie Atemlähmung und sekundär, nachdem infolge des Kohlensäurereizes die Blutdruckamplituden äußerst groß geworden sind, unter langsamem Absinken des Blutdruckes und Kleinerwerden der Amplituden Herzstillstand ein. Hier sehen wir also eine weitere Form der Todesart bei isolierter Kopfdurchströmung, und zwar eine Erstickung infolge des Atemmuskelkrampfes. Allerdings waren in diesem Falle mit einigen kurzen Unterbrechungen 10 Minuten dauernde Kopfdurchströmungen erforderlich. Diese Durchströmung des Kopfes ruft einen allgemeinen Krampfzustand durch zentrale Reizungen der motorischen Regionen hervor, der zu einem Atemstillstand durch mechanische Atmungsbehinderung führt. Wenn wir die Stromeinwirkung noch vor völligem Kreislaufstillstand unterbrechen, wird das Tier wieder völlig normal. Selbst nach Tagen und Wochen treten keine cerebralen Erscheinungen auf, und bei histologischer Untersuchung werden irgendwelche Veränderungen an den Gefäßen oder an den Ganglienzellen nicht gefunden. Deshalb sind wohl direkte Schäden infolge der elektrischen Energie gewöhnlich nicht zu erwarten; sie sind nur in besonders seltenen Fällen unter besonderen Umständen vorhanden. Liegt jedoch nur eine mittlere Stromstärke von 35 mA vor, so sind selbst noch nach 40 Minuten (nach Beginn der Narkose registriert) sowohl Blutdruck als auch Atmung regelmäßig (Abb. 17). Das Tier ist reflexlos, Corneal- und Conjunctivalreflexe sind erloschen, der Tonus der Extremitäten ist herabgesetzt, die Spannung der Bauchmuskulatur ebenfalls. In diesem Zustand haben wir keine Reaktionen auf Atmung und Blutdruck beim Unterbinden der Beinarterien, beim Durchschneiden der Nerven,

bei elektrischen Reizen der Nerven feststellen können, während
noch eine gute Ansprechbarkeit der Atmung und des Kreislaufes
auf Cardiazol zu erzielen war. Die Eröffnung des Bauches in der
Appendixgegend wurde ebenfalls ohne Reaktion vertragen; Ab-
tragung des Blinddarmes, Weitereröffnung der Bauchhöhle,
Herunterziehen des Magens ist möglich, wenn auch eine geringe
Spannung der Muskulatur etwas hinderlich ist. Das Problem der
elektrischen Betäubung für praktische operative Zwecke steht
und fällt mit der Dosierung der Stromstärken, die naturgemäß

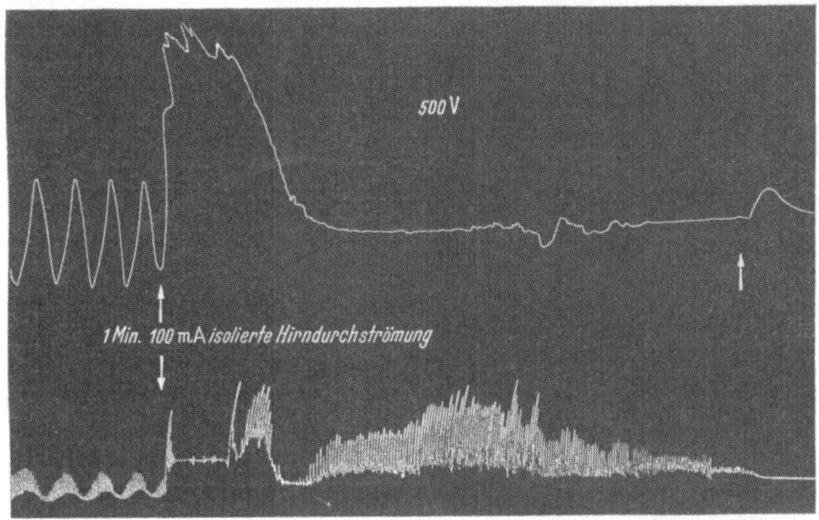

Abb. 38. Kopfdurchströmung, 1 Minute 100 mA bei 500 Volt Wechselstrom, Tod durch Erstickung.
Man sieht das lange Überdauern der Kreislauftätigkeit, während die Atmung während der gesamten
Durchströmung zentral gelähmt ist.

für jedes Tier verschieden ist. Während das eine Tier bei 20—30 mA
sich in dem für einen chirurgischen Eingriff geeignetsten Betäu-
bungszustand befindet, müssen bei einem anderen Tier weit höhere
Stromstärken, bei wieder einem anderen geringere angewandt
werden.

Die Versuche, bei denen wir die Registrierung von Atmung
und Blutdruck haben durchführen müssen, sind natürlich mit
Ätherrausch eingeleitet worden. Es ist aber auch ohne diesen eine
Narkose durchaus möglich. Am geeignetsten hat sich die Frequenz
2000 Hz erwiesen.

Diese Versuche zeigen ganz besonders deutlich die Abhängigkeit
der Atmung und des Blutdruckes von Frequenz und Stromstärke;

bei niedrigen Stromstärken ist der Blutdruck wenig, etwa um 20—30 mm, der Norm gegenüber erhöht, bei höheren Stromstärken ist der Blutdruck um 80—100 mm (Abb. 39) erhöht. Die Atmung ist bei niederen Stromstärken regelrecht und etwas verlangsamt; sobald eine gewisse Stromstärke, die bei jedem Tier individuell verschieden ist, überschritten ist, wird die Atmung mehr oder weniger verkrampft. Die Wirkung bei schnellem Erhöhen der Stromstärken können wir in dem folgenden Bild zeigen: Atmung und Blutdruck sind zunächst regelmäßig; Blutdruck ist niedrig. Die Stromstärken werden auf 90 mA heraufreguliert; sofort zeigt sich äußerst schnelles Ansteigen des Blutdruckes auf Werte von 220 mm Hg, die beim Herunterregulieren auch wieder niedriger werden. Die Atmung, die mit einem tiefen Inspirium beginnt, ist sodann bei der Stromstärke von 80 mA völlig zum Stillstand gekommen; bei Niedrigwerden der Stromstärken ist sofort wieder Atmung vorhanden, allerdings sehr stark verkrampft.

Zusammenfassend sehen wir also einmal typische Wärmeschäden, deren direkte Gehirneinwirkung in Abhängigkeit von der sich entwickelnden Wärme zum Tode führt, zum anderen nennen wir sie einmal typische elektrische Vorgänge am Gehirn, die sekundär durch Erstickung zum Tode führen. Interessant ist nun insbesondere die an zahlreichen Tieren beobachtete Erfahrung, daß irgendwelche zurückbleibenden Nervenschäden nicht entstehen. Die Schlußfolgerung, die wir aus diesen Beobachtungen ziehen können, ist wohl die, daß spezifische elektrische Erscheinungen im Gegensatz zu der während der elektrischen Durchströmung entstehenden Wärmeentwicklung keine bleibenden Schäden am Zentralnervensystem hervorrufen.

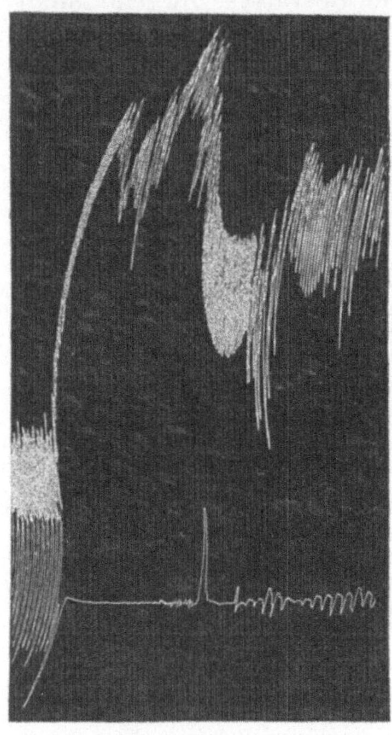

Abb. 39. Kopfdurchströmung (Elektronarkose), Heraufregulieren der Stromstärke auf 80 mA.

Es ist nun ganz interessant, rein rechnerisch sich ein Bild über die Wärmemengen bei der Elektrokrampfbehandlung zu machen. Die bisher durch *Paetzold* bekannt gewordene Höchstdosis bei der Elektrokrampfbehandlung betrug 0,5 × 150 Volt = 75 Watt während 2 Sekunden, das sind 150 Wattsekunden = 36 cal. Dieser Wert ist wohl als der obere Grenzwert anzunehmen, wenn man die dabei erzeugte Wärme bzw. die Temperaturerhöhung berechnen will, unter der Voraussetzung, daß der Strom zwischen 2 Elektroden von 4 cm Durchmesser den Schädel glattlinig ohne Streuung durchfließt. Der Elektrodendurchmesser beträgt etwa 12 qcm. Der Durchmesser des Schädels zwischen den Elektroden sei mit 20 cm angenommen, dann wäre das durchflossene Volumen 12 qcm × 20 cm = 240 ccm. Nimmt man die spezifische Wärme des Gehirns mit 1 an, so ergibt sich als Temperaturerhöhung $\frac{50}{240} = 0{,}2°$ C unter der ebenfalls ungünstigen Annahme, daß während der Behandlungszeit von etwa 2 Sekunden kein Wärmetransport durch den Blutstrom stattfindet. In Wirklichkeit steckt der Ohmsche Widerstand bei diesem Verfahren zum weitaus größten Teil in der Haut. Wenn man annimmt, daß der Widerstand vollständig in der Haut lokalisiert ist, so ergibt sich, daß bei z. B. 0,5 cm Hautdicke das durchströmte Hautvolumen auf beiden Schädelseiten 2 × 0,5 cm × 12 qcm = 12 ccm beträgt. Nimmt man auch hier die spezifische Wärme = 1 an, so ergibt sich als Temperaturerhöhung $\frac{50}{12} = 4°$ C. Das heißt also, daß in Wirklichkeit die Temperaturerhöhung im Gehirn wesentlich kleiner sein muß als 0,2° C, da ja der Ohmsche Widerstand, wenn auch nicht ganz, so doch zum größten Teil, in der Haut steckt. Bei langandauernder Gehirndurchströmung für Elektronarkoseversuche sind natürlich die Stromstärken und infolgedessen auch die Elektrodenspannung und die damit verabfolgte elektrische Leistung wesentlich kleiner als 75 Watt.

Als Ergebnis dieser Versuche, die hier nur zusammenfassend erwähnt werden können und die mit den Berechnungen sinngemäß übereinstimmen, ist die Tatsache anzusehen, daß bei Durchströmung mit dem gebräuchlichen Wechselstrom und einer Dauer von 22 Sekunden Temperaturerhöhungen um 1,8° C im Gehirn festzustellen sind, daß jedoch bei Durchströmungen mit Strömen der Tonfrequenzseite keine Temperaturerhöhungen im Gehirn auftreten. Diese Tatsache ist für die Behandlung mit Elektroshocks und für die Elektronarkose von großer Wichtigkeit. Die Stromstärken bei dem gebräuchlichen Wechselstrom sind naturgemäß auch höher, etwa 150 mA, während wir bei Tonfrequenzdurchströmungen etwa 40—80 mA gemessen haben. Wir sehen also, daß die Wärmeentstehung, entsprechend der physikalischen Gesetzmäßigkeit, abhängig von der Stromstärke ist (*Joule*sches Gesetz).

Bei höheren Spannungen (Hochspannung) sind naturgemäß die entsprechenden Wärmemengen wesentlich kleiner als bei dem gewöhnlichen Wechselstrom von 220 Volt; daß allerdings die oben gemessene Temperaturerhöhung von 1,8° C schon Gehirnschäden hervorruft, ist kaum anzunehmen. Man kann sich jedoch vorstellen, daß bei genügend langer Durchströmung und größeren

Elektroden (also höheren Stromstärken) auch schon beim gebräuchlichen Wechselstrom Wärmeschäden des Gehirns entstehen, ähnlich wie wir es bei den Hautschäden sehen, wobei die der Haut bzw. dem Schädel am nächsten gelegenen Partien am empfindlichsten getroffen werden. Deshalb haben wir auch schon bei unseren früheren anatomischen Untersuchungen bei Kopfdurchströmungen von 220 Volt Verquellungen der Dura beobachten können, die zweifellos auf Wärmeentwicklung zurückzuführen sind.

Als Ergebnis unserer bisherigen experimentellen Untersuchungen können wir also feststellen: Der elektrische Strom verursacht vorübergehende klinische Erscheinungen, die im Elektrokrampf bzw. in der Elektronarkose ihren charakteristischen Ausdruck finden; diese spezifischen Reizwirkungen der elektrischen Energie hinterlassen keine neurologischen Ausfälle. Entstehen jedoch gleichzeitig im Gehirn bzw. in den Gehirnhäuten das empfindliche Gewebe schädigende Wärmemengen, so kommt es zu schweren cerebralen Störungen bis zum Gehirntod.

Nach diesen theoretischen Ausführungen über die experimentellen Schäden, die wir durch den elektrischen Strom am Zentralnervensystem setzen können, wollen wir einen Vergleich mit jenen Erkrankungen nach elektrischen Unfällen anstellen, welche in einem Zusammenhang mit dem Unfall stehen können. Im Laufe einer Reihe von Jahren ist es mir möglich gewesen. 41 Fälle selbst zu beobachten oder nachzuuntersuchen. Wenn wir diese Fälle zusammenfassend betrachten, so können wir 6 verschiedene Krankheitsgruppen herausarbeiten, die wir kurz tabellarisch (Tabelle 1) zusammengestellt haben. Die Besprechung dieser Erkrankungen gewinnt heute deshalb an Bedeutung, weil bei Geisteskrankheiten mit Hilfe des Elektroshocks therapeutische Erfolge erwartet werden, aber auch zweifellos schon beobachtet worden sind, ohne daß neurologische Nacherkrankungen festzustellen sind. Zusammenfassend betrachtet, sind es folgende 6 Gruppen:

Die 1. Gruppe umfaßt jene Fälle (10 Fälle), bei denen durch hohe Wärmeeinwirkungen organisch nachweisbare Schäden zu verzeichnen sind, sei es, daß Partien des Gehirns direkt ausgefallen sind, sei es, daß es zu Entzündungen an den Hirnhäuten gekommen ist. Gerade bei diesen Erkrankungsfällen sind, wenn wir die technischen Voraussetzungen für den Unfall kennen, die Folgen unkompliziert und als solche anzuerkennen.

Wesentlich schwieriger zu beurteilen ist die 2. Gruppe (2 Fälle), jene Erkrankungen nach elektrischen Unfällen, bei denen wir die Unfallfolgen in einer spezifischen elektrischen Einwirkung anerkennen.

(Fortsetzung des Textes S. 151.)

Tabelle 1.

Fall	Name u. Alter	Unfall-tag	Unfallhergang	Klinische Diagnose	EM.
	Unfallgruppe I: Wärmeschäden des Gehirns, Rückenmarks und der Hirnhäute.
1	W. K. 50 J.	14. 10. 1937	Beim Großkraftwerk Stettin, Verbrennungen an Kopf und Gesäß, Drehstrom 1500 Volt	Typische Wärmeschädigung des Gehirns bei gleichzeitiger schwerer Meningitis. Als Folge Verwachsungen vorwiegend Parietalhirn, doppelseitige spastische Lähmung beider Beine	100%
2	O. B. 26 J.	18. 1. 1925	Verbrennungen an der re. Kopfseite, Stromaustrittsstelle am re. Oberschenkel an nicht ausgeschalteter 15 kV-Leitung	Elektrisch bedingte Meningeose als Folge der hohen Wärmeeinwirkung	50%
3	F. R. 24 J.	23. 1. 1930	Hochspannung 6000 Volt, Verbrennungen 3. Grades, Ellenbogen, re. Schulter, Hinterkopf	Wärmeschädig. des Rückenmarks im entzündlichen, im Reizzustand der Rückenmarkshäute. Klin. Veränderung der Rückenmarksflüssigkeit im Sinne einer serösen Entzündung im Abklingen begriffen und Reflexstörungen an den unteren Extremitäten (*Rossollimo*- u. *Mendel*sches Zeichen)	50%
4	P. L. 37 J.	23. 8. 1930	Beim Reinigen einer Sammelschiene (15 kV), die versehentlich nicht ausgeschaltet war, schwere Verbrennungen an der li. Kopfseite, Arm und beiden Füßen	Seröse Meningeose, Restzustand *Jackson*sche Epilepsie	50%
5	R. W. 37 J.	22. 4. 1931	Beim Reinigen von Trennschaltern versehentlich Berührung einer Hochspannungsleitung (6600 Volt) Drehstrom, schwerste Verbrennungen an der Stirn, li. Hand	Lokale seröse Meningitis, wohl auch Störungen von seiten des Stirnhirns (Wärmeschäden)	20%
6	H. 41 J.	15. 2. 1932	Schwere elektr. Verbrennung an Hochspannung an der li. Seite des Hinterkopfes mit Einschmelzung des Knochens	Umschriebene seröse Meningitis als Restzustand, geringe Schwäche beider Beine, vorwiegend re. mit Steigerung der Reflexe und eindeutige Amblyopie nach li. und ein ovales Skotom	40%

Fall	Name u. Alter	Unfalltag	Unfallhergang	Klinische Diagnose	EM.
7	E. K.	25. 8. 1932	Durch Vogel Überbrückung einer Leitung 15 kV	Schwerste Verbrennung im Rücken mit Verbrennung des Rückenmarks, sofort tot	
8	F. B. 35 J.	28. 4. 1940	An Hochspannungsstation 25 kV, Stromaustritt: Fußsohle	Schwere Verbrennung des Schädeldaches, Tod sofort eingetreten	
9	O. G. 47 J.	28.4 1934	Starkstromverletzg. (15kV) Verbrennung 3. Grades im Rücken und beid. Schulterblättern	Wärmeschädig. d. Rückenmarks, Hinterstrangsymptome mit Erlöschen der Reflexe und Koordinationsstörung	30%
10	A. N. 36 J.	1938	Versehentlich Berührung einer 20 kV-Hochspannung, Verbrennungen 2.—3. Grades auf dem Rücken, auf der Brust	Geringe Wärmeschädigung der Vorderhörner. Seröse Rückenhautentzündung? Fast vollständige Rückbildung	20%

Unfallgruppe II: Spezifisch elektrische, spinal-atrophische
Nervenerkrankungen.

1	H. K. 62 J.	23. 2. 1936	Beim Reinemachen elektr. Schlag an Spanng. 220 Volt	Schwäche der re. Hand und des re. Unterarmes, geringgradige Muskelatrophie, spinal-atrophische Rückenmarksschädigung nach elektrischem Unfall. Fast vollständige Rückbildung	20%
2	F. F. 30 J.	6. 12. 1929	Unfall an 220 Volt, keine Verbrennungen	Spastische Parese des li. Beines, rechtsseit. Facialisschwäche, Pupillenstörung, anerkannt als spinal-atrophische Erkrankung. Weitgehende Rückbildung. Differential-diagnostisch (und das ist sehr interessant zu erwähnen), wird an einen Zustand nach Encephalitis gedacht	unter 10%

Unfallgruppe III: Allgemeine nervöse Übererregbarkeit,
keine Nervenerkrankungen.

1	E. A. 33 J.	31. 5. 1938	Berührung einer Schleifleitung eines Kranes 500 Volt. Verbrennung 3. Grades in Form von Strommarken an der li. Hand	Allgemeine Übererregbarkeit	keine
2	K. L. 43 J.	8. 8. 1933	Berührung einer 220 Volt-Leitung	Nervöse Beschwerden, Übererregbarkeit	keine

Fall	Name u. Alter	Unfalltag	Unfallhergang	Klinische Diagnose	EM.
3	H. P. 45 J.	2.7. 1936	Während eines Gewitters Blitzschlag, angeblich getroffen. Im ersten Moment konnte P. kein Wort herausbringen. Einige Min. später kam er wieder zu sich. Kein neurologischer Befund	Starke allgem. Übererregbarkeit infolge Schreckwirkung, Blitzschlag unwahrscheinlich	keine
4	F. K. 29 J.	12. 9. 1934	Beim Abschleifen des Ankers eines Elektromotors Berührung von stromführenden Teilen, einzelne elektrische Schläge, Spannung 220 Volt	Allgem. Übererregbarkeit, keine organische Nervenerkrankung	keine
5	H. M. 41 J.	21. 3. 1936	Beim Arbeiten an Gasrohren versehentl. Berührung einer spannungsführenden Leitung, 220 Volt, oberflächliche Strommarken	Allgem. Übererregbarkeit, keine organische Nervenerkrankung	keine
6	O. L. 32 J.	7. 9. 1925	Beim versehentlichen Betreten einer nicht ausgeschalteten Zelle eines Umspannwerkes elektr. Schlag mit schweren Brandwunden an Kopf, re. Arm und re. Bein, vorübergehende Bewußtlosigkeit	Angeblich nervöse Übererregbarkeit.	40 %, bei Nachuntersuch. keine EM.
7	D. 45 J.	6. 7. 1932	An einer Wasserleitung, die wohl mit einer vorübergehenden 110 Volt-Spannung führenden Stromleitung verbunden war, elektr. Schlag; keine Strommarken	Allgem. Übererregbarkeit	keine, arbeitsunfähig 14 Tge.

Unfallgruppe IV: Gehirnerschütterung durch Sturz nach elektrischen Unfällen.

Fall	Name u. Alter	Unfalltag	Unfallhergang	Klinische Diagnose	EM.
1	A. J. 34 J.	13. 12. 1929	Bei Kabelarbeiten mit spannungsführenden Teilen in Berührung gekommen (220 Volt). Verbrennung 3. Grades, Nacken, Hinterkopf, li. Ohr. Sturz von Leiter	Schwere Commotio cerebri, vgl. Gruppe VI$_1$	zus. m. peripherer Nerv.erkrkg. 30 %
2	W. K. 29 J.	23. 5. 1938	Berührung eines Leitungsdrahtes (Spannung 380 Volt) Sturz von einem Mast 4 m	Commotio cordis leichten Grades	unter 10 %

Fall	Name u. Alter	Unfall-tag	Unfallhergang	Klinische Diagnose	EM.
3	H. v. S. 27 J.	1. 12. 1934	Mit einem Stahlbandmaß an eine Wechselstrom führende Speiseleitung gekommen. Sturz von einer 12,5 m hohen Traverse, Verbrennungen an Rumpf und Gliedern	Gehirnerschütterung mit kompliziertem Unterkieferbruch.	Bei Nach-unters. Unfallfolgen unter 10%
4	H. S. 47 J.	26. 7. 1934	Berührung eines Ölschalters, stürzte erst auf eine eiserne Plattform, sodann von dieser etwa 3—4 m auf Holzboden, Bewußtlosigkeit mehrere Stunden. Verbrennungen am Schädel, Gesicht, Unterarm	Mittelschwere Commotio cerebri.	Nach-unter-suchg. in 1 Jahr; keine EM.
5	O. S. 62 J.	1921	Elektr. Schlag an 220 Volt-Leitung, die versehentlich nicht abgeschaltet war, dadurch von der Leiter gestürzt 8—10 m, schwerer Schädelbruch, Herabsetzg. der rohen Kraft im re. Arm u. Bein, Ataxie des re. Armes	Schädelbruch mit schwerer Commotio cerebri	50%
6	R. H. 24 J.	17. 2. 1926	Nach Besteigung eines Gittermastes Berührung mit den Händen einer 10 kV Spannung führenden Drehstromleitung. Sturz aus 9—10 m Höhe	Bruch der Lendenwirbelsäule mit Dauerschädigung des Rückenmarks. Sensibilitätsstörung der unteren Rumpfhälfte, beider Beine, Verlust der Sehnenreflexe	40%

Unfallgruppe V: Schicksalsmäßige Nervenerkrankungen.
Kein Unfallzusammenhang.

Fall	Name u. Alter	Unfall-tag	Unfallhergang	Klinische Diagnose	EM.
1	K. H. 53 J.	10. 6. 1932	Beim Prüfen eines Schalters kurzen elektrischen Schlag 220 Volt. 3 Monate später angeblich Gehstörungen	Multiple Sklerose	
2	W. A. 43 J.	9. 2. 1929	In einem Prüfraum kam A. mit dem Kopf an stromführenden Hebelschalter 115 V Drehstrom, keine Bewußtlosigkeit, keine Strommarken	Gehirngeschwulst, Obduktion 1 Monat nach dem angeblichen Unfall, diffuses Gliom	
3	K. R. 30 J.	13. 10. 1933	Bei der Reparatur eines Hausanschlusses 220 Volt kurzen elektrischen Schlag, keine Strommarken	Multiple diffuse Sklerose	

Fall	Name u. Alter	Unfall-tag	Unfallhergang	Klinische Diagnose	EM.
4	R. H. 43 J.	3. 9. 1939	Bei der Reparatur an der Lichtmaschine einer Motorwalze angebl. elektr. Schlag, nachträgl. von Angehörigen angemeldet; nicht wahrscheinlich, sondern Apoplexie an der Arbeitsstelle. Anatomisch nachgewiesen	Apoplexie	
5	O. Si. 59 J.	20. 4. 1927	Kurzer elektr. Schlag, $6^1/_2$ J. später Exitus. Es wird eine schwere allgem. Arteriosklerose der Gefäße, insbes. auch der kl. Schlagadern festgestellt. Diese hatte zu einer Nierenschrumpfung, schw. Herzerkrkg. geführt; ferner bestand eine Arteriosklerose der Gehirnarterien m. vielen kleinen Erweichungsherden am Groß- und Kleinhirn. Klin. war zunächst eine Rückenmarkserkrankg. unfallbedingt angenommen	Multiple Sklerose	
6	O. G. 40 J.	10. 7. 1930	Irrtüml. Berührung einer Gleichstromfahrleitung (1200 Volt), elektr. Schlag und Sturz von einer Leiter, 2 m, keine Bewußtlosigkeit, keine Unfallmeldung; am 28. 11., also 4 Mon. später, Apoplexie	Apoplexie	
7	A. Sch. 35 J.	19. 7. 1936	Elektr. Schlag ungeklärt. Schlaganfall am 28. 2. 1938	Schlaganfall nach allgem. Arteriosklerose	
8	O. Ru. 23 J.	21. 3. 1930	Geringgrad. elektr. Schlag an stromführender Leitung von 120 Volt, Stromstärke etwa 25 mA	Kombin. Herzklappenfehler, 10 Tage nach dem Unfall Hirnembolie, 4 J. später schwere Dekompensationserscheinungen. Exitus	
9	P. He. 52 J.	25. 1. 1940	Angebl. elektr. Schlag an Lichtpausmasch. (220 Volt), keine Bewußtlosigkeit, keine Strommarken	Schwere Hysterie, bereits vor dem Unfall pseudodement, Unfallzusammenhang wird abgelehnt	
10	B. M. 37 J.	Okt. 1928	Angebl. bei der Umlegung eines Hebelschalters (480 V) kurzer elektr. Schlag, keine exakte Unfallmeldung	Abgesehen von einer typischen Arthrosis deformans, schwere Rentenhysterie	

Fall	Name u. Alter	Unfall-tag	Unfallhergang	Klinische Diagnose	EM.
11	P. B. 40 J.	7. 7. 1934	Beim Revidieren einer Anlage Berührung einer spannungsführenden Leitung, kurzer elektr. Schlag	Progressive Paralyse (WaR $++++$)	
12	F. K. 21 J.	17. 10. 1923	Bei der Reparatur einer elektr. Lichtleitung elektr. Schlag, hängengeblieben, oberflächliche Strommarken	10 J. nach dem Unfall wird das klinische Bild einer multiplen Sklerose festgestellt	

Unfallgruppe VIa: Periphere Nervenlähmungen durch Wärmeschäden.

Fall	Name u. Alter	Unfall-tag	Unfallhergang	Klinische Diagnose	EM.
1	A. J. 34 J.	13. 12. 1929	Vgl. Unfallgruppe IV_1	Lähmungserscheinungen an der li. Schulter infolge Verbrennungen	30%

Unfallgruppe VIb: Periphere Nervenerkrankungen, unabhängig vom elektrischen Unfall.

Fall	Name u. Alter	Unfall-tag	Unfallhergang	Klinische Diagnose	EM.
1	H. D. 35 J.	4. 12. 1935	Beim Elektroschweißen Überreizung der Augen, angebl. dadurch einen elektr. Schlag der li. Hand. Im Febr. Beschwerden im li. Arm, Kribbeln der Finger und Schwäche, keine Lähmung	Es wird eine rheum. Neuritis im li. Armplexus, zweifellos rheum. Ätiologie angenommen	
2	P. W. 36 J.	19. 1. 1939	Angebl. einen starken elektr. Schlag auf die re. Schulter bei Reparatur einer nicht abgeschalteten Stromleitg. (220 Volt Wechselstrom)	Typische Neuritis des Nervus radialis und ulnaris re. bei gleichzeitigem Bestehen einer rheum. Gelenkerkrankung	
3	W. W. 38 J.	28. 6. 1940	Angebl. einen starken elektr. Schlag beim Führen eines Kranes (500 Volt Spannung), keine Unfallanzeige, auch nicht festgestellt, daß im Schichtbuch der Verkehrsabteilung irgendwelche Eintragung über den Unfall vorliegt. 1 Mon. später Beschwerden rheum. Natur im re. Unterarm und re. Oberschenkel, welche nun erst auf den vermeintl. elektr. Schlag zurückgeführt werden	Rheumatische Neuritis des Nervus ischiadicus	

3. Gruppe, die größte Krankheitsgruppe (7 Fälle), wenn sie auch in diesem Zusammenhang nur klein erscheint, ist jene Krankheitsgruppe, welche alle nichtorganischen Schäden und die rein nervösen Folgen der Elektrisierung umfaßt. Sie bedürfen einer Besprechung, da gerade das elektrische Trauma zur Bewußtlosigkeit und zu Sensationen führen kann, die auf eine Mitbeteiligung des Gehirns schließen lassen.

Die 4. Gruppe (6 Fälle) umfaßt jene Verunglückten, die infolge des elektrischen Krampfes Sturzfolgen erleiden, falls sie auf einer hohen Leiter, einem Gerüst u. a. gestanden haben; diese verlaufen meist unter dem Bild einer Commotio cerebri oder gar eines Schädelbruches, aber auch Rückenmarksverletzungen durch Wirbelsäulenbruch sind beobachtet worden.

Die 5. Gruppe (12 Fälle) umfaßt jene Nervenerkrankungen, die mit elektrischen Unfällen nicht das geringste zu tun haben, aber sowohl in der Literatur als auch in den Gutachten fälschlich immer wieder auf die elektrische Einwirkung zurückgeführt werden. Es sind das jene organischen Nervenerkrankungen, wie Taboparalyse, multiple Sklerose, Syringomyelie, Apoplexie u. a. Die Fälle dieser Erkrankungsgruppe haben bereits zu verschiedenen Fehlurteilen geführt und sind letzten Endes am leichtesten zu entscheiden, wenn wir uns die theoretischen Voraussetzungen eines elektrischen Unfalles und dessen physiologisches Geschehen vor Augen führen.

Die 6. Gruppe (4 Fälle) umfaßt jene Erkrankungen, bei denen periphere Nervenlähmungen nach schweren Verbrennungen aufgetreten sind, die aber nicht auf das elektrische Trauma zurückgeführt werden können.

An den Anfang der elektrisch verursachten Nervenerkrankungen werden von mir absichtlich jene Erkrankungen gestellt, bei denen zweifellos die Wärme als das das Zentralnervensystem schädigende Agens anzusehen ist. Diese Krankheitsbilder stimmen mit unseren experimentellen Untersuchungen sowohl im technischen wie physiologischen Geschehen weitgehend überein; sie gehen in der Regel mit schweren elektrischen Krämpfen und Bewußtseinsstörungen bis zur tiefsten Bewußtlosigkeit einher. In schweren Fällen bedingen sie auch den zentralen Wärmetod. Klinisch sehen wir allerschwerste Krankheitsbilder mit ausgesprochenen neurologischen Symptomen entsprechend den geschädigten Gehirnpartien, aber auch leichteste Bilder mit oft nur angedeuteten *Jackson*schen Anfällen oder völliger Wiederherstellung und Rückbildung der neurologischen Symptome. Eine besonders bemerkenswerte Beobachtung ist die, daß wir im Gegensatz zu den unter 3) näher zu skizzierenden Erkrankungen fast ausnahmslos bei diesen Verunglückten nicht einen sehen, der seine Beschwerden übertreibt oder gar simuliert; fast übereinstimmend haben diese Menschen den absoluten Willen zur völligen Wiederherstellung.

Der Fall K. (I 1) zeigt uns besonders charakteristisch die durch die Wärmeschädigung des Gehirns bzw. der Gehirnhäute bedingten neurologischen Erscheinungen; bei den ausgedehnten anatomischen Zerstörungen ist eine Änderung des Zustandsbildes leider nicht mehr zu erwarten, K. bleibt 100 % erwerbsgemindert.

Nach Abheilen der Brandwunden richtet sich die ganze Therapie auf eine intensive Gymnastik, Massage, elektrische und hydrotherapeutische Behandlung, wodurch wir auch während der letzten klinischen Behandlung eine relativ günstige Beeinflussung des neurologischen Zustandsbildes erzielten. Einem wirklichen Opfer der Arbeit wird gern und ohne bürokratische Bedenken jede Behandlung und Fürsorge von seiten der BG. gewährt, wenn sie sich oft auch nur auf rein symptomatische Maßnahmen beschränken kann.

Aus dieser Gruppe sei noch auf Fall 2 kurz hingewiesen; wir sehen hier ebenfalls Verbrennungen an der Kopfhaut, aber wesentlich geringere, die nicht zu Schädeldefekten geführt haben. Die von dem Verunglückten angeführten „rasenden Kopfschmerzen" finden ihre Erklärung in der Meningeose, welche ihrerseits auf die Wärmeeinwirkung zurückzuführen ist; sie klingt etwas langsamer ab als die äußeren Verbrennungen, in diesem Falle ohne neurologische Folgeerscheinungen. Dieses Krankheitsbild wird oft nicht erkannt, weil die zur Diagnose führende Lumbalpunktion (Druckerhöhung, geringe Eiweißvermehrung, geringe Vermehrung der Lymphocyten im Liquor) nicht durchgeführt wird. Die Lumbalpunktion dient sowohl zur Klärung der Diagnose wie zur Druckentlastung und führt damit zur Abheilung. Es sei nochmals betont, daß dieses Krankheitsbild ebenfalls auf Wärmeeinwirkung zurückzuführen ist.

Während *Panse* sich in seiner Monographie auf 43 eigene Fälle von organisch-neurologischen Erkrankungen nach elektrischen Unfällen stützen konnte, bei denen er allerdings „in fast allen Fällen auf eigene neurologische Nachuntersuchungen verzichten mußte", ist der größte Teil meiner Sammlungsfälle (41 Fälle) von uns klinisch untersucht bzw. nachuntersucht, einige Fälle allerdings nur auf Grund der Akten begutachtet bzw. nachbegutachtet worden. In *Panses* Material sind von ihm 9 als spinal-atrophisch bezeichnete Erkrankungen, wohlbemerkt als elektrisch bedingte, zu erkennen, in unserem Krankenmaterial nur 2, von denen der Fall II, 2 wohl das

Krankheitsbild einer spinalen Schädigung bietet, die aber wahrscheinlich auch durch Wärmeeinwirkung bedingt ist; vielleicht muß er zum mindesten als Grenzfall zu Gruppe I für die endgültige Beurteilung offengelassen werden.

Mancher Erkrankungsfall, der vom Vorgutachter als spinal-atrophische elektrische Nervenerkrankung aufgefaßt worden ist, hat sich in seinem weiteren Verlauf, oft aber erst nach dem Tode des Verunglückten, als eine schicksalsmäßige Nervenerkrankung herausgestellt. Es ist außerordentlich aufschlußreich, die oft unabhängig voneinander erhobenen Befunde verschiedener Kliniken durchzuarbeiten; widersprechende und übereinstimmende, aber auch weniger stark abweichende Krankheitsbilder werden dort oft innerhalb kurzer Beobachtungszeiten festgestellt. Es braucht eigentlich gar nicht besonders hervorgehoben zu werden, daß bei den oft schon so außerordentlich schwierigen neurologischen Erkrankungsfällen, insbesondere, wenn es sich dann noch um Fragen der elektrischen Nacherkrankungen handelt, größte Zurückhaltung zu wahren ist; oft aber wäre auch eine größere Bescheidenheit in Hinsicht auf die eigene diagnostische Fähigkeit und ein Abstreifen eines gewissen medizinischen Papsttums am Platze; denn oft löst erst der pathologische Anatom das Rätsel des Krankheitsbildes.

Unsere Ausführungen mögen dazu führen, völlig hypothetische und rein persönliche physikalische Ansichten (die oft mit Physik nichts zu tun haben) auszuschließen; man möge vielmehr auf dem Boden einwandfreier und anerkannter Erkenntnisse weiterbauen und sich gegebenenfalls bei der Beurteilung des technischen Geschehens von einem mit den Dingen vertrauten Techniker beraten lassen.

Was nun die spinal-atrophischen auf elektrische Einwirkungen zurückzuführenden Erkrankungen angeht, so werden wir sie, wenn sie in zeitlichem Zusammenhang mit dem Unfallereignis stehen, unter besonderer Berücksichtigung des technischen Geschehens anerkennen. Die Differentialdiagnose der anderen Erkrankungen des Zentralnervensystems, die wir unter Gruppe 5 zusammengefaßt haben, ist mit allen zu Gebote stehenden Untersuchungsmöglichkeiten zu erschöpfen; das bedingt in der Regel eine möglichst frühe klinische Beobachtung. Rückbildungsfähige Erkrankungen sind wohl am ehesten elektrisch bedingte; fortschreitende Krankheitsbilder, die sich allmählich unter eine bekannte neurologische Erkrankung einordnen lassen, sind nur mit Vorsicht und größter Zurückhaltung zu beurteilen. Wir müssen bekennen, daß wir trotz aller immerhin schon ziemlich umfangreichen Untersuchungen das pathologische Geschehen am Zentralnervensystem noch nicht genügend kennen; wir müssen uns immer wieder vor Augen führen, daß bekannte Anatomen und Neurohistologen wie *Wegelin, Schridde* und *Hallervorden* bisher weder am Gehirn noch am Rückenmark Befunde erhoben haben, die als anatomische Grundlage für eine elektrische Schädigung angesehen werden können. Die beschriebenen perivasculären Blutaustritte, auch die im Gehirn und Rückenmark, sind zweifellos nur bei tödlichem Unfall festzustellen.

Gerade über diese Krankheitsbilder, die nicht nur für die Unfallmedizin, sondern auch für die gesamte Neurologie größte Bedeutung verdienen, müssen wir noch weitere Erfahrungen und weitere physiologische und anatomische Untersuchungsergebnisse sammeln, die uns vielleicht einmal einen Einblick in das elektrische Geschehen des Zentralnervensystems geben können.

Nur kurz brauche ich auf jene Krankheitsfälle einzugehen, bei denen allgemeine nervöse Erscheinungen, wie Kopfschmerz, Schwindelgefühl, innere Unruhe, Schlaflosigkeit, erhöhte Erregungsbereitschaft, oft verbunden mit Appetitlosigkeit, allgemeiner Körperschwäche, Unlust zur Arbeit und ähnlichen Beschwerden, auftreten. Das elektrische Trauma ist eben ein Ereignis, das besonders psychopathische Personen aufs tiefste erschüttert und bewegt, so daß die oben aufgezeigten Beschwerden verständlich werden. Eine klinische Beobachtung, vor allem zur Abgrenzung von neurologischen Schäden, ist immer notwendig und darf auf keinen Fall versäumt werden. Wir werden dabei oft aus der Anamnese entnehmen, daß schon vor dem Unfall, wenn auch nicht so ausgeprägt, gewisse Zeichen einer nervösen Übererregbarkeit vorhanden waren. Diese Patienten müssen vom ersten Tag der Behandlung an richtig angepackt werden; es muß ihnen vom Arzt die Art ihrer Erkrankung klargemacht und insbesondere die Tatsache vorgehalten werden, daß bleibende organische Schäden nicht vorliegen; sie bedürfen einer intensiven Behandlung, nach der sie wieder voll erwerbsfähig werden. Niemals jedoch darf Erwerbsminderung anerkannt werden, sonst dauert es nicht lange und der beste Rentenneurotiker steht vor uns.

Die Erkrankungsfälle der Gruppe IV bedürfen kaum einer besonderen Besprechung. Sie entstehen bei Elektromonteuren, die ihre Arbeit auf Hochspannungsmasten verrichten, oder bei Maurern, die auf einem Gerüst versehentlich elektrischen Leitungen zu nahe kommen, dabei einen elektrischen Schlag erhalten und dann oft bis zu 10 m und mehr herabstürzen. Die Sturzfolgen sind nach allgemein-unfallmedizinischen Gesichtspunkten zu beurteilen und zu behandeln; klinische Behandlung ist immer notwendig; wie es

Stephan bei jeder Commotio cerebri verlangt, so ist auch in diesen Fällen stets eine Lumbalpunktion erforderlich, besonders im Hinblick auf die Gruppe III, der „Nervösübererregbaren" nach elektrischen Unfällen. Oft ist es außerordentlich schwierig, die Folgen der Commotio cerebri von den Wärmeschäden oder gar von spinalatrophischen Krankheitsbildern auseinanderzuhalten, was aber weniger praktisches als vielmehr theoretisches Interesse hat.

Es wird einer ausführlichen späteren Untersuchung vorbehalten bleiben, die Zusammenhangsfragen organischer Krankheitsbilder wie multiple Sklerose, Gliome des Gehirns, amyotrophische Lateralsklerosen oder gar luische Späterkrankungen eingehender als in diesem Rahmen zu behandeln. Mir ist bei den Gutachtenserien aufgefallen, daß sich, obgleich führende Kliniker und Pathologen übereinstimmend jeden Zusammenhang derartiger Krankheitszustände ablehnen, immer wieder Gutachter finden, die oft ohne Kenntnis der bisherigen Forschungsergebnisse Unfallzusammenhänge konstruieren; der Fall 5 mit der progressiven Paralyse (WaR. ++++) ist dafür ein besonders charakteristisches Beispiel; solche schicksalsmäßigen Erkrankungen haben, wie uns Klinikern bekannt ist, nichts mit elektrischen Schäden zu tun.

Periphere Nervenschäden werden nur selten beobachtet, und zwar sind sie nur nach schweren Verbrennungen bei aufsteigenden, von elektrischen Hautverletzungen ausgehenden, oft auch mischinfizierten Wunden anzuerkennen. Ich kenne keine „Neuritis", die auf einen einmaligen kurzen elektrischen Schlag zurückgeführt werden kann; sie müßte auch wesentlich häufiger sein, wenn ein so unbedeutender Schlag sie auslösen sollte. Wenn wir nämlich, wie ich es getan habe, der Anamnese bei derartigen Neuritiden nachgehen, so finden wir genügend Anhaltspunkte, die die rheumatische oder entzündliche Genese der Erkrankung aufdecken. Oft finden wir Hinweise, daß die Anfänge der Neuritis bereits längere Zeit vor dem Unfall bestanden haben.

V. Schlußbetrachtung.

Die vorliegende Arbeit stellt den ersten Versuch dar, alle elektrischen Unfallschäden, die in irgendeiner Weise in Zusammenhang mit Erkrankungen der inneren Organe stehen können, zu untersuchen. Es ist kein leichtes Beginnen gewesen, weil eine Literatur über diese Fragen kaum vorhanden ist, da die meisten Forscher sich fast ausschließlich von der anatomischen Seite her mit den elektrischen Schäden bei tödlich Verunglückten beschäftigt haben. Ich bin mir durchaus bewußt, daß über viele Fragen noch kein abschließendes Urteil abgegeben werden kann; es schien mir aber ebenso wünschenswert wie notwendig zu sein, in kurzen Betrachtungen das zusammenzustellen, was wir nach dem jetzigen Stande der Forschung als gesichert ansehen dürfen.

So haben wir, um willkürlich einiges herauszugreifen, zeigen können, daß die Zusammenhänge eines elektrischen Schadens mit Wundscharlach unwahrscheinlich sind, daß hier und da einmal eine Tetanuserkrankung auf eine elektrische Verletzung aufgepfropft werden kann, daß ein Pemphigus vulgaris unmöglich unfallbedingt sein kann. Wir haben nach allen Seiten hin die Schäden elektrischer Unfälle gestreift und anschließend daran einige Fälle kritisch betrachtet, bei denen schicksalsmäßige Gefäßerkrankungen unrechtmäßigerweise auf elektrische Krampfzustände zurückgeführt worden sind. Weiter haben wir die Frage: „Tuberkulose — elektrisches Trauma" berührt und sind, abgesehen von den direkt im Anschluß an die Elektrisierung entstandenen Lungenblutungen, zu einer völligen Ablehnung des Unfallzusammenhanges gekommen. Für die Magenerkrankungen, ebenso für die Schilddrüsenerkrankungen und den Diabetes darf als Grundsatz aufgestellt werden, daß Unfallzusammenhänge nicht bestehen; ferner können wir nach elektrischen Unfällen Schädigungen im Sinne von Nephrosen und toxisch sekundären Anämien zugeben; jedoch sind Nierenerkrankungen, wie Glomerulonephritis und Blutkrankheiten, nicht unfallbedingt. Sehr interessante Aufschlüsse haben uns unsere Untersuchungen des Zentralnervensystems erkennen lassen; aus ihnen ergibt sich, daß wir bei der Anerkennung von spinal-atrophischen elektrisch bedingten Nervenerkrankungen außerordentlich vorsichtig sein müssen. Dagegen können wir alle Schäden durch Wärme bzw. durch Sturzfolgen unbedenklich als sekundäre Folgen des elektrischen Unfalles anerkennen. Erwähnenswert sind auch noch jene Krankheitsfälle, die wir als organische Nervenerkrankungen (multiple Sklerose, Tabes, progressive Paralyse u. a.) kennen und die man fälschlicherweise auf elektrische Traumen zurückgeführt hat; es ist das ein Standpunkt, den man heute allgemein aufgegeben hat.

Ich bin mir ferner bewußt, daß überhaupt erstmalig außerordentlich interessante Fragen zur Diskussion gestellt werden, z. B. wenn es sich um die physiologischen Geschehnisse am Gefäßsystem, um die Beeinflussung des sympathischen bzw. parasympathischen Nervensystems, um die Vorgänge an den Drüsen der inneren Sekretion und insbesondere um die zur Zeit noch recht ungeklärten Einflüsse der Elektrizität auf das Zentralnervensystem handelt. Wir sind der Meinung, daß die Klärung dieser Fragen einen Gewinn für die gesamte Medizin darstellen würde.

Für die Behandlung der Unfallzusammenhänge müssen wir natürlich auf den bekannten Ergebnissen aufbauen, die in dem „Handbuch der Unfallheilkunde" oder im „Ärztlichen Gutachten für das Versicherungswesen", auch für andere nicht als elektrische Unfallfolgen erkannte Erkrankungen niedergelegt sind, wobei wir immer wieder Hinweise auf die Eigenart des elektrischen Geschehens geben müssen. In gleicher Weise stützen wir uns bei der Beurteilung der Krankheitsbilder und bei Fragen der Behandlung und der Prognose auf die Erfahrungen der inneren Medizin, die als gesicherte Erkenntnisse von der Wissenschaft angenommen worden sind. Damit verbinde man dann das Neue, das wir in unseren Ausführungen dargelegt haben, und verarbeite das Ganze zu einer geschlossenen Einheit.

Ist es nun überhaupt berechtigt, eine Sonderstellung der elektrischen Erkrankungen herauszuarbeiten? Diese Frage müssen wir dahingehend beantworten, daß gerade die elektrische Energie, in deren Gebiet ja auch die elektro-physiologischen Vorgänge beispielsweise am Herzen (Reizleitungssystem) und am Gehirn (u. a. bei der Narkose) hineinfallen, für die gesamte Medizin, ganz besonders aber für die innere Medizin, von allergrößter Bedeutung ist. Bei physiologischen Beobachtungen, nicht minder bei der Analyse von Krankheitsbildern, wird man sie kaum noch entbehren können. Wir sind uns auch darüber klargeworden, daß die eigentlichen elektrischen Schäden sonderbarerweise relativ selten, die sekundären Folgen dagegen verhältnismäßig häufig sind. Immer aber werden wir uns von dem Gedanken leiten lassen, daß auch dieses kleine Spezialgebiet von dem Gesichtswinkel des Gesamtheitsproblems aus zu betrachten ist.

So möge diese Arbeit, die von Herrn Professor *zur Verth* angeregt worden ist, einen kleinen Baustein zu dem stolzen Gebäude der Gesamtmedizin beitragen und dazu helfen, daß das Gebiet der Unfallmedizin neue Anregungen erhält. Wissen wir doch, daß das Groß-Deutschland *Adolf Hitlers* für die gewaltige einzigartige Aufgabe, die die Geschichte ihm gestellt hat, auf die volle Ausnutzung der Arbeitskraft jedes deutschen Menschen angewiesen ist und daß es im Menschen selbst, nicht in Geld- oder Sachwerten, den höchsten Reichtum eines Volkes und den besten, ja den einzigen Garanten für eine freie und frohe Zukunft erblickt.

Literatur.

Adler-Mönnich, Über ungewöhnliche Folgezustände nach einem elektrischen Unfall. Wien. med. Wschr. **1938** I, 265. — *Alvensleben*, [1] Die physiologischen Wirkungen elektrischer Starkströme bei Unfällen, sowie die heutigen Wiederbelebungsmethoden und ihre Aussicht auf Erfolg. Elektrotechn. Z. **1915**, 30 u. 31 — [2] Elektrische Unfälle. Elektrotechn. Z. **47**, 985 (1926) — [3] Elektrische Unfälle und deren Folgen. Dtsch. med. Wschr. **1925** I, 1909 — [4] Physiologie und Technik der elektrischen Betäubung. Elektrotechn. Z. **54**, 741 (1933) — [5] Über elektrische Unfälle. Ber. VIII. intern. Kongr. Unfallmed. u. Berufskrankh., Frankfurt **1938**, 674 — [6] Die Unfallverhütung in den Vereinigten Staaten von Nordamerika. Zbl. Gewerbehyg. **3**, 8/11 (1926). — *Th. Behrendt*, Elektrischer Unfall und Lungentuberkulose. Mschr. Unfallheilk. **37**, 297 (1930). — *Bini*, La Tecnica e le Manifestationi dell'Electroshock. 1940, Reggio-Emilia-Polografica Reggiana, 64, XVIII. — *Bingel* u. *Meggendorfer*, Über die ersten deutschen Versuche einer Elektrokrampfbehandlung der Geisteskrankheiten. Psychiatr.-neur. Wschr. **42**, 5 (1940). — *Blumberger*, Berufsschädigungen des Herzens. Med. Klin. **1939**, 37 u. 38. — *v. Braunmühl*, Der Elektrokrampf in der Psychiatrie. Münch. med. Wschr. **1940** I, 511. — *A. Dohmen*, Hirnschädigung durch elektrischen Strom oder organische nichttraumatisches Hirnleiden? Arch. f. Psychiatr. **112**, 284 (1940). — *Eckerström*, Elektrischer Unfall als Ursache der Encephalopathie. (Med. Klin., Kungl. Akad. Sjukh., Uppsala.) Nord. Med. (Stockh.) **1940**, 1229. — *Eppinger*, [1] Ulcusgenese und Ulcustherapie. Dtsch. med. Wschr. **1941** II, 1111 und 1143 — [2] Über Permeabilitätsänderungen im Kapilarbereiche. Ges. f. Kreislaufforschung **1938**, 205. — *Ferris, King, Spence, Williams*, Effect of electric shock on the Heart. N. Y. Electr. Engng. **1936**, 498. — *A. W. Fischer*, Magen- und Duodenalgeschwür als Unfallfolge. Handb. d. Unfallheilk. **4**, 550 (1934). — *Fischer-Wasels*, Grundsätzliches über Funktionsstörungen der Kreislaufperipherie. Ges. f. Kreislaufforschung **1938**, 166. — *Freiberger*, Der elektrische Widerstand des menschlichen Körpers gegen technischen Gleich- und Wechselstrom. Berlin: Springer 1934. — *Gerlach*, Die spektrographische Untersuchung von Metallisationen an Geweben und Kleiderstoffen bei elektrischen Unfällen. Dtsch. Z. gerichtl. Med. **22**, 433 (1934). — *Gerstner*, [1] Über die Wirkung des elektrischen Starkstromes auf den Blutdruck. Arch. f. exper. Path. **185**, 205 (1937) — [2] Der Einfluß elektrischer Ströme von 0 bis 10000 Perioden pro Sekunde auf den intraabdominalen Druck. Arch. f. exper. Path. **182**, 205 (1936) — [3] Die Innendrucke der Körperhöhlen während des elektrisch erzeugten Allgemeintetanus. Naunyn-Schmiedebergs Arch. **184**, 305 (1936). — *Hallervorden* u. *Spatz*, Über die konzentrische Sklerose und die physikalisch-chemischen Faktoren bei der Ausbreitung von Entmarkungsprozessen. Arch. f. Psychiatr. **98**, 641 (1933). — *Hegglin*, Über eine unter dem Bilde einer amyotrophischen Lateralsklerose verlaufende Rückenmarksschädigung nach elektrischem Trauma. Z. Unfallmed. **34**, 134 (1940). — *Hickl*, Über Vorhofflimmern nach Starkstromverletzung. Münch. med. Wschr. **1932** II, 1277. — *Hüllstrung*, Starkstromunfall als Ursache von Angina pectoris. Klin. Wschr. **1934** I, 409. — *Jacksch-Wartenhorst* u. *Rihl*, Vorhofflimmern nach elektrischem Trauma. Z. exper. Med. **50**, 110 (1926). — *Jäger*, Zur pathologischen Anatomie der Thrombangiitis obliterans bei juveniler Extremitätengangrän. Virchows Arch. **284**, 526 I. Mitt., 584 II. Mitt. (1932). — *Jellinek*, [1] Studien über die Wirkung elektrischer Starkströme auf die Rettungsfrage. Vjschr. gerichtl. Med. **1918**, 56 — [2] Der elektrische Unfall. Leipzig u. Wien: Franz Deuticke 1931 — [3] Elektrische Verletzungen. Leipzig: Joh. Ambr. Barth 1932 — [4] Der Mechanismus des Todes durch elektrischen Starkstrom und die Rettungsfrage. (Eine Erwiderung auf *Borruttaus* gleichnamigen Aufsatz.) Vjschr. gerichtl. Med. **56**, 221 (1918) — [5] Elektrohygiene. VII. Congrès internat. des accidents et des maladies du travail, Rapport 1, 145. Bruxelles 1935. — *Kartagener*, Spätschäden am Herzen nach elektrischen Unfällen. Schweiz. med. Wschr. **1936** I, 13. — *Koch*, [1] Verletzungen der Niere. Handb. d. Unfallheilk. **4**, 567 u. 576 (1934) — [2] Der normale Blutdruck. Das ärztliche Gutachten im Versicherungswesen: A. W.*Fischer-Molineus*, II, 705. Leipzig: Joh. Ambr. Barth 1939) — [3] Die herdförmigen Nephritiden. Neue Dtsch. Klin. **8**, 126. Berlin u. Wien: Urban & Schwarzenberg 1931. — *Koeppen*, [1] Zur Frage der Todesursache beim elektrischen Unfall. Münch. med. Wschr. **1933** II, 1815 — [2] Elektrizitätsschäden im Tierexperiment, mit besonderer Berücksichtigung des elektrischen Todes. Virchows Arch. **290**, 460 (1933) — [3] Untersuchungen über die Abhängigkeit der Elektrizitätswirkung von Einwirkungsdauer und Stromstärken von 1—100 mA. Naunyn-Schmiedebergs Arch. **187**, 654 (1935) — [4] Untersuchungen über die Wirksamkeit von Wiederbelebungsmaßnahmen bei experimenteller Erstickung. Klin. Wschr. **1935** II, 1131 — [5] Tritt bei akutem elektrischem Tod ein Lungenödem auf? Arch. f. Orthop. **37**, 117 (1936) — [6] Ein Beitrag zur Beurteilung der Einsatzfähigkeit Kreislaufkranker. Münch. med. Wschr. **1940** I, 646 — [7] Herzerkrankungen nach elektrischen Unfällen. Arch. klin. Med. **186**, 421 (1940) — [8] Herzerkrankungen nach elektrischen Unfällen. Erg. inn. Med. **60**, 208 (1941) — u. *Gerstner*, [9] Untersuchungen über „elektrische Strommarken" im Vergleich zu experimentell erzeugten Wärmeverletzungen der Haut. I. u. II. Mitt. Virchows Arch. **295**, 679 u. 691 (1935). — *Konjetzny*, [1] Mißerfolge nach Magenoperationen. I. Teil. Chirurg **4**, 402, II. Teil 411 (1932) — [2] Zur Gastritisfrage. Wien. klin. Wschr. **15** (1933). — *Langworthy*, [1] Injuries produced by contact with electric circuits. Amer. J. Hyg. **16**, Nr 3, 625 (1932) — u. *Kouwenhoven*, [2] Injuries produced in the organism by the discharge from an impulse generator. J. ind. Hyg. **13**, Nr 9, 326 (1931) — [3] The importance of the points of contact in electric injuries. J. ind. Hyg. **13**, Nr 5, 145 (1931) — [4] The reactions of the organism on repeated electric shocks. J. ind. Hyg. **14**, Nr 5, 197 (1932) — [5] Necrosis of the spinal cord produced by electrical injuries. Bull. Hopkins Hosp. **51**, Nr 4, 210 (1932) — [6] Abnormalities produced in the central nervous sytem by electrical injuries. J. of exper. Med. **51**, Nr 6, 943 (1930). — *Link*, Zur Frage der Schädigung des Nervensystems durch technische Elektrizität. Beitr. path. Anat. **102**, 119 (1939). — *Lochtkemper*, Lungentuberkulose — Staublunge (Silicose) — Staublungentuberkulose. Das ärztliche Gutachten im Versicherungswesen. A. W.'*Fischer-Molineus*. II, 624 (1939). — *Löhr*, Herz und Kreislauf. Das ärztliche Gutachten im Versicherungswesen: A. W.*Fischer-Molineus*. II, 537. Leipzig: Joh. Ambr. Barth 1939. — *Lorenz*, Beitrag zur Frage der Gehirnanämie bei künstlich erzeugter Epilepsie. Z. exper. Med. **96**, 18 (1934). — *Molineus*, Das ärztliche Gutachten im Versicherungswesen. I und II. Leipzig: Joh. Ambr. Barth 1939. — *Nieberle*, Bericht über die in Leipzig ausgeführten pathologisch-anatomischen und histologischen Untersuchungen, betreffend die Betäubung von gesunden Rindern und Kälbern mit elektrischen Strömen. Im Auftrag des Reichs- u. Preuß. Ministeriums d. Innern, IV g 936/34. I b Pathologisch-anatomische und histologische Untersuchungen. — *Panse*, [1] Die Schädigungen des Nervensystems durch technische Elektrizität. Berlin: S. Karger 1930 — [2] Die Schädigungen des Nervensystems durch technische Elektrizität. Mschr. Psychiatr. **78**, 193 (1931) — [3] Der Stand der elektropathologischen Erfahrungen in der Neurologie. Med. Klin. **1** (1936). — *Pätzold*, Das Gerät zur Elektrokrampferzeugung und seine physikalischen Grundlagen. Dtsch. med. Wschr. **42**, 1157

(1940). — *Reichmann*, Unfall und Lungentuberkulose. Handb. d. Unfallheilk. **1**, 257 (1932). — *Rein*, Einführung in die Physiologie des Menschen. Berlin: Springer 1938. — *Rein, Loose* u. *Otto*, Blut-Sauerstoff und Blutverteilungsregelung. Z. Kreislaufforsch. **8**, 241 (1941). — *Rein* u. *U. Otto*, Die Kohlensäure im Dienste der Kreislaufanpassung. Pflügers Arch. **234**, 303 (1940). — *Reinwein*, Stoffwechsel-störungen einschließlich Endokrinologie. Das ärztliche Gutachten im Versiche-rungswesen. *A. W. Fischer-Molineus*, II, 665. Leipzig: Joh. Ambr. Barth 1939. — *Rost*, Periphere Gefäße und Thrombose. Handb. d. Unfallheilk. **4**, 437 (1934). — *Schilling*, Blutschäden und Blutkrankheiten. Das ärztliche Gutachten im Ver-sicherungswesen. *A. W. Fischer-Molineus*, II, 726. Leipzig: Joh. Ambr. Barth 1939. — *B. M. Schmidt*, Über Starkstromverletzungen. Verh. dtsch. path. Ges. **14**, 218 (1910). — *Schöne*, Herzschädigungen nach Starkstromunfall. Münch. med. Wschr. **1934** I, 420. — *Schrader*, [1] Experimentelle Untersuchungen zur Histo-logie elektrischer Hautschädigungen durch niedergespannten Gleich- und Wechsel-strom. Jena: Gustav Fischer 1932 — [2] Die Mitwirkung des praktischen Arztes an der Aufklärung elektrischer Unfälle. Med. Welt **1935** I, 818 — [3] Zur Frage der Gefährlichkeit des elektrischen Stromes für den menschlichen Organismus. Z. Fleisch- u. Milchhyg. **43**, 181 (1933) — [4] Die Gefährdung durch elektrischen Strom. Med. Klin. **1935** I, 574. — *Schridde*, [1] Die angeborene thymische Kon-stitution. Münch. med. Wschr. **1924** II, 1533 — [2] Die Stromeintrittsstelle beim elektrischen Stromtode. Dtsch. med. Wschr. **1926** II, 1607 — [3] Elektrische Ver-letzung und Kreislauf. Verh. dtsch. Ges. Kreislaufforsch. **1936**, 160. — *Siebeck*, Äußere Krankheitsursachen bei inneren Erkrankungen. Dtsch. med. Wschr. **3**, 57 (1941). — *Sigler* u. *Schneider*, Elektrokardiographic changes in a case of electric shock. Amer. Heart J. **2**, 236 (1936). — *Sommer*, Chirurgie bei elektrischen Schä-den. Arch. klin. Chir. **200**, 506 (1940). — *E. Stahnke*, Die Schilddrüse. Handb. d. Unfallheilk. **4**, 257 (1934). — *Stefan*, Neurologische Gutachtertätigkeit. Berlin u. Wien: Urban & Schwarzenberg 1939. — *Stern*, Traumatische Entstehung innerer Krankheiten. Jena: Gustav Fischer 1930. — *Sturm*, Ein Beitrag zur Klinik des elektrischen Unfalls. Klin. Wschr. **1941**, 906 — *Timpe*, Wundinfektion und Wund-intoxikation. Das ärztliche Gutachten im Versicherungswesen. *A. W. Fischer-Molineus*, I, 1. Leipzig: Joh. Ambr. Barth 1939. — *Umber*, Stoffwechselkrank-heiten. Handb. d. Unfallheilk. **1**, 340 (1932). — *Velde*, Erkrankungen der Bauch-organe. Das ärztliche Gutachten im Versicherungswesen. *A. W. Fischer-Molineus*, II, 822. Leipzig: Joh. Ambr. Barth 1939. — *Vogt*, Rhythmusstörungen des Herzens und anginöse Zustände nach elektrischem Unfall. Klin. Wschr. **1937** II, 1671. — *Volhard*, Doppelseitige hämatogene Nierenerkrankungen. Neue Dtsch. Klinik **8**, 105. Berlin u. Wien: Urban & Schwarzenberg 1931. — *Wegelin*, Die pathologische Anatomie der elektrischen Unfälle. VII. Congrès internat. des accidents et des maladies du travail, Rapports **1**, 167. Bruxelles 1935.